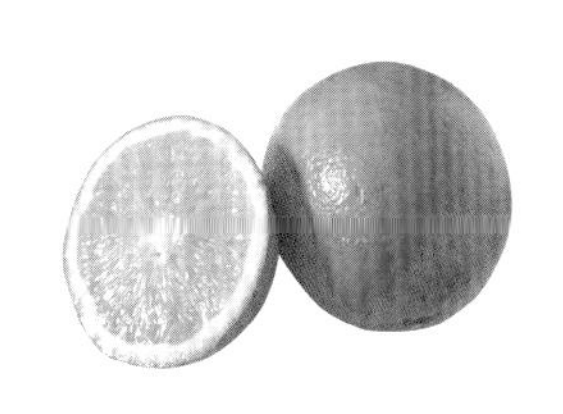

高血壓飲食指南

面對高血壓，你可以很輕鬆！
吃對食物、吃對份量，精準食物營養成分，
家常菜也能成為食療妙方。

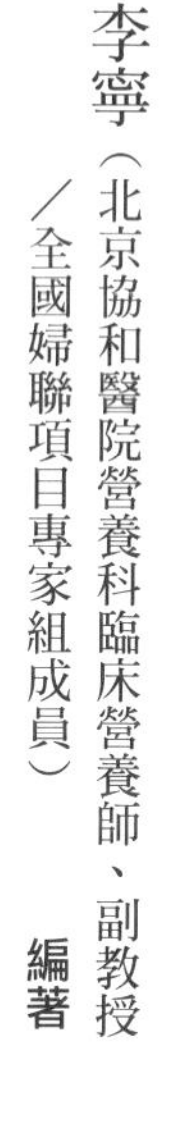

吃出穩定的血壓，吃出健康與幸福。

李寧（北京協和醫院營養科臨床營養師、副教授／全國婦聯項目專家組成員）編著

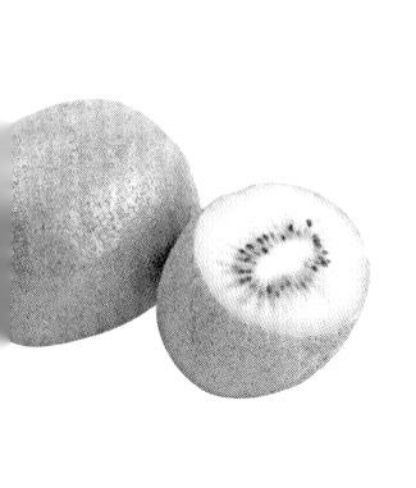

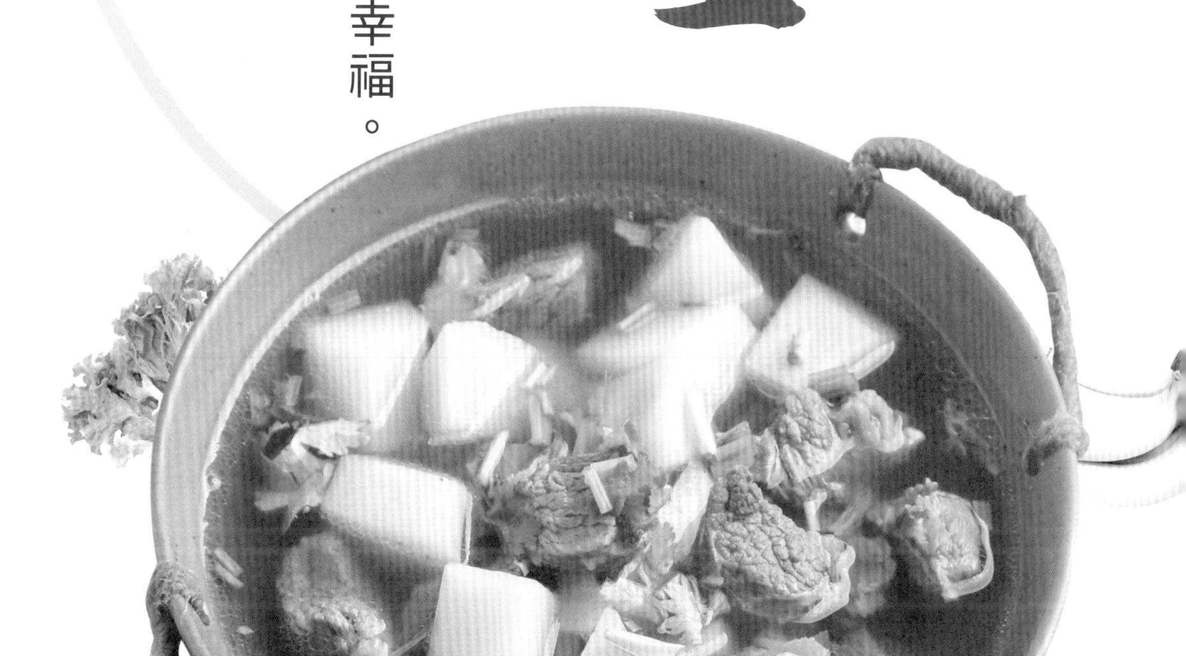

序言

降血壓其實很輕鬆

高血壓是一種慢性病，日常的飲食調理很重要，那到底該如何吃、吃什麼，才能既防止血壓升高，又能滿足一個人的日常需求，享受健康的生活呢？

只要掌握了科學的飲食方法，適當控制血壓就不是難題，在日常飲食中注意低鹽、控制熱量攝入、多吃新鮮水果蔬菜等，都能夠有效預防血壓升高。

本書為廣大高血壓患者量身打造了營養健康食譜，共分為三章：
Chapter1，透過7個方法，告訴讀者高血壓患者一日三餐需要注意哪些細節；Chapter2，詳細講解家常降壓餐的搭配和做法，用五穀雜糧、時令蔬果、肉蛋、海鮮等做出美味佳肴，既營養又健康；Chapter3，介紹高血壓併發症的飲食療法，針對高血壓容易併發的6種症狀，提供合適的飲食調理方案。

本著「簡單易做、營養全面、美味健康」的原則，本書從諸多食物中遴選出50多種特效降壓食材，精心製作近200道美味食譜，每道食譜都有詳細的操作步驟，既方便烹調又色香味俱全，更重要的是有很好的降壓效果。

得了高血壓完全不必有心理負擔，除了遵醫囑用藥外，飲食控制血壓也很有效。只要按照書中的食譜去做，吃對吃好一天三餐，穩定血壓、降血壓就是一件很輕鬆的事情。

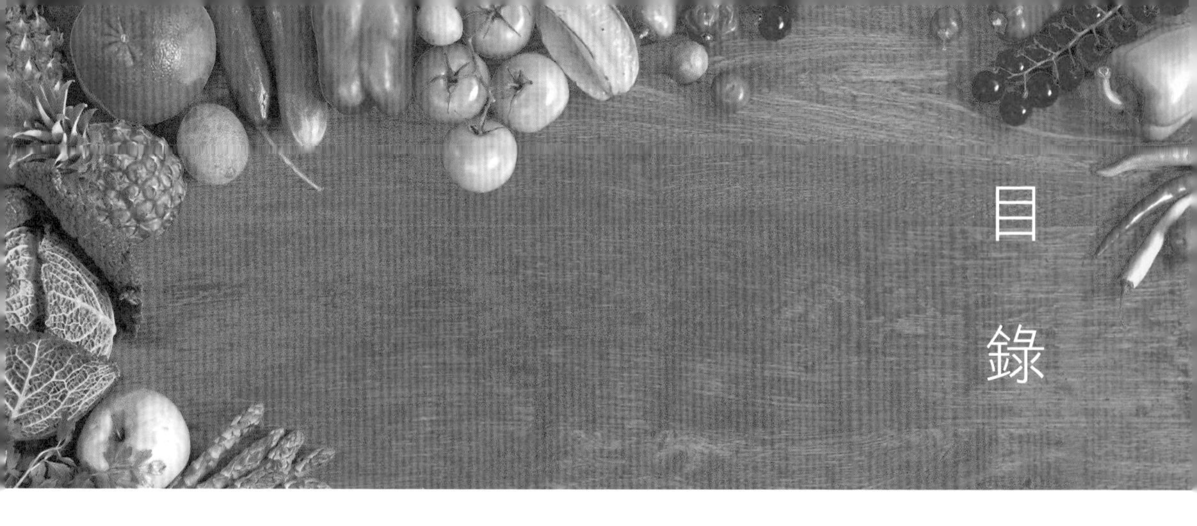

目錄

開始之前，一定要知道的飲食關鍵

高血壓飲食3大關鍵

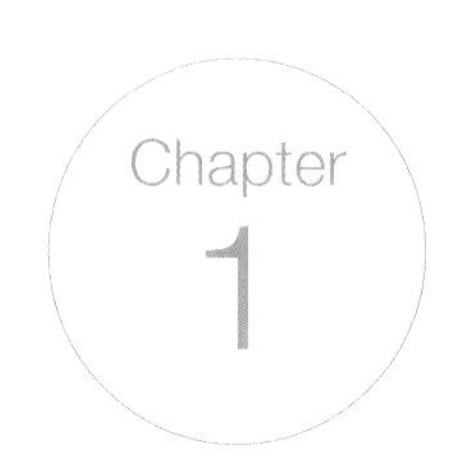

Chapter 1 7大方法學會高血壓飲食

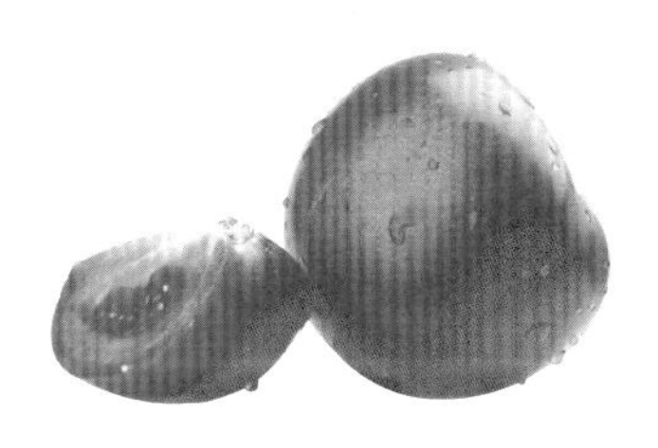

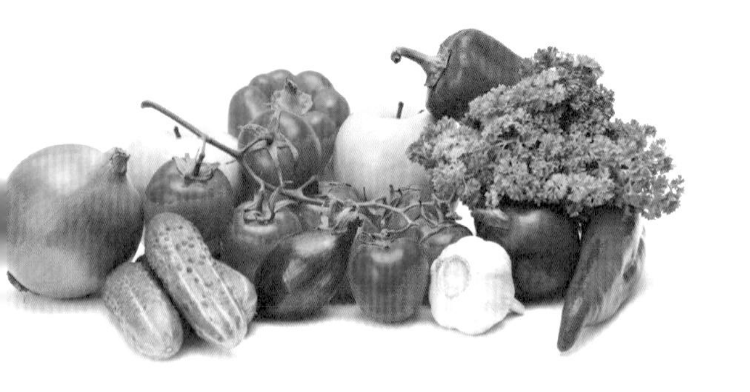

Chapter 2

吃對料理 營養又降血壓

Chapter 3

高血壓併發症飲食建議

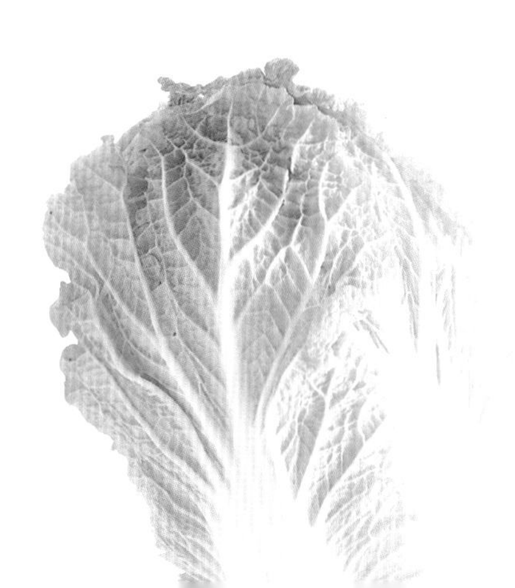

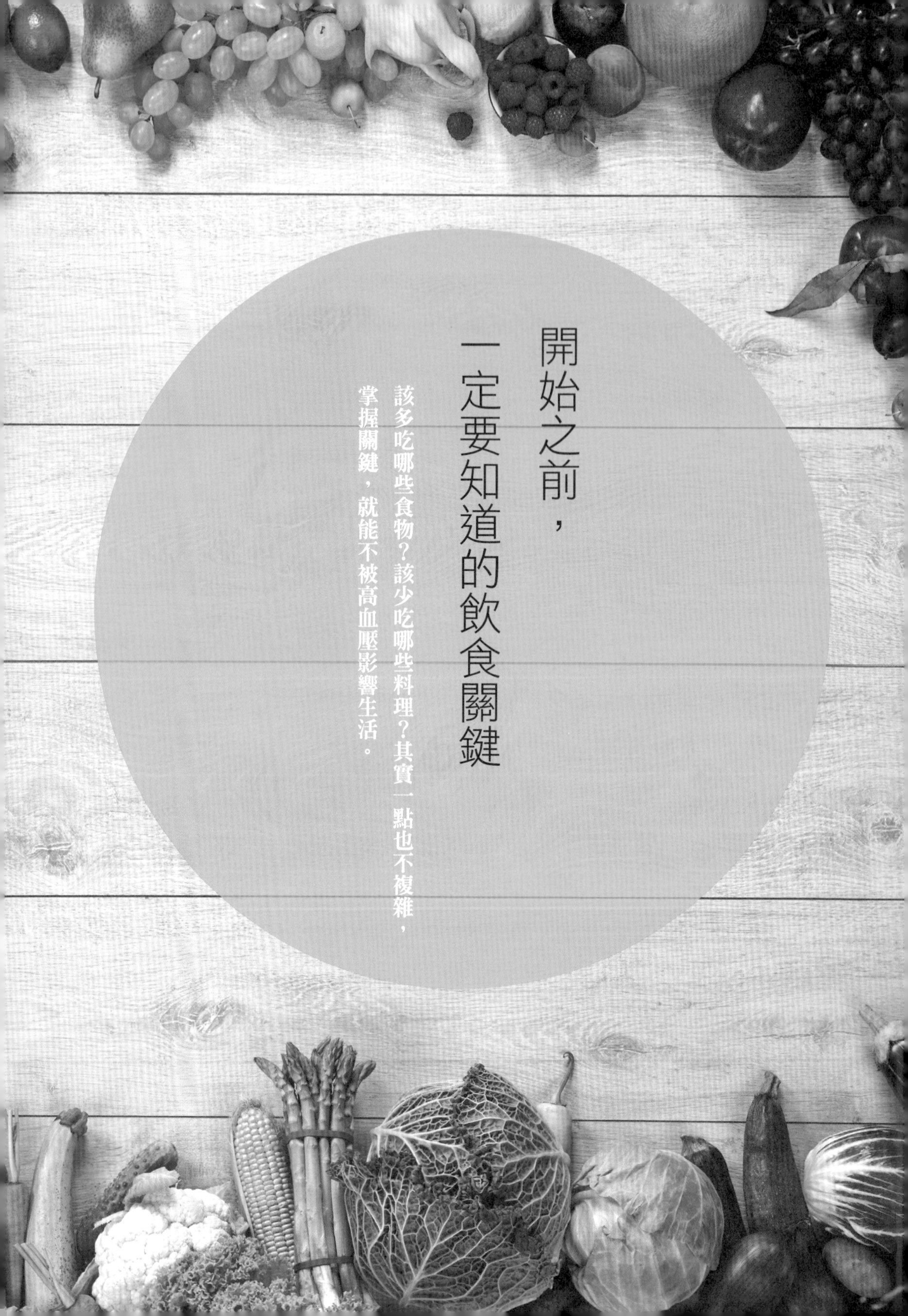

開始之前，一定要知道的飲食關鍵

該多吃哪些食物？該少吃哪些料理？其實一點也不複雜，掌握關鍵，就能不被高血壓影響生活。

高血壓飲食3大關鍵

一高五低

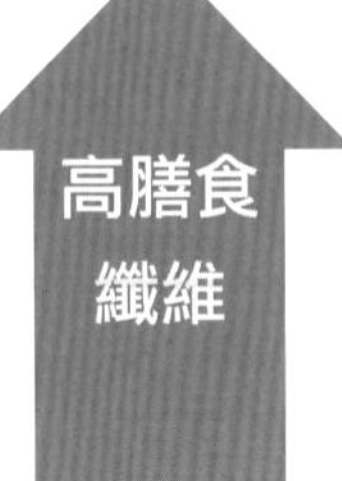

膳食纖維可吸附腸道內的有害物質，促進排便，促使升高血壓的鈉離子排出體外。

高膳食纖維

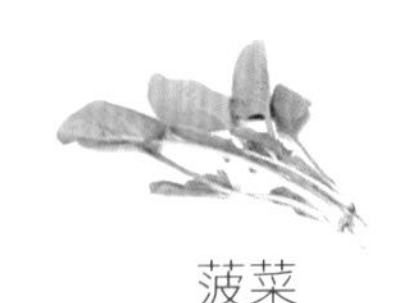
菠菜

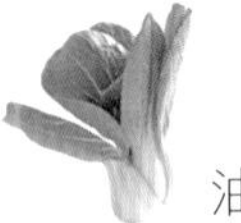
油菜

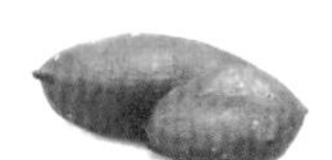
番薯

玉米

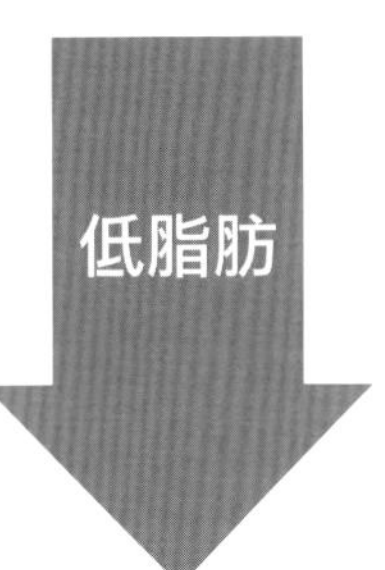

低脂食物熱量通常較低，有利於控制體重；也不會攝入過量的飽和脂肪酸，有利於預防和控制高血壓。

常見低脂食物

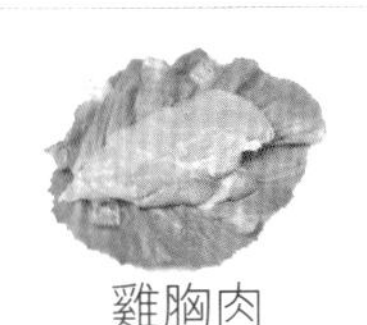
雞胸肉

洋蔥

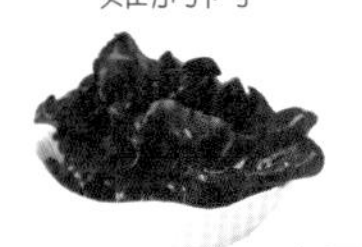
木耳

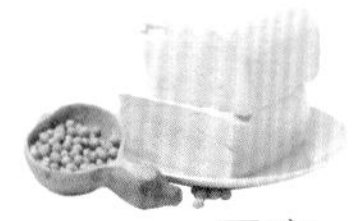
豆腐

低鹽

鈉與鹽是引起血壓升高的主要誘因。對於已經患高血壓的人來說，控制食鹽的攝取量是有效控制血壓的方法之一。

遠離高鹽食物

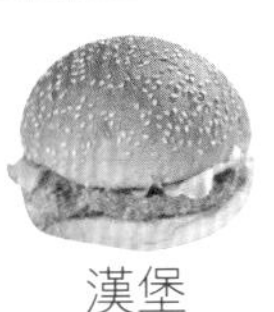
漢堡

泡麵

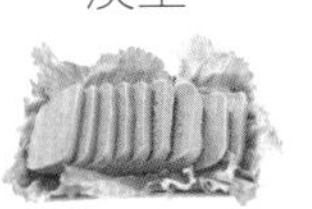
午餐肉

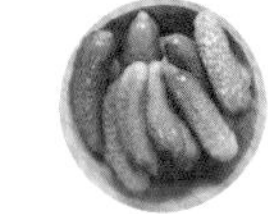
醃製食品

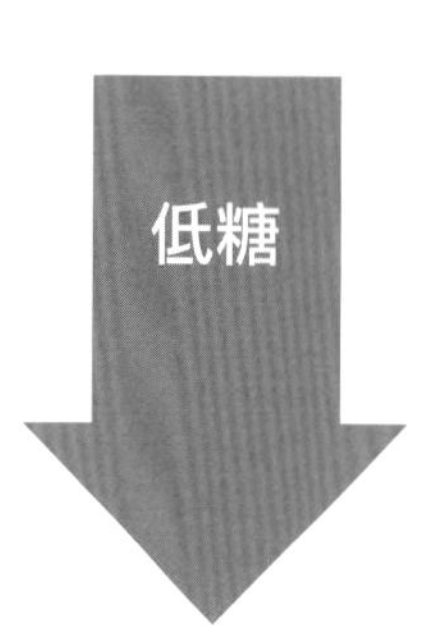

高血壓患者攝取過多的糖，血糖就會突然升高，高血壓和高血糖通常相互關聯，不但使心腦血管的損害雪上加霜，而且容易傷害腎、眼等器官。所以，高血壓患者一定要限制糖的攝取，少吃甜點等高糖食物。

常見低糖食物

生菜　牛肉

黃瓜

黃魚

低膽固醇

高血壓患者必須限制高膽固醇食物的攝取量，否則會導致病情加重。膽固醇的攝入量一般每天不超過300毫克，這相當於一顆雞蛋中膽固醇的含量。

慎食高膽固醇食物

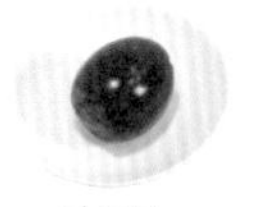
皮蛋

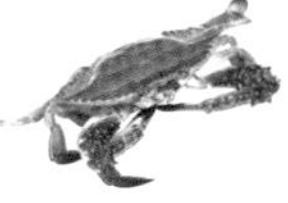
蟹黃

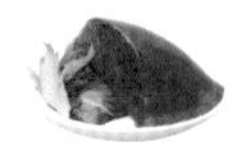
動物內臟

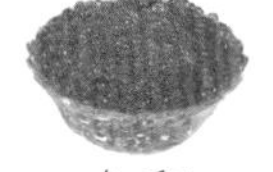
魚卵

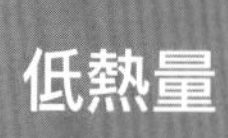

熱量過剩會導致體重增加，體重增加會引起血壓升高。通過對體重的控制可使高血壓發生率減少28%～48%。在特殊的節日裡，少不了大魚大肉，這時高血壓患者就要適當攝取一些助消化、解油膩的食物。

助消化、解油膩的食物

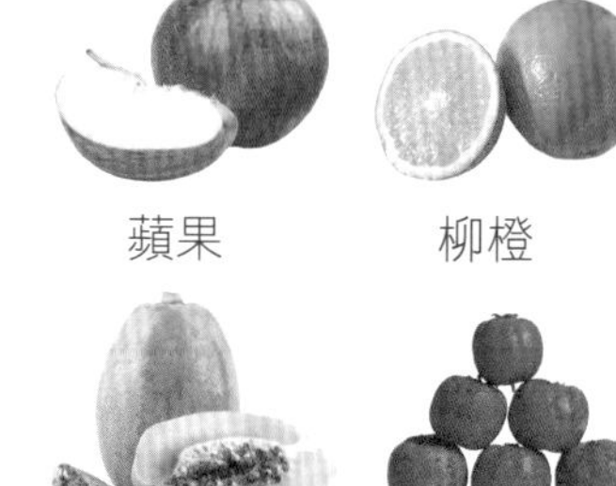
蘋果　柳橙

木瓜　山楂

遠三白，近三黑

✱ 三白：鹽、白糖、肥肉

鹽

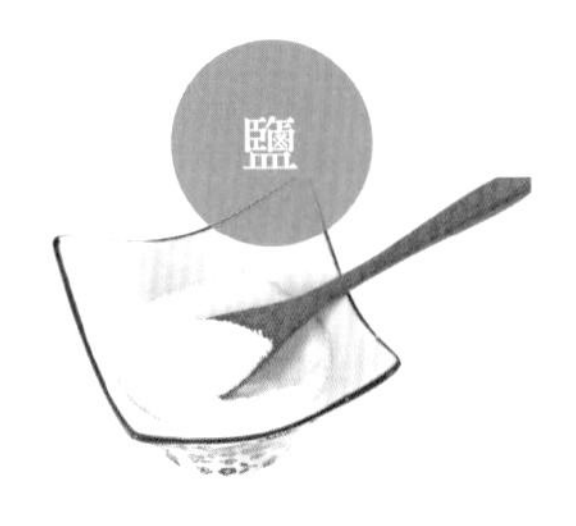

一般普通人每日鹽攝入量應在6公克以下，高血壓患者應控制在5公克以下。病情較重、有併發症者需控制在3公克以下。不要忽略醬油等調味料所含的鹽。

白糖

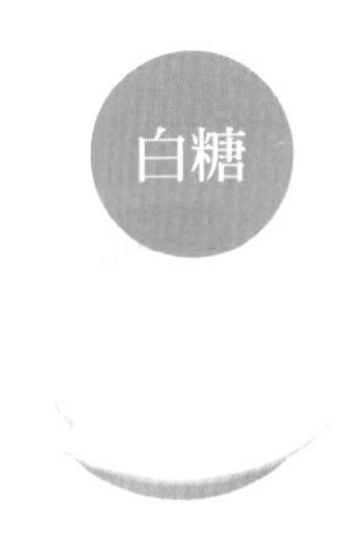

烹調時也要少加糖，如果喜歡用糖調味，要嚴格控制用量。每天添加糖的攝取量不超過50公克。

肥肉

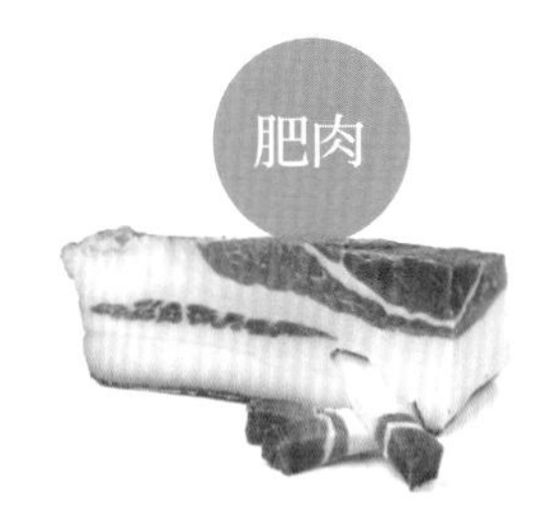

慎食豬油、肥羊、五花肉、雞皮等。

✱ 三黑：木耳、黑米、黑豆

木耳

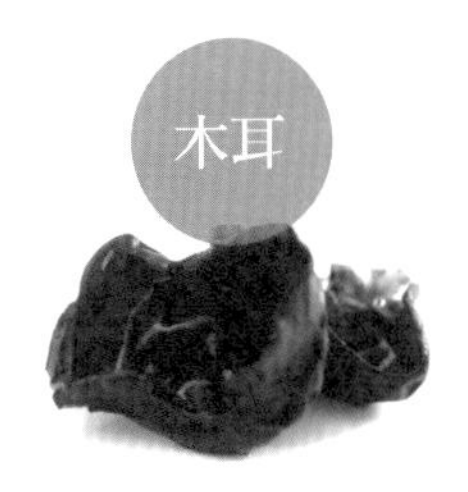

木耳中含有利於抗凝的物質，能阻止膽固醇在血管上沉積和凝結，被人們稱為「食品中的阿斯匹林」。最常見的吃法是涼拌木耳和木耳炒白菜。

黑米

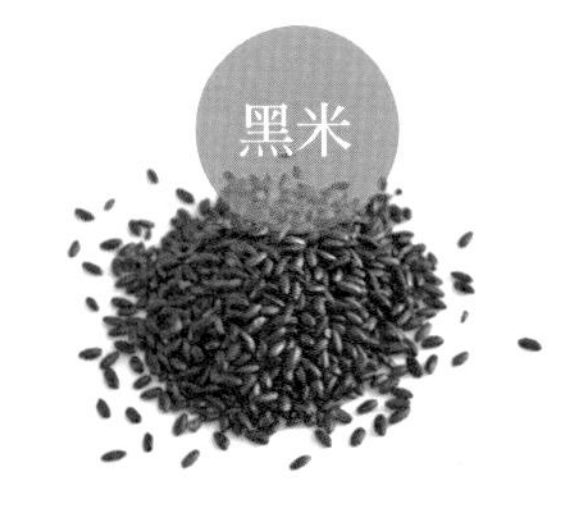

黑米中的鉀、鎂等礦物質有利於控制血壓、減少患心腦血管疾病的風險。可以每週吃2～3次黑米粥，也可以在每天蒸米飯時加入少許黑米，做成軟糯可口的「雙米飯」。

黑豆

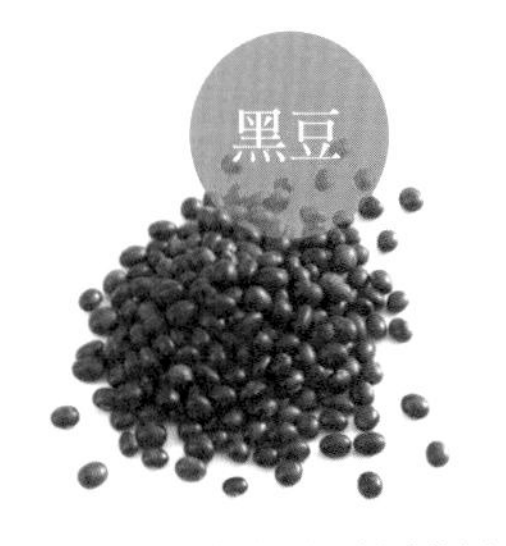

黑豆中富含的鉀能維持細胞內外滲透壓，幫助排出多餘的鈉，可降血壓。

兩多兩少一戒

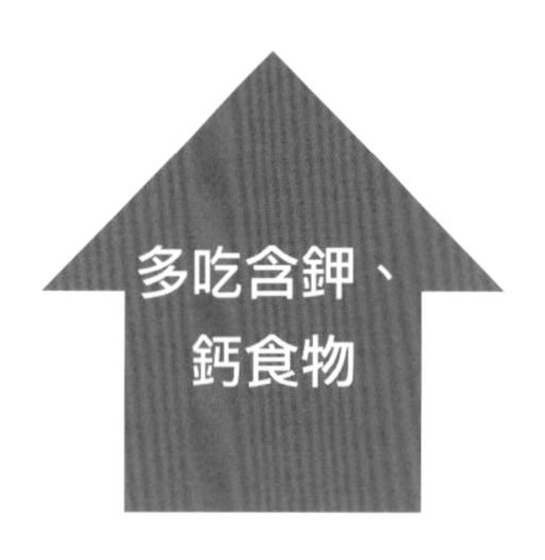

高鉀食物可以抑制鈉的吸收，並促使鈉從尿液中排出，降低體內鈉含量；同時，還可以對抗鈉升高血壓的不利影響，對血管有防護作用。

常見高鉀食物表

食物名稱	每100公克可食部含鉀量
蘑菇	3106毫克
紫菜（乾）	1796毫克
紅豆	860毫克
香蕉	256毫克

資料來源：《中國食物成分表標準版（第6版）》

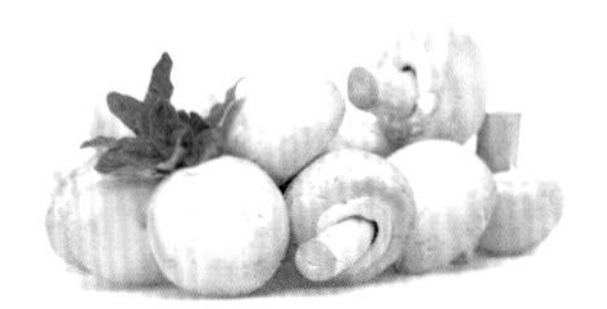

蘑菇

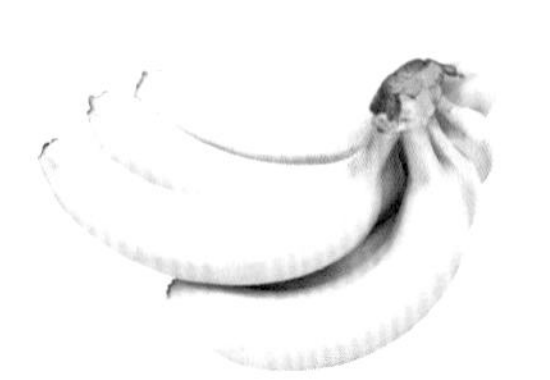

香蕉

鈣不僅可以使骨頭強健有力，對軟組織也有益；同時，適當補鈣還可以保持血壓穩定，因為血液中的鈣可以強化、擴張動脈血管，還可以增加尿鈉排泄，減輕鈉對血壓的不利影響。

常見高鈣食物表

食物名稱	每100公克可食部含鈣量
木耳（乾）	247毫克
黃豆	191毫克
油菜	108毫克
牛奶	104毫克

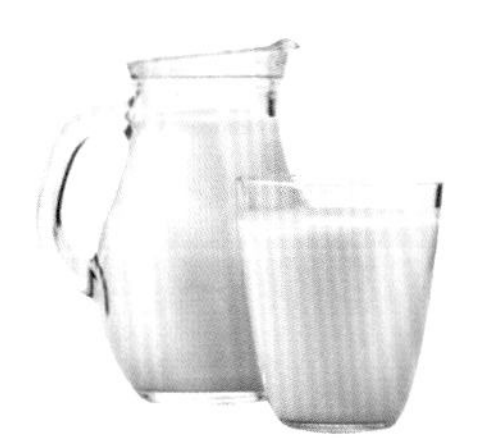

牛奶

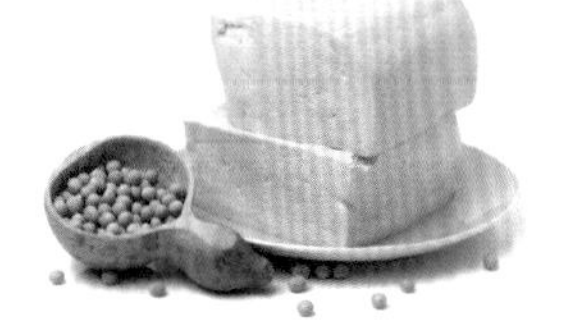

大豆製品

多吃蔬菜
和水果

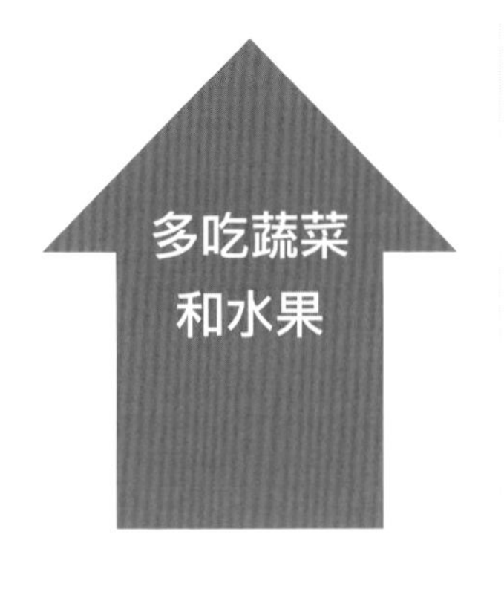

蔬菜與水果中含有豐富的維生素C和膳食纖維。維生素C能有效抗氧化，保護血管，還能促進膽固醇轉化成膽酸排出體外，降低血清膽固醇，使血流暢通，而控制血壓。

宜常吃的蔬果

菠菜
油菜
柚子
馬鈴薯
番茄
奇異果

少吃加工
食品

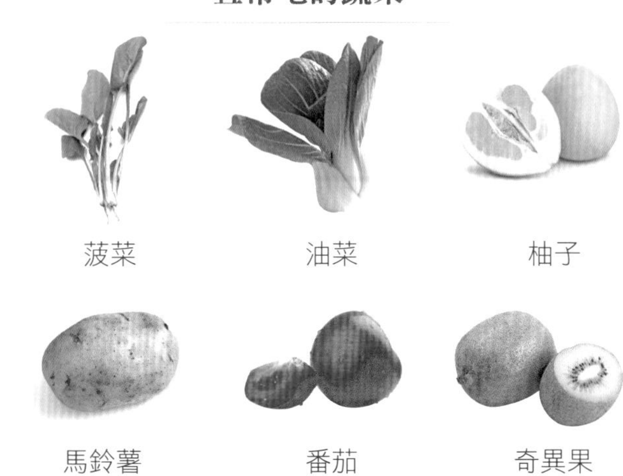

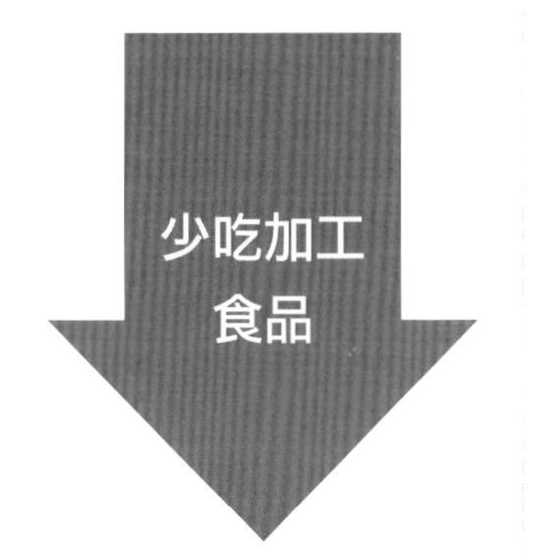

加工食品往往存在「三高」問題，即：鹽含量高、脂肪含量高、添加劑含量高，食用過多會增加血壓升高的風險。

要少吃的加工食品

香腸
鹹菜
洋芋片
午餐肉
豆瓣醬

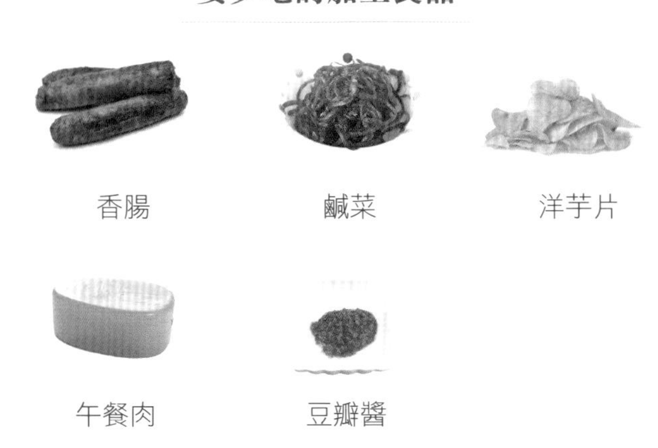

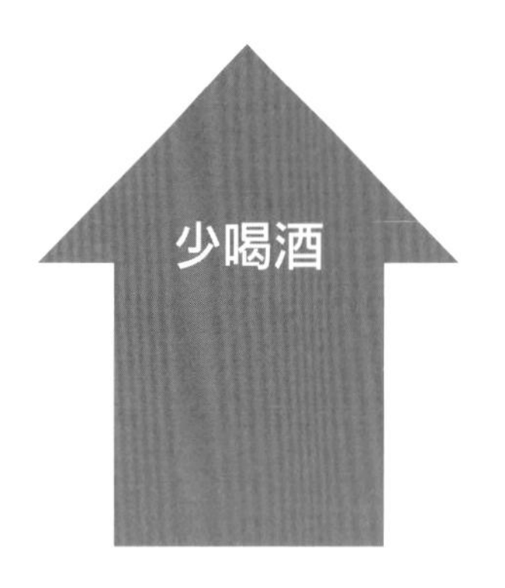

飲酒是引發高血壓的危險因素之一，酒不僅會使血壓升高，還會增加熱量的攝取，使體重增加，降低抗高血壓藥物的療效。血壓正常人群如果飲酒，盡可能飲用低酒精濃度的，並控制量，而高血壓患者應遠離酒精。

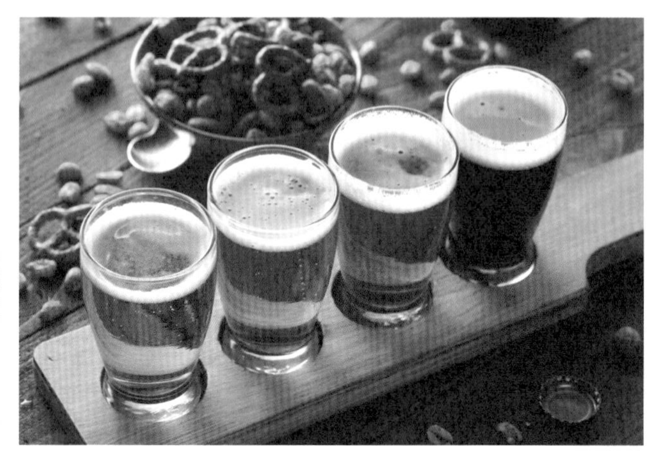

吸煙對血壓的影響很大。因為煙草中的尼古丁、煙焦油、一氧化碳、氨及芳香化合物等有害成分會進入體內，長期吸煙會逐步造成內皮細胞受損，使心率增快，腎上腺素分泌增加，導致血壓升高。此外，香煙中的一些化學成分還有收縮血管等效應，使血壓進一步升高。因此，為了健康請徹底戒煙！

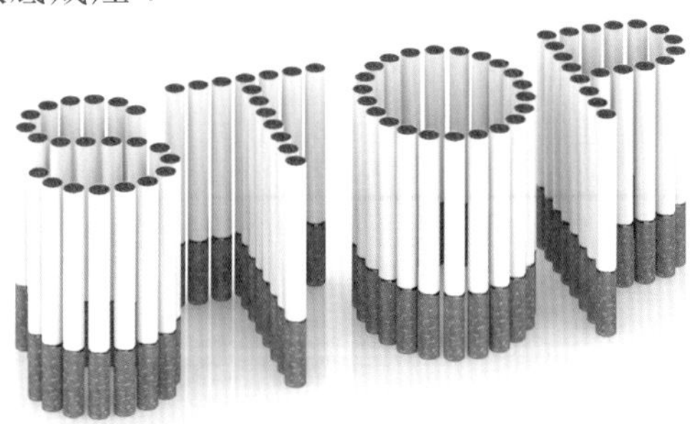

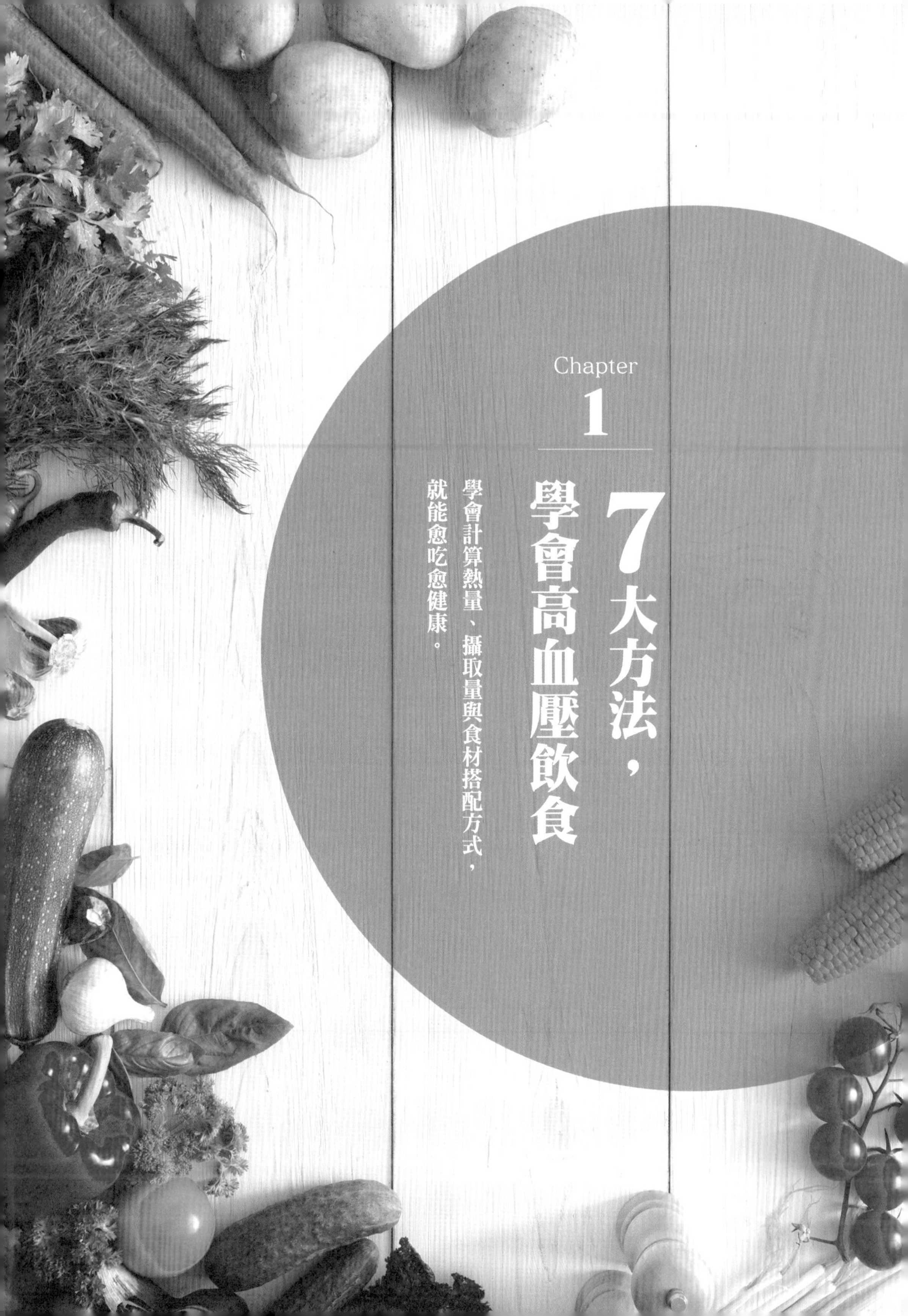

Chapter

1

7大方法，學會高血壓飲食

學會計算熱量、攝取量與食材搭配方式，就能愈吃愈健康。

找到適合自己的飲食總量

Step 1：計算每天需要的總熱量

✱ 計算標準體重

例如：一位女性高血壓患者王女士，沒有併發症，年齡40歲，身高160公分，體重75公斤，從事會計工作。她的標準體重計算如下：

標準體重（公斤）＝身高（公分）－105

王女士的標準體重為：160－105＝55（公斤）

✱ 計算身體質量指數（BMI）

身體質量指數主要用來判斷現有體重是否正常。

身體質量指數（BMI）＝現有體重（公斤）÷〔身高（公尺）〕^{2}

王女士的身體質量指數（BMI）＝ 75÷（1.60）^{2} ＝29.3

成年人身體質量指數標準

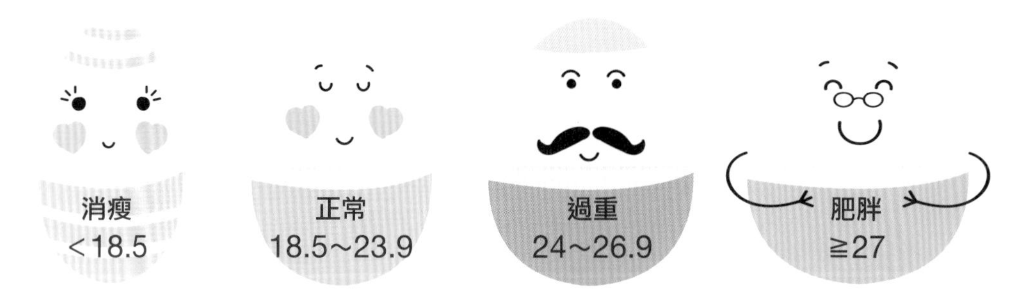

用計算的身體質量指數數值對照上述標準得知，患者王女士屬於肥胖。

✱ 判斷活動強度

勞動強度一般分為五種情況：極輕度活動、輕度活動、中度活動、重度活動和極重度活動，界定方法如下：

活動強度分級的參考標準

極輕度活動	以坐著為主的工作，如：會計、秘書等辦公室工作
輕度活動	以站著或少量走動為主的工作，如：教師、售貨員等
中度活動	學生的日常活動等
重度活動	體育運動、非機械化農業勞動等
極重度活動	非機械化的裝卸、伐木、採礦、砸石等

已知王女士從事的是會計工作，活動強度屬極輕度活動。

✱ 查出每日每公斤標準體重需要的熱量

活動強度與每日每公斤所需熱量對照

不同活動強度	每日每公斤標準體重所需要的熱量（大卡）
極輕度活動	30～35
輕度活動	35～40
中度活動	40～45
重度活動	45～50
極重度活動	50～55

王女士身體肥胖，所需熱量應再降一階，因此對應的熱量供給值是25～30大卡。

✱ 計算每日所需總熱量

標準體重（公斤）×每日每公斤標準體重需要的熱量（大卡）

55×（25～30）＝1,375～1,650大卡，每天所需熱量這裡取1,500大卡。

Step 2：估算一日三餐吃多少

✱ 一日三餐的熱量應該怎樣分配

營養學研究顯示，一日三餐熱量的合理分配方案是：早餐占當天總熱量的25%～30%；午餐占30%～40%；晚餐占30%～40%。可根據職業、活動強度和生活習慣適量調整。這是符合健康人一天生理活動熱量需求的，大致上也適合高血壓患者。在前面的例子中計算出了王女士每天需要的總熱量約為1,500大卡。如果按早餐25%～30%、午餐30%～40%、晚餐30%～40%的比例來分配三餐的熱量，計算如下：

早餐的熱量=1500大卡×（25%～30%）=375～450大卡

午餐的熱量=1500大卡×（30%～40%）=450～600大卡

晚餐的熱量=1500大卡×（30%～40%）=450～600大卡

✱ 一日三餐的營養需求

碳水化合物占全天攝取總熱量的50%～65%，蛋白質占全天攝取總熱量的15%，脂肪占全天攝取總熱量的20%～30%，膽固醇每天限制在300毫克以內。每天蔬菜的食用量在300～500公克，水果的食用量每天為200～350公克。

各營養素占全天熱量比例

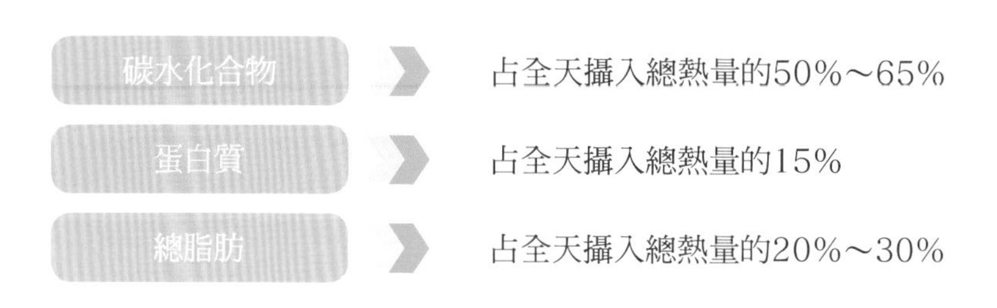

✱ 計算三大營養素每天所需量

首先根據前面提到的高血壓患者王女士，每日飲食中三大營養素的生熱比，亦即每單位重量的營養成分所帶給人體的熱量，來計算三大營養素所占的熱能。再以前面王女士為例，按每天需要的總熱量為1,500大卡計算，計算其每天三大營養素所占的熱量。考慮王女士體重屬肥胖範圍，脂肪供能比取25%。

碳水化合物：1,500大卡×（50%～65%）=750～975大卡

蛋白質：1,500大卡×15%=225大卡

脂肪：1,500大卡×25%=375大卡

因為碳水化合物、蛋白質、脂肪三大營養素的生熱係數分別為4大卡／公克、4大卡／公克、9大卡／公克，所以全天碳水化合物、蛋白質、脂肪的所需量如下：

三大營養素每日所需量計算公式

碳水化合物	每天碳水化合物供給的熱能÷4＝碳水化合物每天所需量
蛋白質	每天蛋白質供給的熱能÷4＝蛋白質每天所需量
蛋白質	每天脂肪供給的熱能÷9＝脂肪每天所需量

所以，王女士每天所需的三大營養素的供給量如下：

碳水化合物	（750～975）÷4≒（188～244）公克
蛋白質	225÷4≒56公克
脂肪	375÷9≒42公克

方法 2

調控進食量，穩住血壓和體重

肥胖是體內脂肪，尤其是三酸甘油脂堆積過多導致的。肥胖是高血壓的危險因素，因此預防肥胖可以在一定程度上控制血壓升高。而對於高血壓患者來說，控制進食量則有助於控制身體變胖，從而有利於病情的控制和改善。

進餐份量控制有妙招

✱ 把餐具換成小的

餐具過大，易使人在不知不覺中吃得更多。選小一點的盤子、小的碗，容易給人一種錯覺——裝了比實際的量更多的食物。而使用更小的餐具，如飯勺、餐勺，也能避免把盤子、碗堆得太滿。這些不經意的小做法，會讓我們在無意識中少吃一些，進而避免攝取過多的熱量。

✱ 進食速度慢一些，並且充分咀嚼

大腦攝食中樞感知飽的訊息是需要時間的。作為食物消化的第一道工序，吃得太快，咀嚼次數太少，食物在口腔內停留時間短，大腦來不及感知飽的訊息，只能由胃的機械感受器來感知，很容易就吃多了。因此，減慢進食速度，讓每一口食物都有充分咀嚼的時間，也是控制食量的一個好辦法。用慣右手的人可試試用左手吃飯，能夠幫助減緩進食速度，反之亦然。

量化控制法

✱ 掌握常吃食物的量，心中有數不過量

高血壓患者如何才能更好地掌握自己每餐所吃的量，以控制好每天的總熱量，避免攝取過多熱量呢？下面就教大家一些掌握食物用量的簡單小方法。

饅頭

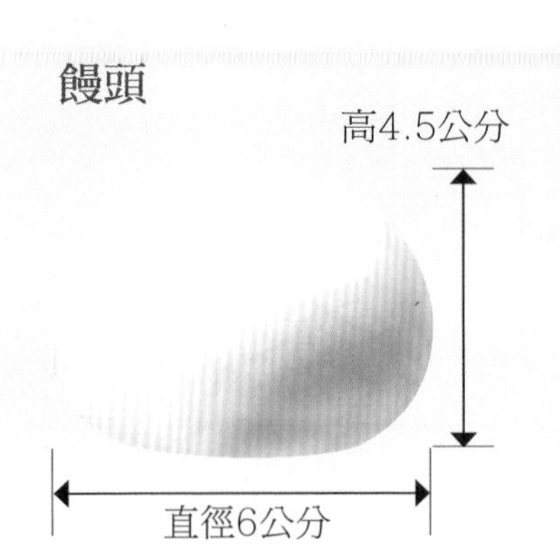

1個直徑6公分左右、高約4.5公分的熟饅頭，一般重量在100公克左右，其熱量約為221大卡。

麵包

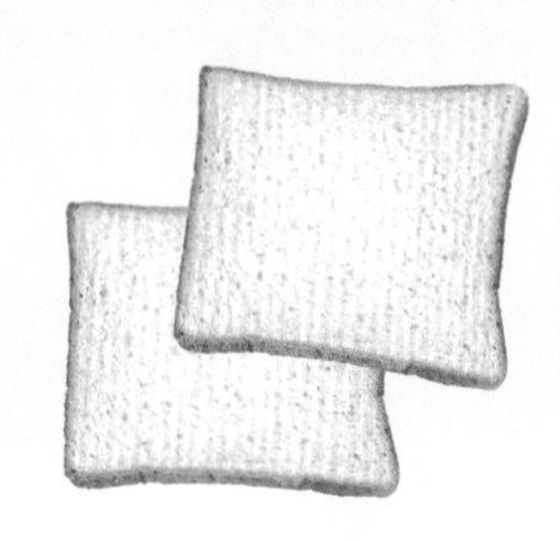

1片全麥麵包25公克左右，所含熱量約為65大卡。

番茄

1個中等大小的番茄，約150公克。

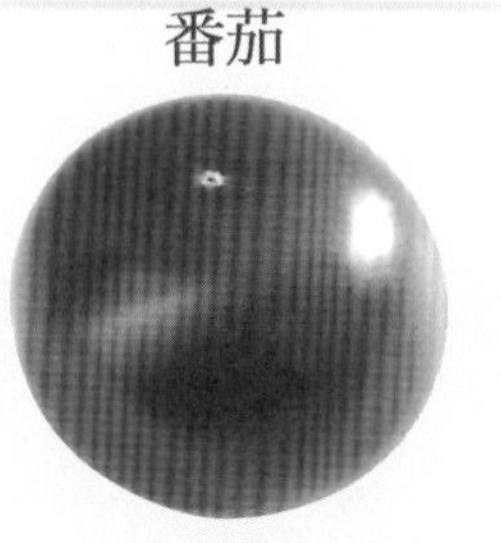

麵粉

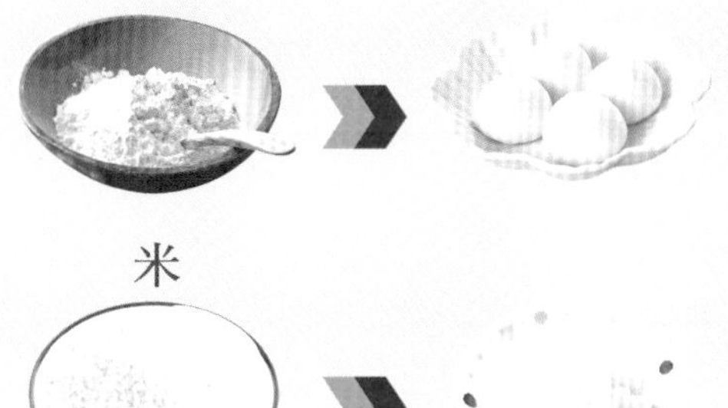

米

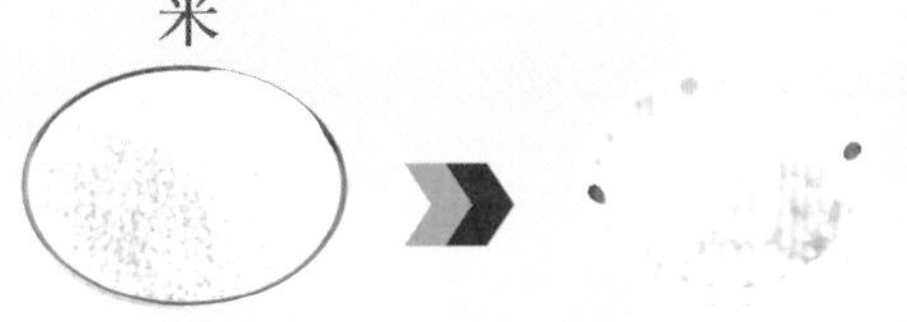

一般來說，100公克麵粉，約普通飯碗裝8分滿的量，加水大約可以蒸出150公克的饅頭，可以做出130公克麵條、110公克乾麵條；而100公克（普通飯碗裝一半）白米加水大約可以蒸出250公克的米飯。

雞蛋

1顆雞蛋一般重55～60公克，熱量約80大卡，而500公克雞蛋通常有8～9個。

瘦肉

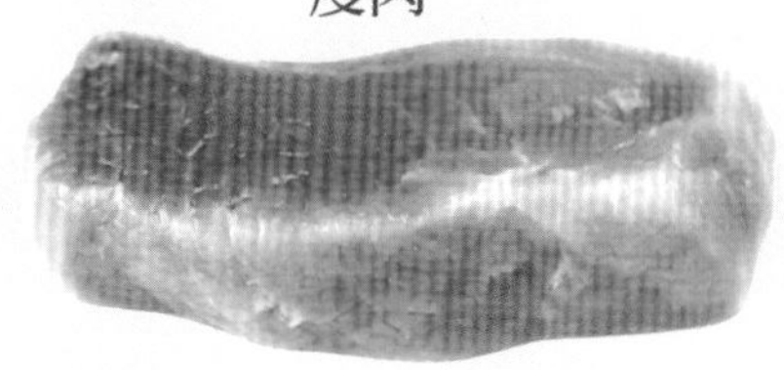

1塊與食指厚度相同，與食指和中指併攏的長度、寬度相同的瘦肉，相當於50公克的量。

方法3 改變「重口味」，巧用烹飪技法來限鹽

對很多口味重的人來說，一下子轉為清淡飲食會有「食之無味」的感覺，一時難以適應。那麼，怎麼做到讓食物美味，食鹽用量又不多呢？以下介紹一些減鹽又美味的烹調技巧。

講究烹飪方法

✱ 食材加工不要太細

食物烹調時，儘量不要經過太過精細的加工，如：蔬菜不要總是切得太碎、太小，甚至製成泥狀。因為食物切得愈細碎，不僅營養損失嚴重，也減少了牙齒的咀嚼和腸道的蠕動，這都不利於血壓控制。

✱ 選擇低鈉鹽

低鈉鹽可以減少鈉的攝入量，對於控制血壓升高和防治心血管疾病有很好的效果。

✱ 多用蒸、烤、煮等方式

多採用蒸、烤、煮等烹調方式，享受食物天然的味道，並不是每道菜都需要放鹽。

✱ 涼菜要即拌即食

製作涼拌菜時，不要提前拌好，最好現吃現拌，這樣鹽分多會留在菜的表面和調味汁中。並且儘快吃完，讓鹽分來不及滲入食材內部。

✱ 常搭配淡味菜色

在日常飲食中，要注意經常配上一些不放鹽或少放鹽的菜色。如：一塊蒸南瓜、一盤生黃瓜條、一份白灼蝦、一份清蒸魚等。在正常菜色中添加一、兩

道淡味料理，有利於平衡「重口味」。

✱ 烹調時晚點放鹽

料理過程中，在食物煮熟或燉湯結束時再放鹽，這樣就不會讓鹽分入味太深，以減少用鹽量。

✱ 少喝菜湯

炒菜的菜湯最好不要喝，也不要用菜湯拌飯。

巧用替代品，減少用鹽量

✱ 選具有獨特風味的食物烹調

重口味的高血壓患者無法適應清淡無味的低鹽菜肴時，可以選擇番茄、芹菜、洋蔥、香菇等具有獨特風味的食物進行烹調。這些食物和清淡食物一起烹調，可以強化、提升口感。

✱ 調味品替代法

烹調時可以多用一點醋、檸檬汁、薑等調味品替代一部分鹽和醬油，既增加了食物的美味，又減少了用鹽量。因為醋等酸味食物有增加鹹度的作用。

✱ 利用芝麻醬、核桃泥調味

芝麻醬、核桃泥味道鮮香，是很好的調味料。做涼菜、涼麵的時候，加少量芝麻醬或者核桃泥，即使減少用鹽量，飯菜的味道也可口。

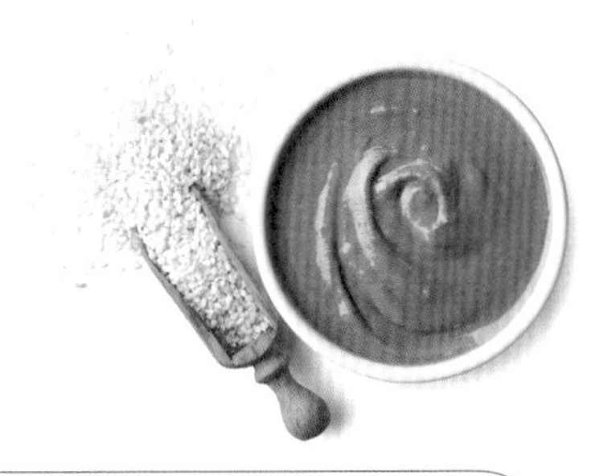

Tips 高血壓患者家中應備小鹽匙

建議高血壓患者家中準備一個小鹽匙，能夠幫助高血壓患者方便限鹽。有一種小鹽匙，平平的一匙就是2公克，對煮飯的人來說，有了它，放鹽時心裡就有譜了。

方法 4

補充膳食纖維，排便通暢、穩定血壓

高血壓患者如果有長期便祕的問題，在排便時用力，很容易進一步升高血壓，嚴重時甚至會誘發腦出血、眼底出血或者心臟病。因為當高血壓患者出現排便困難，不斷用力就會使心臟收縮的速度和血流速度加快，對血管壁造成較大的壓力，容易引起血壓升高。因此，在治療高血壓時，首先得改善便祕。

增加膳食纖維的攝取量

膳食纖維有助於預防和治療高血壓，有平穩血壓、保持大便通暢並減少饑餓感的作用，每天最好攝入25公克以上。粗雜糧、蔬菜、水果等食物中膳食纖維的含量較豐富。

✱ 粗細纖維搭配吃

粗糧富含膳食纖維，日常飲食不要吃得過於精細，要粗細糧搭配食用，比如用全麥粉和小麥粉一起蒸饅頭，用豆類和白米混合蒸飯、煮粥等。

✱ 吃水果可帶皮

最好在能確認食品安全的情況下帶皮食用水果，以增加膳食纖維的攝取量，水果每天攝入200～350公克。

Tips

全穀物及雜豆每天50～150公克

吃粗糧不是愈多愈好。對於高血壓患者來說，每天的全穀物及豆類以50～150公克為宜，約占總主食量的1/3，但是不宜超過1/2，因為粗糧吃得過多會出現消化不良、腹脹、腹痛、大便燥結、影響礦物質吸收等問題。此外，胃腸功能差者、脹氣者不宜吃過多粗糧。

方法5 少吃點油，多吃些魚

目前國人每人每天的烹調油攝取量普遍較高，這容易增加肥胖、高血壓、高血脂、糖尿病等疾病的發病風險。因此要養成清淡飲食的習慣，每天烹調用油的攝取量應為25～30公克，而且要多選用植物油烹調。有些人覺得控制動物油就行了，植物油可以隨便吃，這是一個很大的誤解。

魚類除了含有易消化吸收的優質蛋白質外，脂肪含量普遍較低，並且以豐富的不飽和脂肪酸為主，後者對高血壓患者有益。魚類每週可以吃2～3次，每次吃40～75公克。

減少烹調油攝入量的方法

使用烹調用油量杯

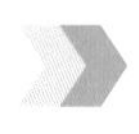

將每天應該食用的烹調用油的總量倒入量杯內，能有效控制用油量。

選擇適當的烹飪方式

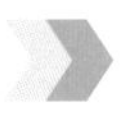

多採用蒸、煮、燉、燜、燙、涼拌等烹調方式，少用油炸和油煎的方式。

多使用不沾鍋、微波爐等炊具

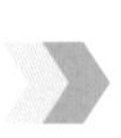

使用適當的炊具，能夠幫助減少烹調用油的用量。

減少外出就餐頻率

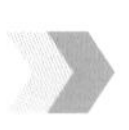

有些餐館做菜高油高鹽，而且烹調油品質沒有保障。

方法 6

葷素巧搭配，穩定血壓更營養

許多高血壓患者體形較胖，通常醫生會要求「清淡飲食、注意減肥」，有人乾脆成為素食主義者。其實，這樣不僅對穩定病情無益，而且對健康也不利，因為健康飲食的關鍵在於營養均衡。

長期素食容易營養不良、貧血

長期素食，一味遠離動物性食物，其實對身體健康不利。長期吃素會使體內的碳水化合物、蛋白質、脂肪比例失調，造成消化不良、記憶力下降、免疫力降低、內分泌和代謝功能紊亂，容易營養不良和貧血。

食物合理搭配有利於降血壓

食物適當搭配，可使飲食中提供的營養素和人體所需的營養保持平衡。即使是身體肥胖的高血壓患者，飲食中也應該包含一定量的動物性食物，因為動物蛋白質所含的胺基酸與人體需求相符，是植物蛋白質（除大豆及其製品）不能替代的。

高血壓患者應建立正確的飲食觀，在限鹽的前提下做到飲食均衡，每天都應該攝取一定的穀物、水果、蔬菜和動物性食品等。

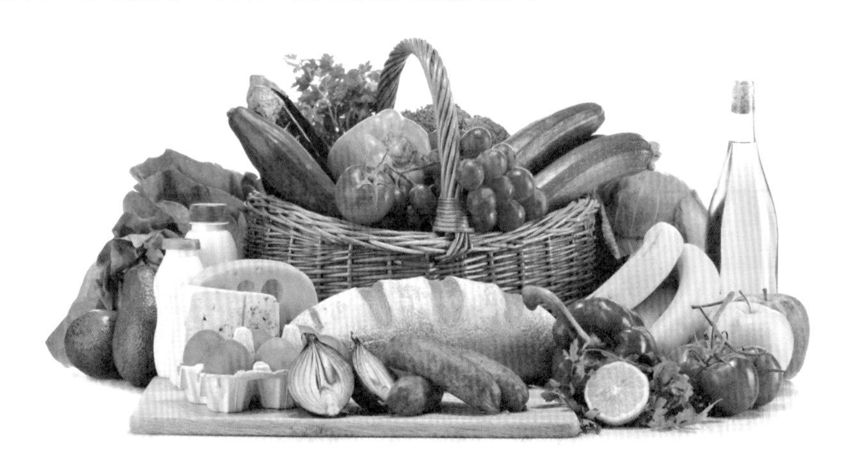

三餐這樣吃，營養又降壓

早餐多樣化，耐餓又營養

一頓營養豐富的早餐應該包括主食（提供碳水化合物），肉類、雞蛋、牛奶等動物性食品（提供蛋白質、礦物質），以及新鮮蔬果（提供維生素和膳食纖維）。

主食，如：全麥麵包、饅頭、麵條、粥等。

蛋白質類食物，如：牛奶、魚、蝦、雞蛋、牛肉、大豆及其製品等。

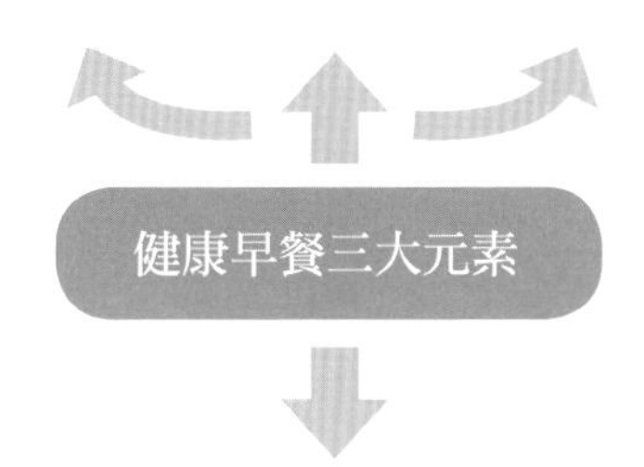

蔬果，如：拌菜、水煮菜、炒菜等；直接食用水果或者打成果汁。

午餐要「雜」，穩定血壓降血脂

健康的午餐應以五穀為主，搭配大量蔬菜、適量水果和肉、蛋、魚類食物。營養的午餐還得講究1：2：3的比例，即食物總共分成6份，以1/6是肉、魚、蛋類，2/6是蔬菜，3/6是主食來分配。

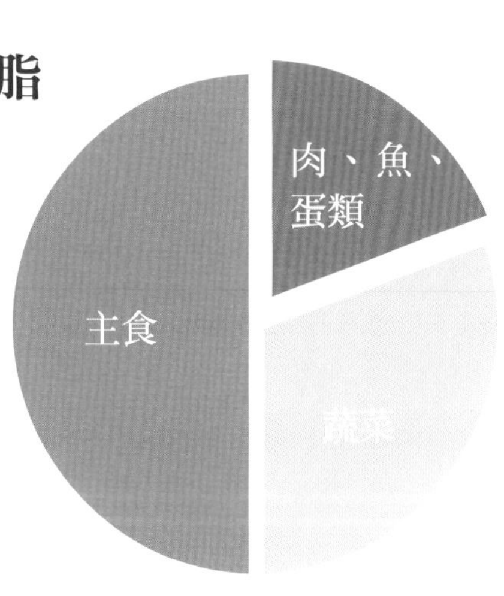

每天做飯時，加入一把糙米、燕麥、小米、黑米、紅豆、番薯或芋頭等其他穀薯類、豆類，當然也可加入橘紅色的胡蘿蔔、南瓜等其他食材，粗細纖維一起搭配，不僅富含膳食纖維、礦物質等營養素，色澤、口感也會更豐富，更引發食欲，同時還有降低餐後血糖、血脂，減少心臟病發作和腦中風風險等作用。

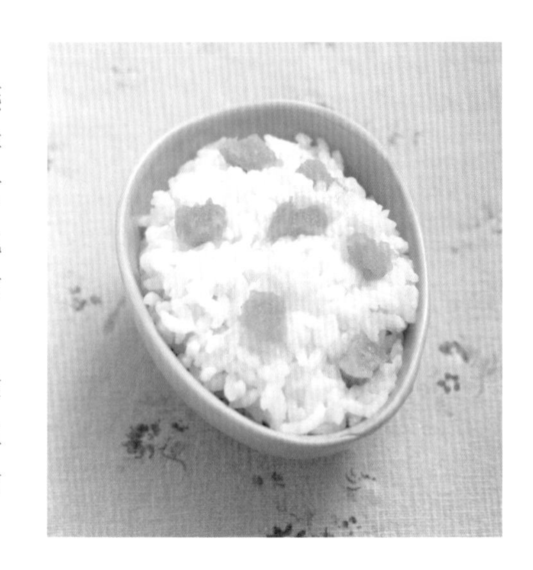

晚餐要「淡」，保護血管不生銹

晚餐的原則是清淡、少鹽，儘量減少油脂的攝取。高血壓患者晚餐可試試涼拌菜或生拌菜。

適合涼拌、生拌的菜往往氣味清新獨特，口感清脆有勁，生食或汆燙後即有誘人香氣，加少量調味料調拌即可，不僅清淡、少鹽，降低了油脂的攝入，而且營養豐富。黃瓜、生菜、白蘿蔔、大白菜等蔬菜，生食口感脆嫩、甘甜，通常洗淨分切後，即可直接調味食用。

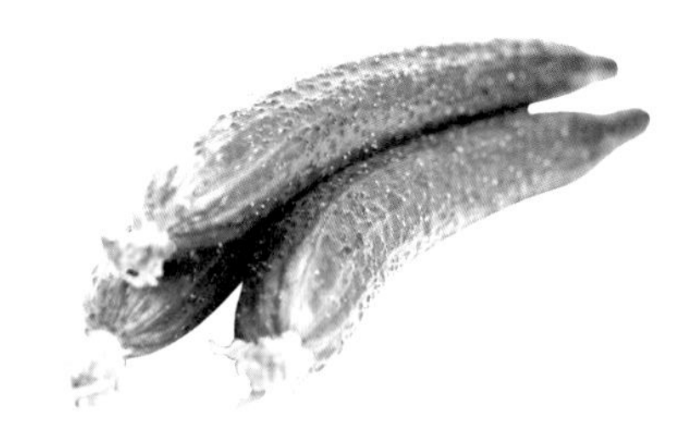

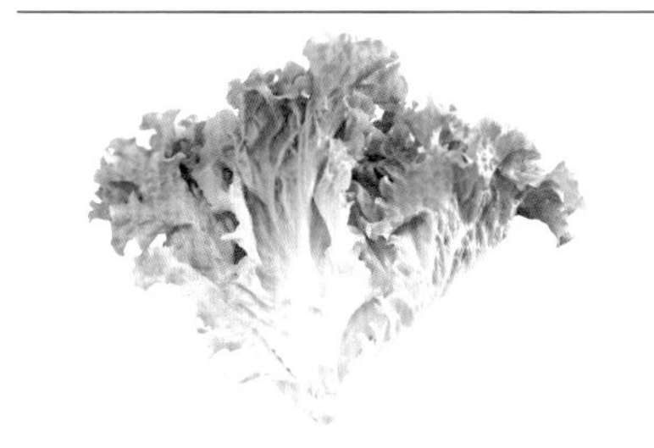

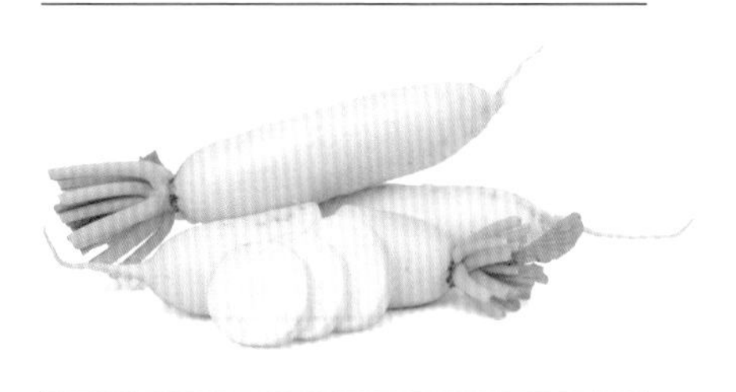

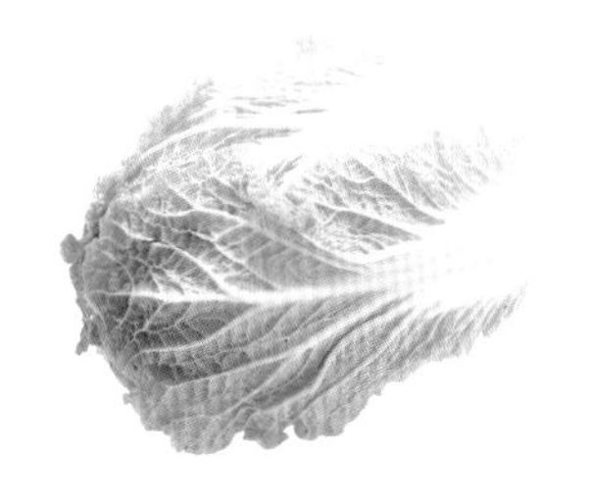

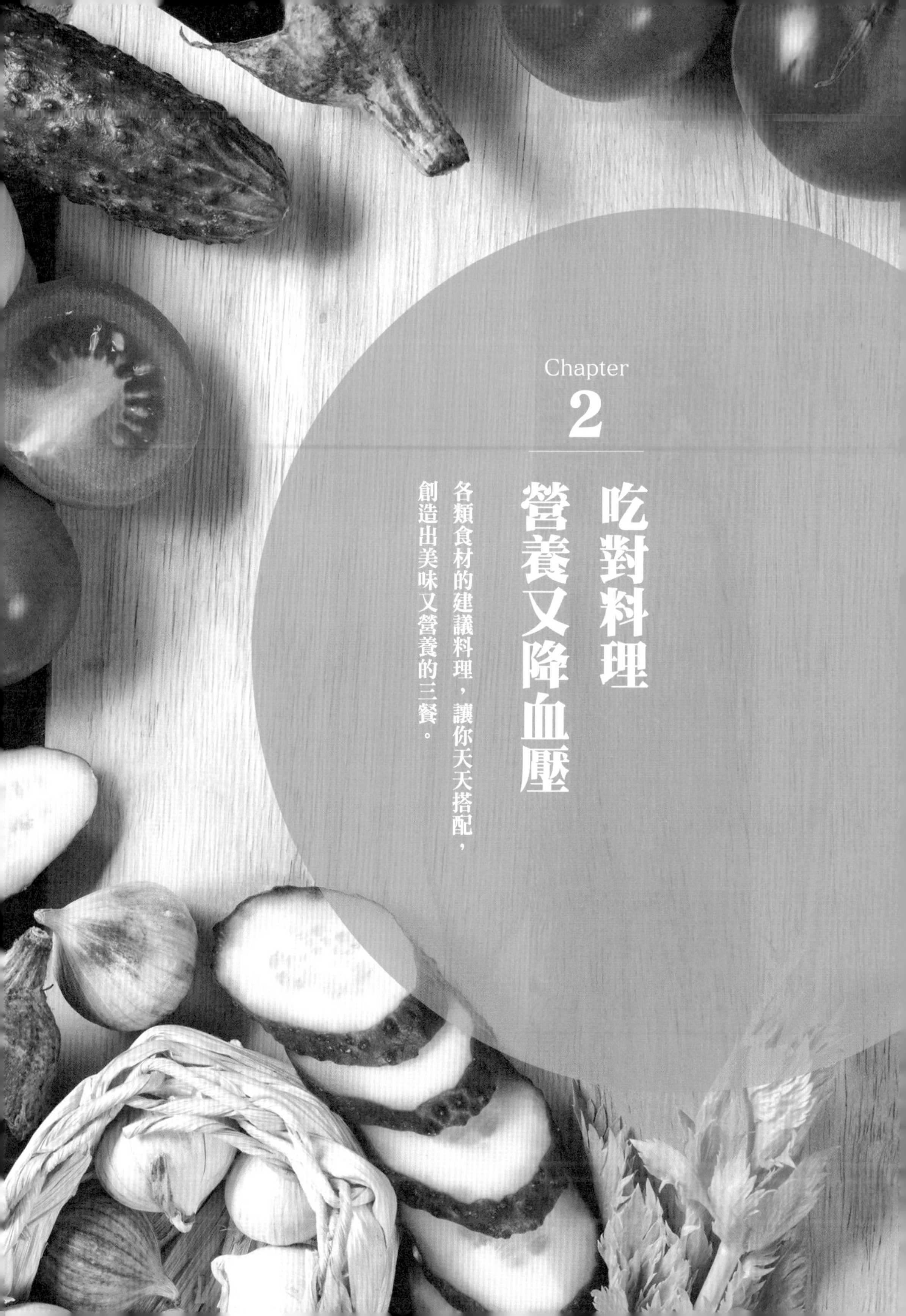

Chapter

2

吃對料理 營養又降血壓

各類食材的建議料理，讓你天天搭配，創造出美味又營養的三餐。

穀、根莖、豆類

每天攝取全穀物和豆類50～150公克

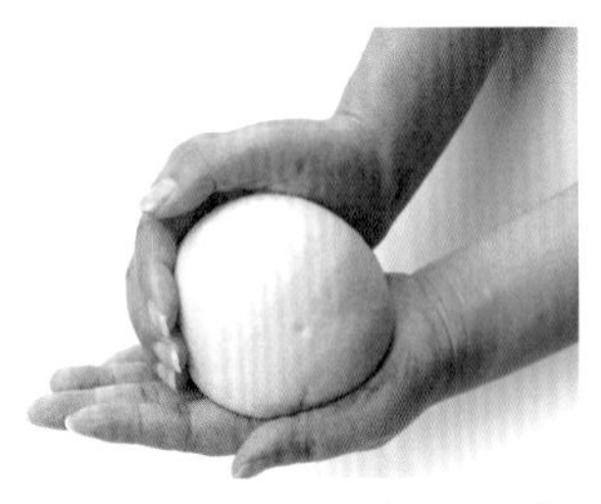

一個手掌可以托住，五指可抓起的饅頭≒150公克

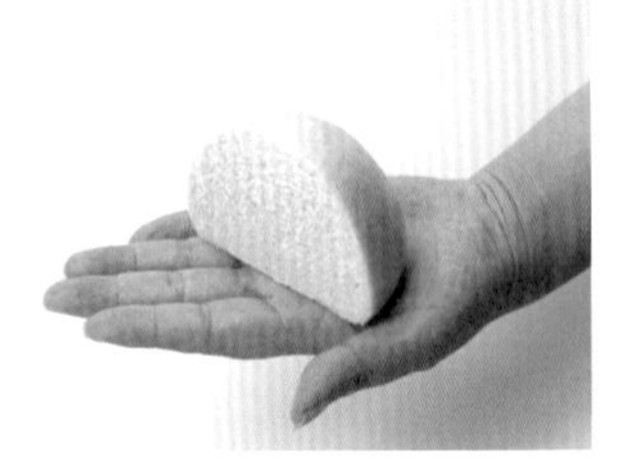

1/2個饅頭≒75公克

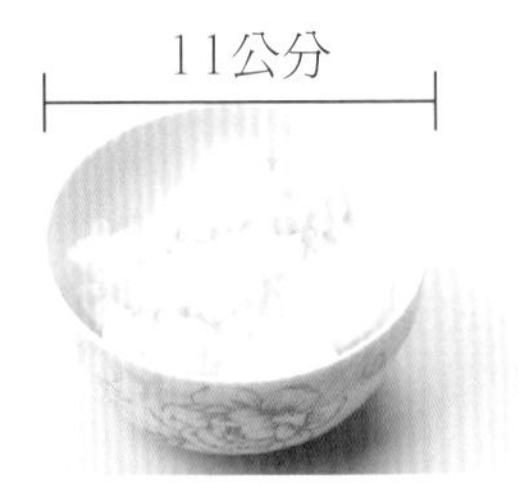

11公分碗口半碗米飯≒125公克

每天攝取根莖類50～100公克

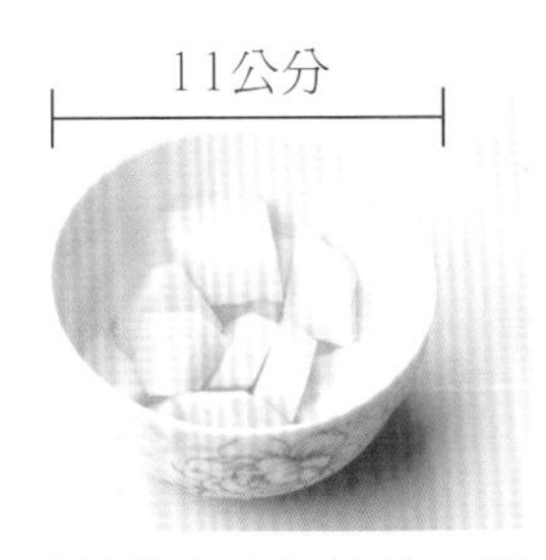

生馬鈴薯去皮切塊後，標準碗（直徑11公分）半碗≒100公克

一日主食舉例

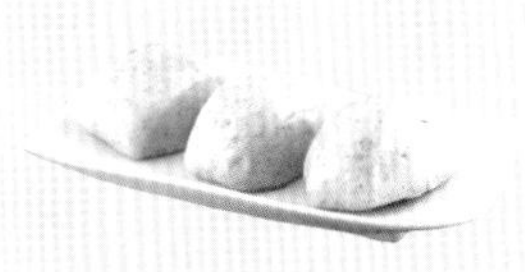

雜糧饅頭：麵粉50公克、燕麥25公克

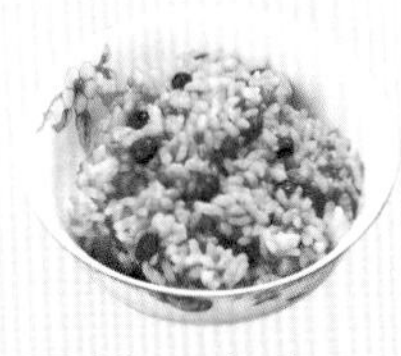

紅豆飯：白米75公克、紅豆25公克

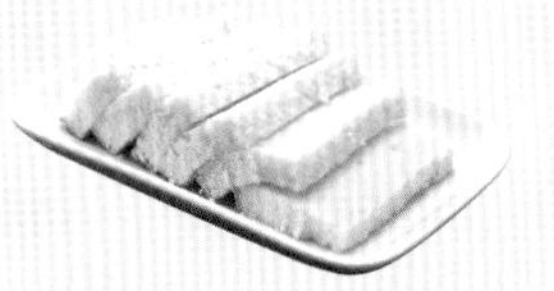

玉米發糕：玉米粉20公克、麵粉20公克

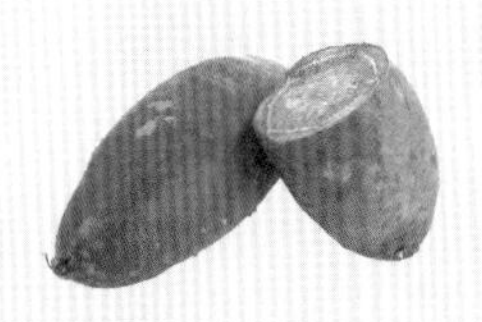

蒸紫薯：紫薯100公克

■ 份量為生重。

多種顏色雜糧搭配著吃

五穀雜糧顏色豐富，有黑、紅、黃、綠、白。我們在日常飲食中也要注意多種顏色的五穀搭配著吃。一般來說，每次搭配2～5種較適宜。如：高粱和紅豆都屬於雜糧，兩者可以搭配大豆一起食用；綠豆清熱利尿，白米、薏仁可以潤肺清熱，適合搭配食用；小米色黃，常食能補脾益胃，同樣是黃色的玉米也可以補益脾胃，與白米搭配食用，食療效果更好。

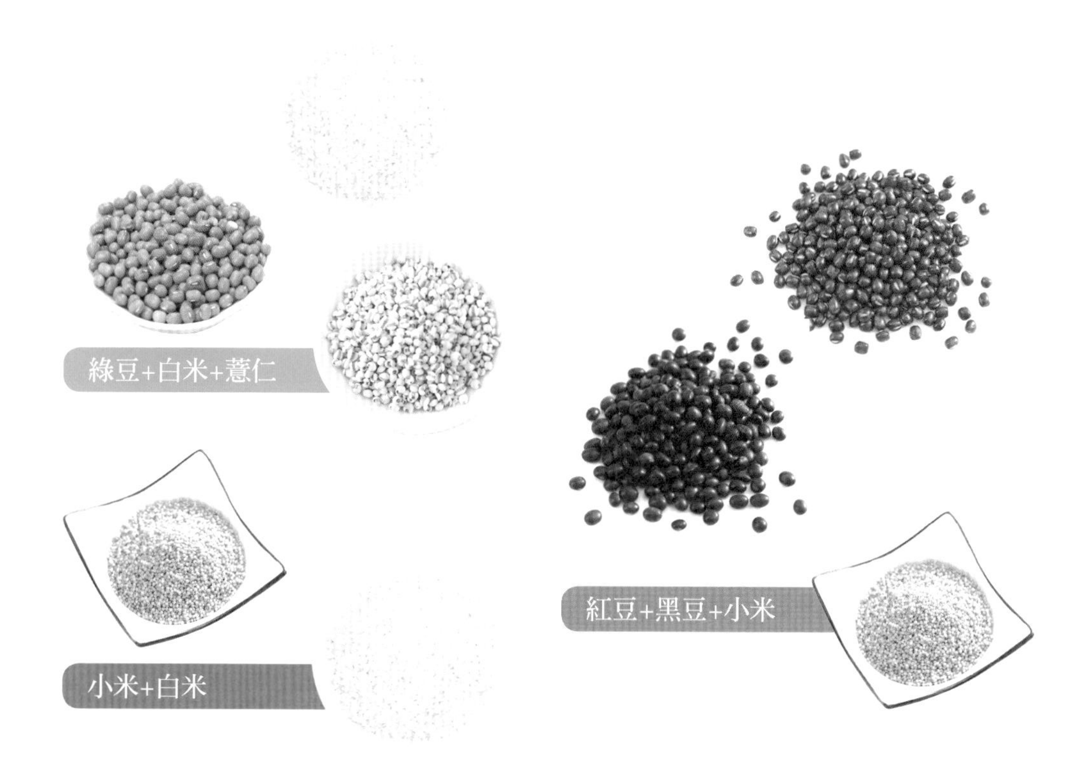

如果主食中加了油、鹽，炒菜時就要少放

高血壓患者食用主食時要注意一個問題，有些主食在製作過程中會加入油和鹽，如：各種餅、包子、花卷、麵條、炒麵、炒餅、炒飯等，其中所含的油量和鹽量也不容忽視。如果吃這樣的主食，那麼在菜、肉類烹調過程中就要注意減去油和鹽的用量，以控制油、鹽總攝取量。

玉米

補充膳食纖維和胡蘿蔔素

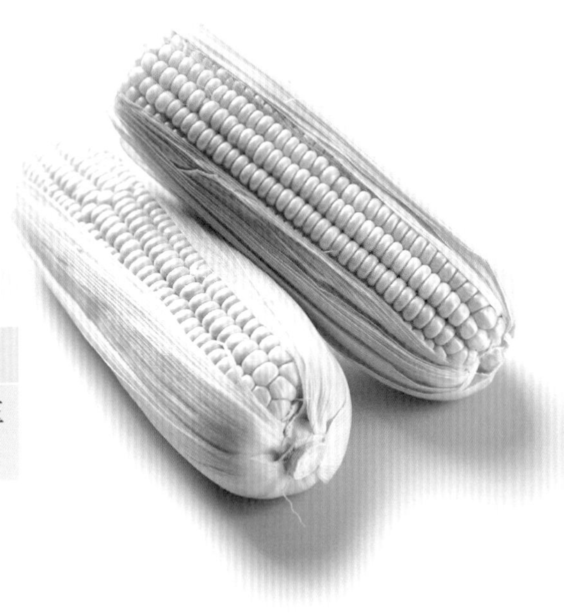

熱量：112大卡／100公克可食部分（生）

降血壓營養成分：維生素E、亞麻油酸

建議用量：新鮮玉米100公克／天，玉米粉70公克／天

最佳吃法：蒸煮

玉米綠豆粥

• 熱量	199大卡
• 醣類	44.6公克
• 蛋白質	7公克
• 脂肪	0.5 公克

材料 玉米粒100公克，綠豆50公克，糯米30公克

作法

1. 將綠豆、玉米粒、糯米洗淨，綠豆、糯米用水浸泡4小時。
2. 鍋內放適量清水燒開，加玉米粒、綠豆和糯米，大火煮滾後轉小火，熬煮40分鐘即可。

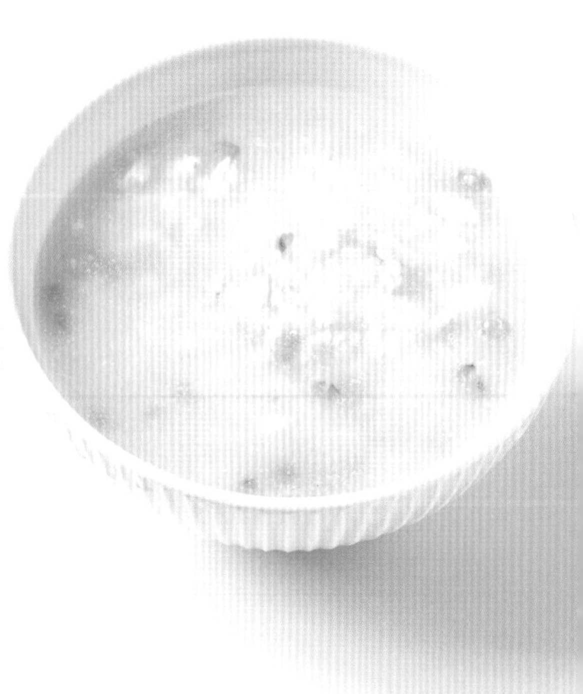

玉米+綠豆，營養好搭檔

玉米和綠豆兩者一起食用，有較好的減肥清腸作用，夏天吃還能消暑。

■ 小提醒：本書所有食譜的量均為3人份，但熱量和三大營養素值是1人份，以方便讀者參考。這裡的「醣類」即為「碳水化合物」。

松仁玉米

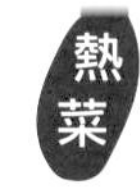

- 熱量 293大卡
- 醣類 54.5公克
- 蛋白質 6.8公克
- 脂肪 7.6公克

材料 嫩玉米粒200公克，黃瓜50公克，去皮松仁30公克

調味料 白糖3公克，鹽2公克，太白粉少許

作法

1. 玉米粒洗淨，燙過，撈出；松仁炸香，撈出；黃瓜洗淨，切丁。
2. 油鍋燒熱，放玉米粒、黃瓜丁炒熟，加鹽、白糖，用太白粉勾芡，加松仁即可。

松仁加入時機

松仁要起鍋時再加入，才能保持酥脆口感。

- 熱量 75大卡
- 醣類 15.2公克
- 蛋白質 2.7公克
- 脂肪 0.8公克

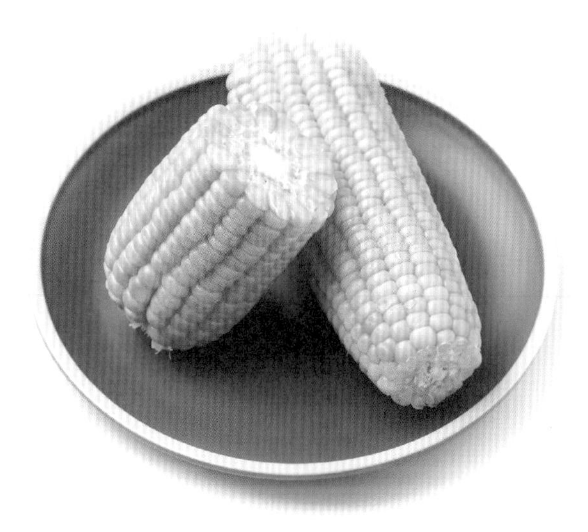

蒸玉米

主食

材料 新鮮玉米200公克。

作法

1. 將玉米去皮和鬚，洗淨。
2. 蒸鍋放在爐火上，倒入適量清水，玉米放入蒸籠內，待鍋中水開後再蒸30分鐘即可。

保留玉米營養成分的作法

蒸、煮玉米雖然也會損失部分維生素C，但相較其他烹飪方式，能保存更多營養。

玉米發糕 主食

材料 麵粉250公克，玉米粉100公克，無核紅棗30公克，乾酵母4公克。

調味料 白糖3公克。

作法

1. 將玉米粉放入容器中，一邊倒入開水，一邊用筷子攪拌至均勻；乾酵母用水化開。
2. 在攪好的玉米粉中加入麵粉，放水攪拌黏稠的麵糊，再放入酵母水和白糖拌勻；蓋上保鮮膜，放在溫暖的地方醒發至2倍大。
3. 醒發後的麵糊倒入刷好油的模具上，擺好紅棗，放在蒸鍋上大火燒開，轉中火蒸25分鐘即可。
4. 將蒸熟的發糕出鍋，稍微冷卻，用刀切成塊狀即可食用。

玉米含鉀和膳食纖維好處多多

玉米含鉀量較高，有助於降血壓。玉米還富含膳食纖維，可幫助高血壓患者預防便祕。

- 熱量 443.4大卡
- 醣類 94.6公克
- 蛋白質 13.5公克
- 脂肪 2公克

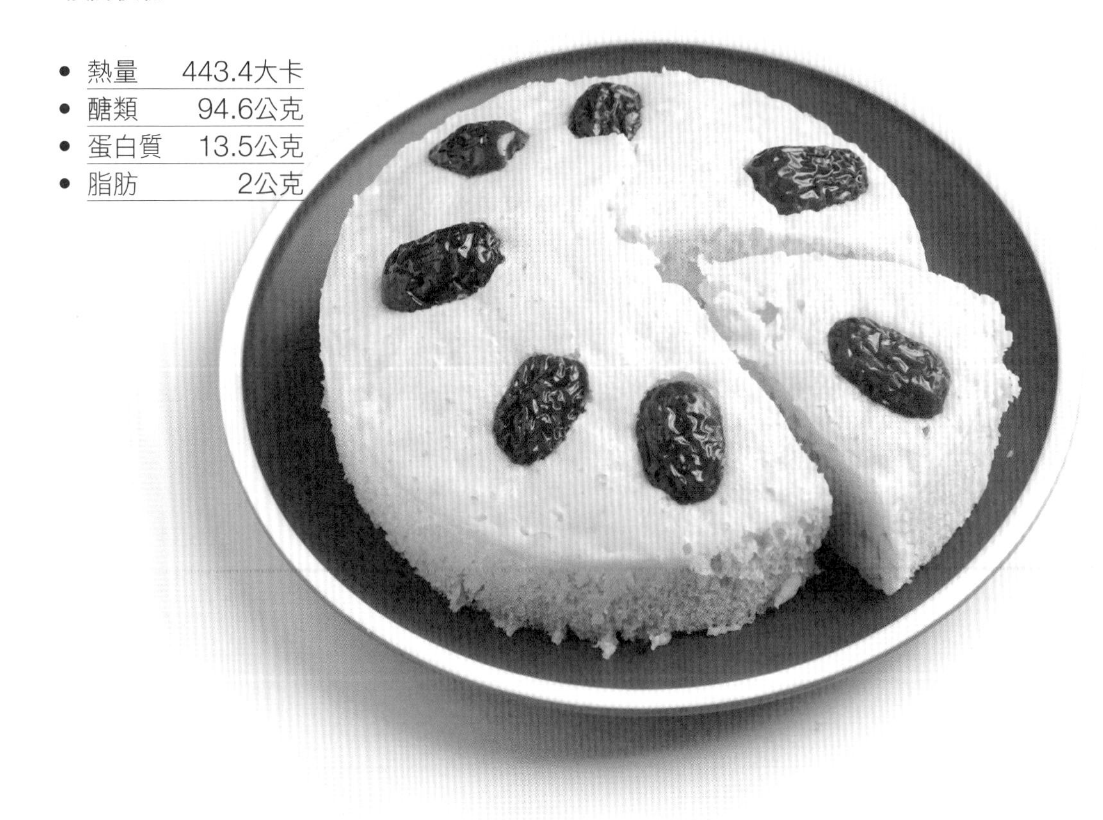

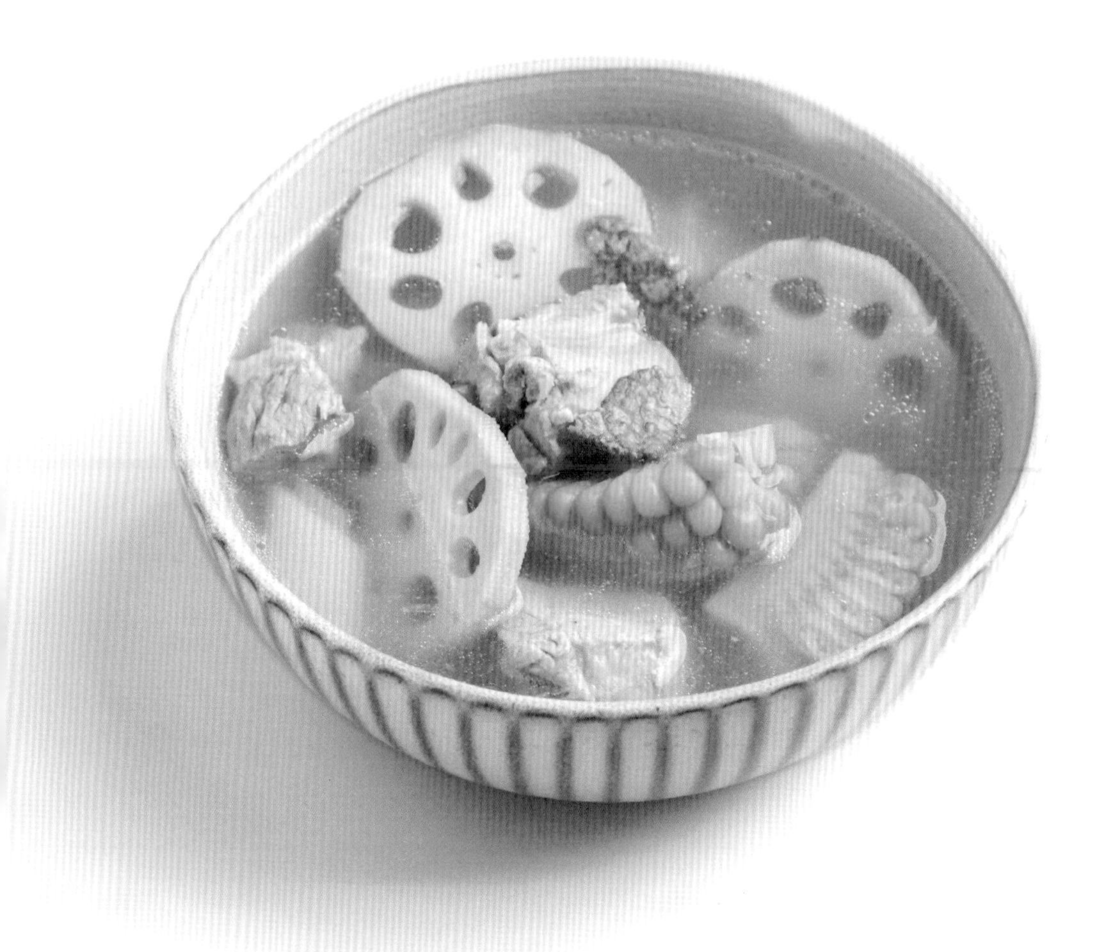

玉米蓮藕排骨湯

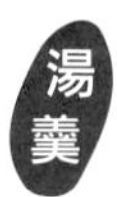

- 熱量　378大卡
- 醣類　17.9公克
- 蛋白質　19.3公克
- 脂肪　23.8公克

材料 豬排骨300公克，玉米、蓮藕各150公克

調味料 薑片3公克，料理酒2公克，鹽4公克，陳皮1公克

作法

1. 排骨洗淨，切段，汆燙去血水；蓮藕去皮，洗淨切片，汆燙；玉米切段。
2. 鍋內放入適量清水，放入排骨段、蓮藕片、玉米段、薑片、陳皮、料理酒，大火煮滾，改小火煮2小時至材料熟爛，加鹽調味即可。

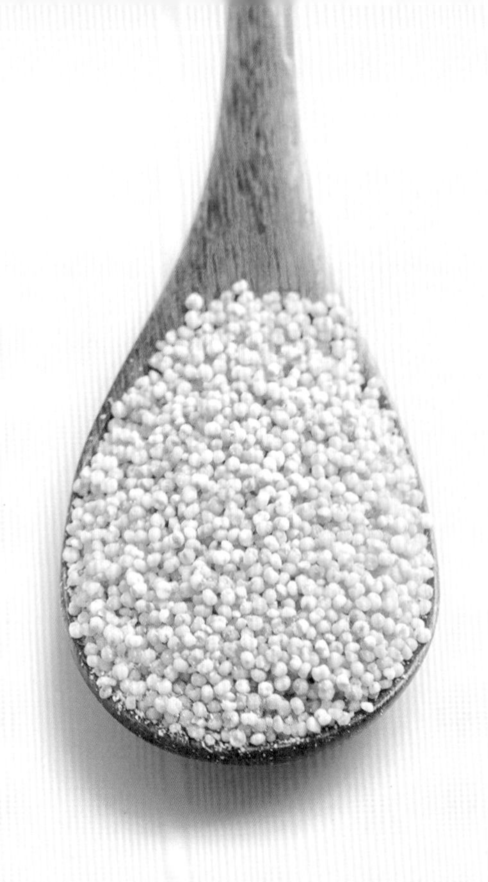

小米

補充膳食纖維、鉀、維生素B

熱量：361大卡／100公克可食部分

降血壓營養成分：鉀、膳食纖維

建議用量：60公克／天

降壓最佳吃法：煮粥、打成糊狀

小米南瓜粥

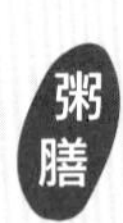

- 熱量 96大卡
- 醣類 20.2公克
- 蛋白質 2.5公克
- 脂肪 0.8公克

材料 小米70公克，南瓜150公克，銀耳1小朵

調味料 冰糖適量

作法

1. 南瓜洗淨，去皮去瓤，切成小塊；銀耳先泡發，洗淨，撕成小碎片。
2. 小米淘洗乾淨。
3. 將小米、南瓜塊、銀耳一起倒入鍋內，加水後大火煮滾，轉小火煮20～30分鐘，加冰糖煮化即可。

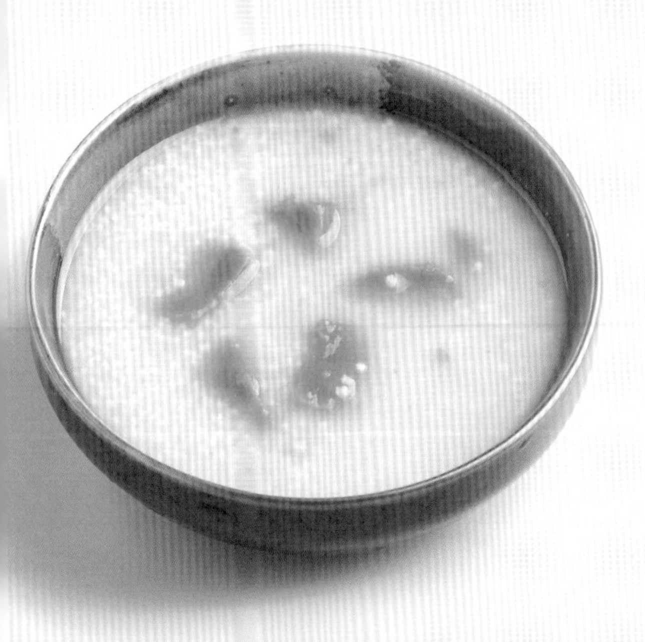

南瓜+小米，促進排鈉、保護血管

南瓜含有豐富的鈣和鉀，鉀能促使鈉從尿液中排出，能保護血管；小米也有很好的利尿降壓作用。

胡蘿蔔小米粥

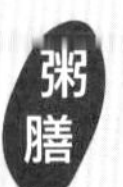

- 熱量 76大卡
- 醣類 15.8公克
- 蛋白質 1.9公克
- 脂肪 0.6公克

材料 小米60公克，胡蘿蔔30公克

作法

1. 小米洗淨；胡蘿蔔洗淨，切成小丁。
2. 小米放入鍋中，加適量水，大火煮滾。
3. 加入胡蘿蔔丁，用小火熬煮至熟即可。

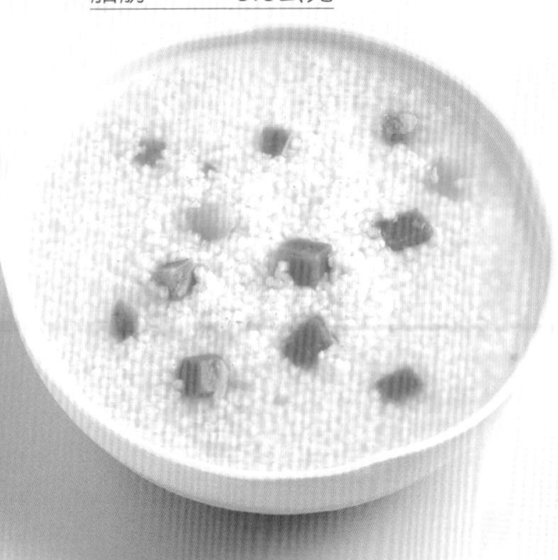

胡蘿蔔+小米，養胃又明目

胡蘿蔔搭配小米，能提供豐富的胡蘿蔔素、維生素B，具有降血壓、通便、明目和養胃作用。

雜糧饅頭

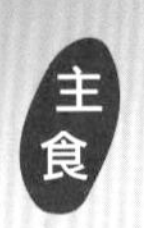

- 熱量 222大卡
- 醣類 42公克
- 蛋白質 7.7公克
- 脂肪 2.8公克

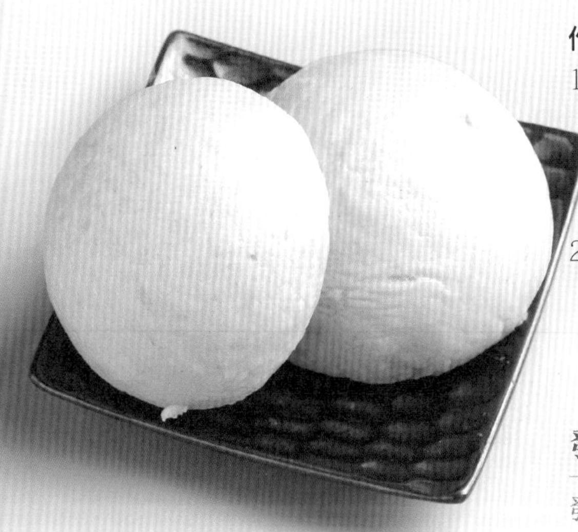

材料 小米粉100公克，黃豆粉30公克，麵粉50公克，酵母5公克

作法

1. 將酵母用接近40℃的溫水化開並調勻；小米粉、黃豆粉、麵粉倒入容器中，慢慢加酵母水和適量清水攪拌均勻，揉成表面光滑的麵團，醒發40分鐘。
2. 將醒發好的麵團搓粗條，切成大小均勻的麵劑子，逐一揉成圓形，製成饅頭，送入燒開的蒸鍋蒸15～20分鐘即可。

發酵饅頭時不宜用鹼

發酵饅頭等主食時，有時會添加鹼，這在無形中增加了鈉的攝取量，要改用酵母粉來製作。

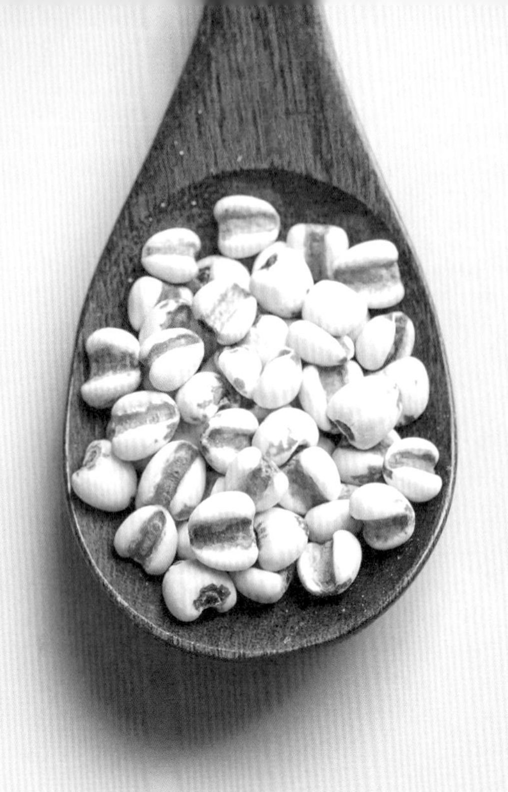

薏仁

降脂祛濕好食材

熱量：361大卡／100公克可食部分

降血壓營養成分：鉀、膳食纖維

建議用量：40公克／天

降壓最佳吃法：煮粥、煮湯

- 熱量 137大卡
- 醣類 27.7公克
- 蛋白質 4.2公克
- 脂肪 1.2公克

薏仁枸杞粥

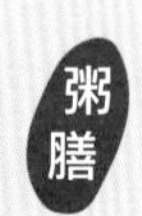

材料 薏仁50公克，糯米60公克，枸杞10公克

作法

1. 薏仁、糯米分別淘洗乾淨，用清水浸泡3小時；枸杞子洗淨。
2. 鍋置火上，倒入適量清水煮滾，放入薏仁、糯米，大火煮滾後轉小火煮至米粒9分熟，放入枸杞子煮至米粒熟透即可。

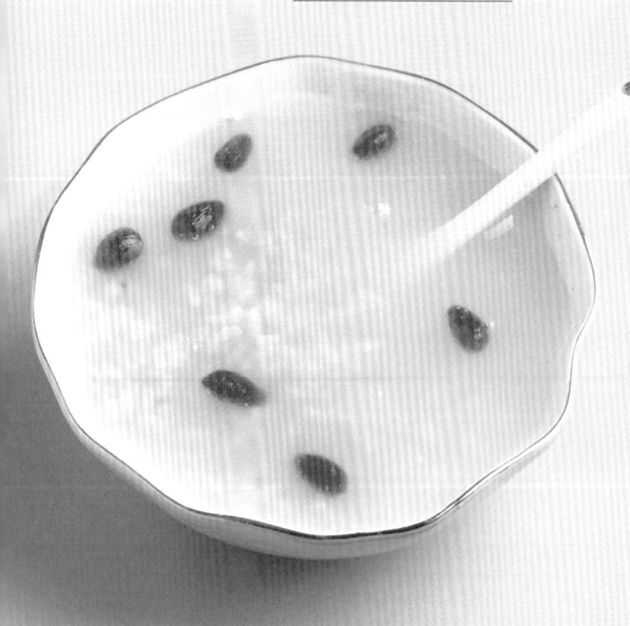

有效緩解或減輕高血壓症狀

枸杞子有滋補肝腎的功效，常用於高血壓的調養，能緩解由高血壓引起的精神不振、頭暈耳鳴等症狀。

冬瓜薏仁瘦肉湯

- 熱量 293大卡
- 醣類 57.9公克
- 蛋白質 10.3公克
- 脂肪 2.7公克

材料 薏仁50公克，冬瓜200公克，豬肉（瘦）150公克
調味料 蔥段、薑片各10公克，鹽、香油適量
作法

1. 薏仁淘洗乾淨，用清水浸泡1小時；冬瓜去瓤和子，洗淨，帶皮切成塊；豬瘦肉洗淨，切塊。
2. 砂鍋置火上，放入蔥段、薑片、薏仁、瘦肉塊，倒入適量清水，大火煮滾後轉小火煮1小時，加入冬瓜塊煮至透明，用鹽調味，淋上香油即可。

冬瓜+薏仁，降血壓、消水腫

冬瓜有利濕健脾的功效，與薏仁搭配，適合脾胃虛弱的高血壓患者食用，在降血壓的同時，還能消除水腫。

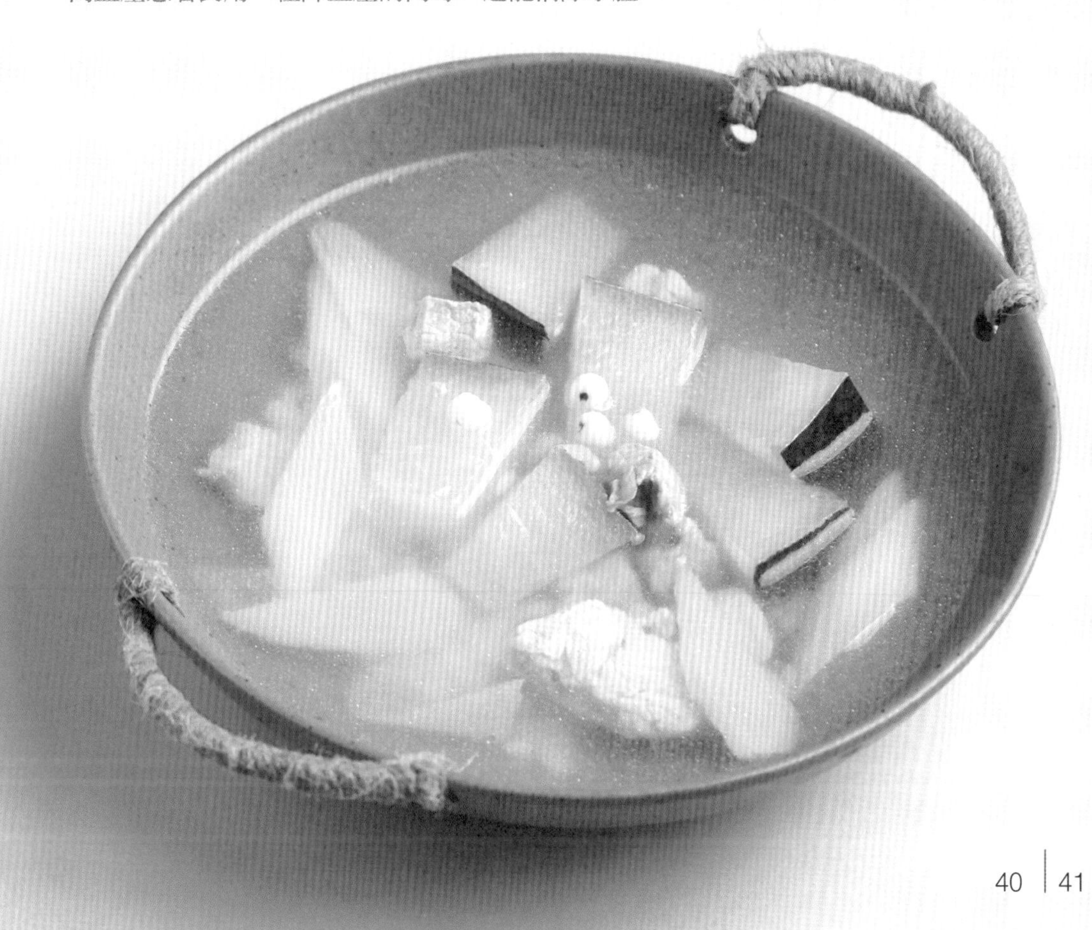

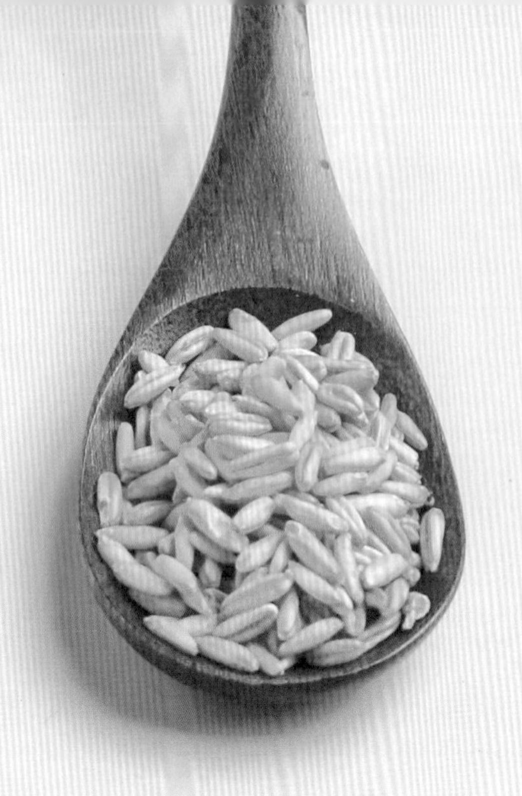

燕麥

促進鹽排出

熱量：338大卡／100公克可食部分

降血壓營養成分：膳食纖維

建議用量：50公克／天

降壓最佳吃法：煮粥、做麵食

豆漿燕麥粥

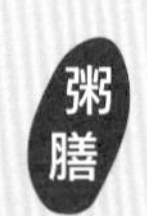

- 熱量 157大卡
- 醣類 24.9公克
- 蛋白質 9.4公克
- 脂肪 3.2公克

材料 黃豆60公克，燕麥70公克

作法

1. 黃豆洗淨，浸泡10～12小時；燕麥洗淨，浸泡4小時。
2. 把浸泡好的黃豆倒入全自動豆漿機中，加水至上下水位線之間，煮至豆漿機提示豆漿做好，盛出。
3. 將燕麥加適量清水放入鍋中煮熟，加入豆漿略煮即可。

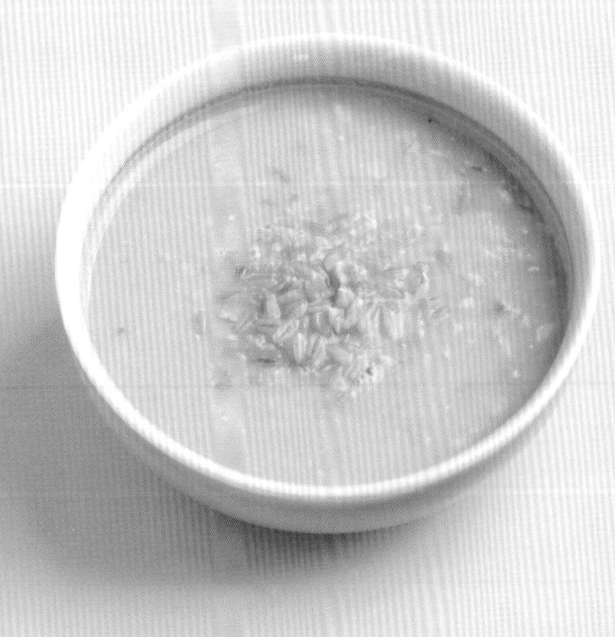

燕麥搭配豆漿煮粥，能控制體重、降血壓

燕麥中的膳食纖維能吸附鈉；豆漿含鉀，能促進鈉的排出。兩者搭配煮粥，能減少熱量攝取，降低血壓，同時增強食欲。

麥片南瓜粥

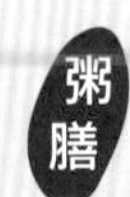

- 熱量 155大卡
- 醣類 31.8公克
- 蛋白質 4.7公克
- 脂肪 1.4公克

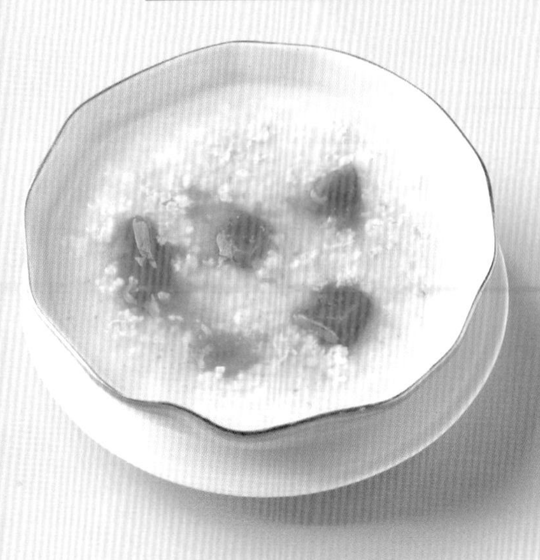

材料 白米70公克，原味燕麥片50公克，南瓜150公克。

作法

1. 白米洗淨，用水浸泡30分鐘；南瓜去皮去瓤，洗淨，切小塊。
2. 鍋內加適量清水煮滾，加白米，煮滾後轉小火。
3. 煮20分鐘，加南瓜塊、燕麥片煮10分鐘。

南瓜和燕麥煮粥，可降膽固醇

南瓜富含果膠，能幫助人體排出毒素；燕麥片中富含膳食纖維，能促進人體內的膽固醇排出體外。

燕麥香蕉卷餅

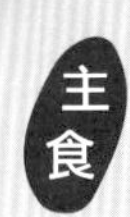

- 熱量 169大卡
- 醣類 33.5公克
- 蛋白質 4.9公克
- 脂肪 2.1公克

材料 香蕉1根（約100公克），麵粉50公克，原味燕麥片40公克，杏仁粉5公克，去核紅棗20公克

調味料 鹽2公克

作法

1. 香蕉去皮，切成碎。
2. 將燕麥片、杏仁粉、麵粉、鹽均勻混合後，加入香蕉碎和適量水攪拌成糊。
3. 將麵糊分成若干小份，在平底鍋中倒入麵糊，小火煎熟即為餅皮。
4. 將紅棗放入料理機中，加適量水打成泥，將紅棗泥均勻塗在餅皮上，捲起來即可。

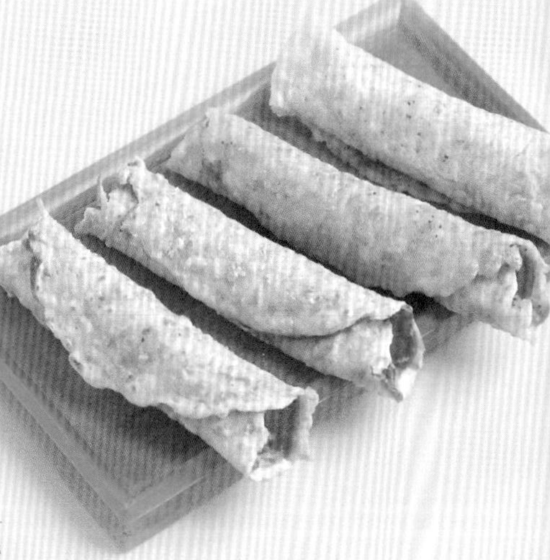

紅棗最好用水泡一下

紅棗用溫水泡一下，這樣更容易消化。燕麥片要選擇原味的，更健康。

涼拌燕麥麵 主食

材料 燕麥粉100公克，黃瓜150公克

調味料 香菜碎、蒜末、香油、醋適量，鹽2公克

作法

1. 燕麥粉加適量清水揉成光滑的麵團，醒發20分鐘，擀成一大張薄麵皮，將麵皮切成細條，蘸乾燕麥粉抓勻，抖開即成手擀麵。
2. 湯鍋置爐火上，倒入適量清水煮滾，下入手擀麵煮熟，撈出；黃瓜洗淨，去蒂，切絲。
3. 將黃瓜絲放在煮好的手擀麵上，加入鹽、香菜碎、蒜末、香油、醋調味即可。

燕麥+黃瓜，通便又降脂

燕麥粉可以降低人體膽固醇，很適合高血壓、血脂異常的人食用；黃瓜有利尿消腫的作用，可加快體內毒素的排出。

- 熱量 121大卡
- 醣類 27.3公克
- 蛋白質 3.8公克
- 脂肪 0.2公克

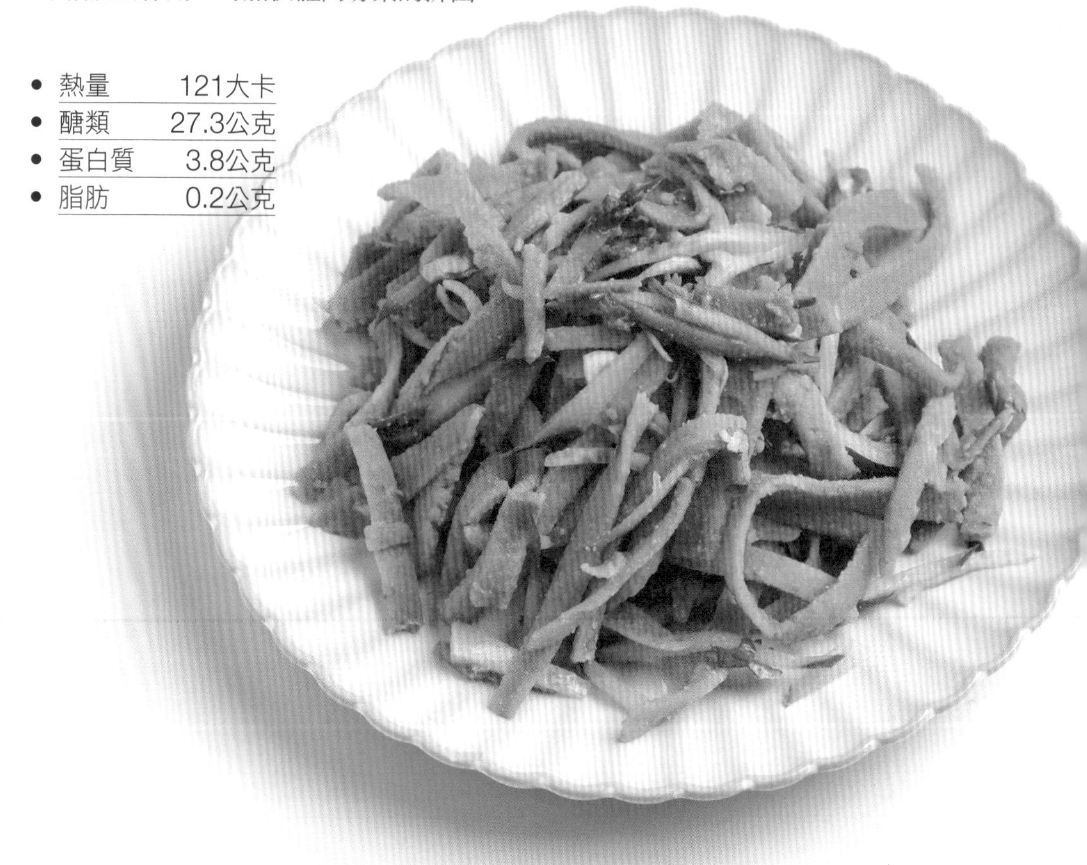

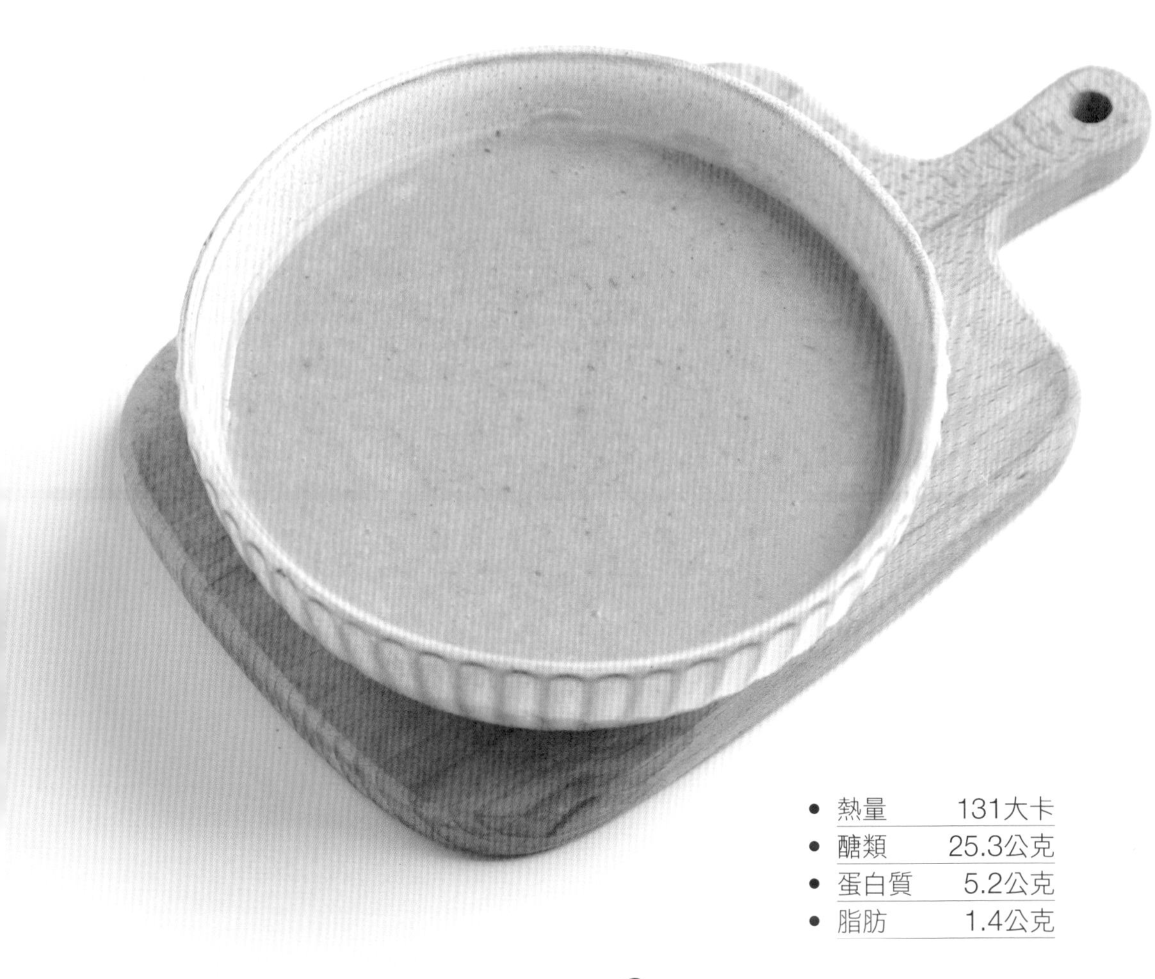

- 熱量 131大卡
- 醣類 25.3公克
- 蛋白質 5.2公克
- 脂肪 1.4公克

紅豆燕麥小米糊 飲品

材料 紅豆30公克，燕麥片、小米各40公克。

作法

1. 紅豆、小米分別洗淨，浸泡4小時。
2. 將紅豆、燕麥片、小米倒入豆漿機中，加適量水，按「米糊」鍵，煮至豆漿機提示米糊做好即可。

紅豆+小米+燕麥，促進腸胃消化

紅豆有健脾祛濕的作用，加上燕麥片和小米，可促進腸胃蠕動，助消化。

番薯

保持血管彈性，穩定血壓

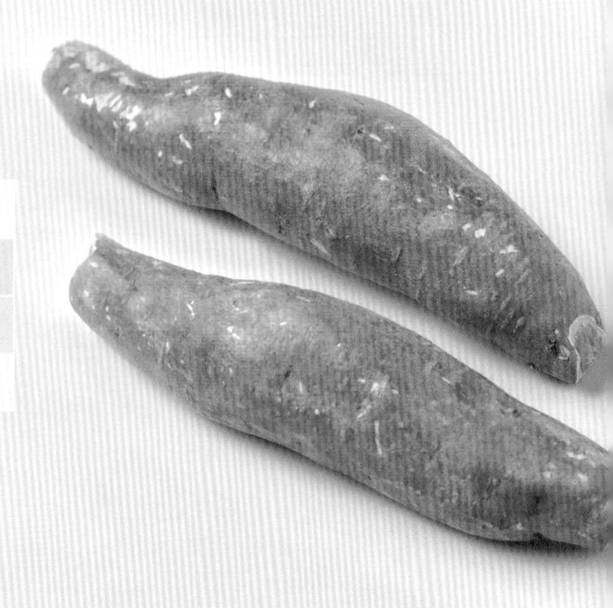

熱量：102大卡／100公克可食部分
降血壓營養成分：膳食纖維、鉀
建議用量：50～100公克／天
降壓最佳吃法：蒸、煮粥

蒸番薯 主食

• 熱量	61大卡
• 醣類	15.3公克
• 蛋白質	0.7公克
• 脂肪	0.2公克

材料 番薯300公克

作法

1. 番薯洗淨裝盤，放入裝了冷水鍋中備用。
2. 開大火隔水蒸10分鐘後，改用小火蒸15分鐘。可以用筷子戳一下，能輕鬆插入即可。

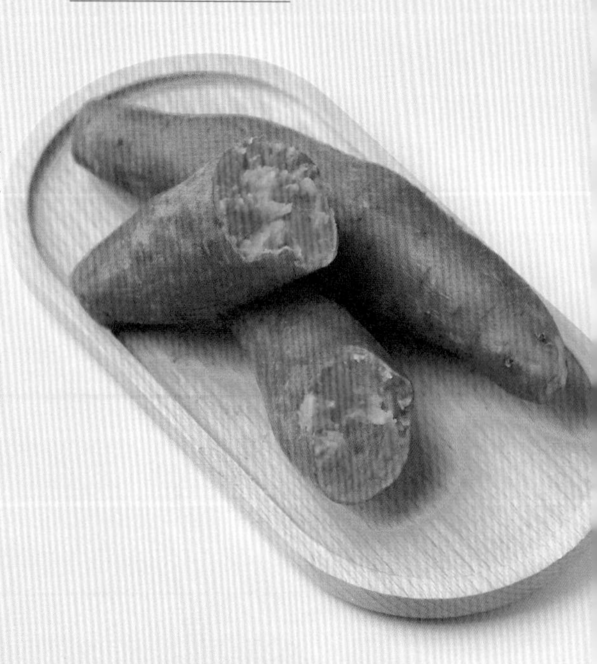

吃番薯可防便祕

番薯膳食纖維含量豐富，蒸食或煮食能保留更完整的膳食纖維和維生素C，防止和緩解高血壓患者出現便祕。

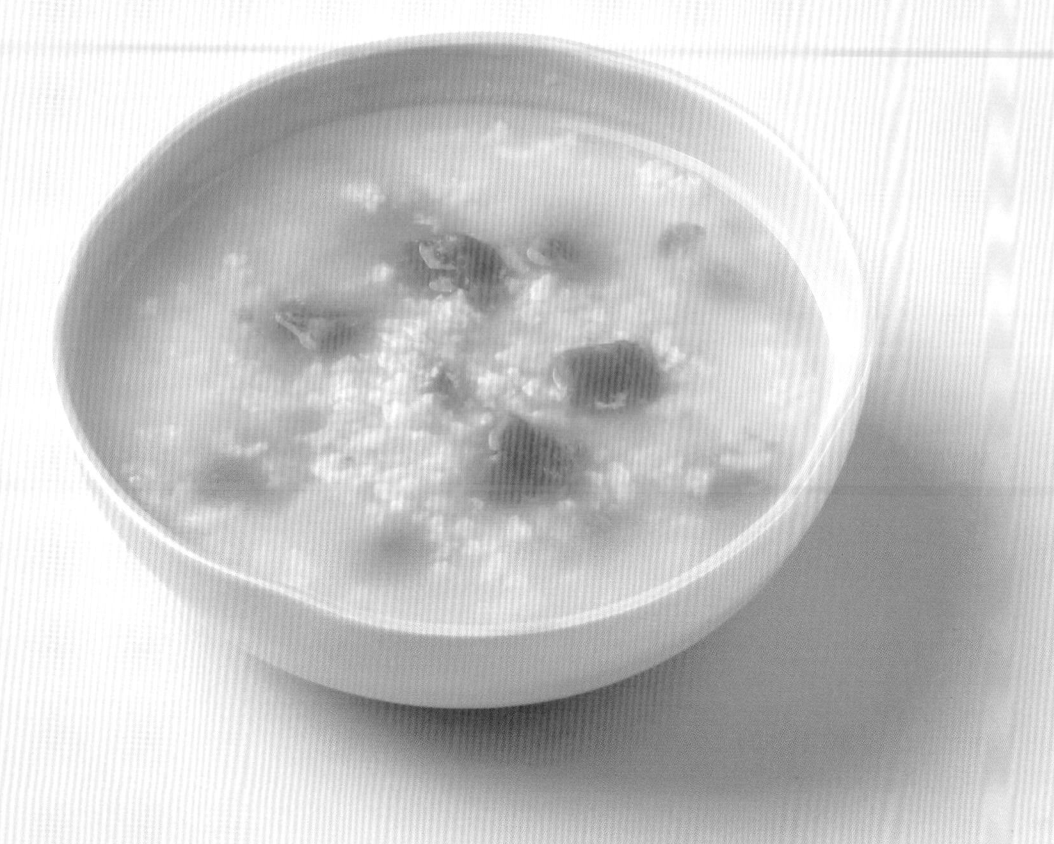

番薯粥 粥膳

- 熱量 146大卡
- 醣類 33.4公克
- 蛋白質 3公克
- 脂肪 0.4公克

材料 白米100公克，番薯150公克

作法

1. 番薯洗淨，去皮，切小塊；白米洗淨，用水浸泡30分鐘。
2. 鍋內加清水煮滾，加入白米，大火煮滾後轉小火煮20分鐘，倒入番薯塊熬煮，至米粒開花、番薯熟透即可。

番薯+白米，維持血管彈性

番薯可以降血壓，有助於維持血管彈性，和白米一起食用，可以減輕食用番薯後出現的脹氣或排氣不適等症狀。

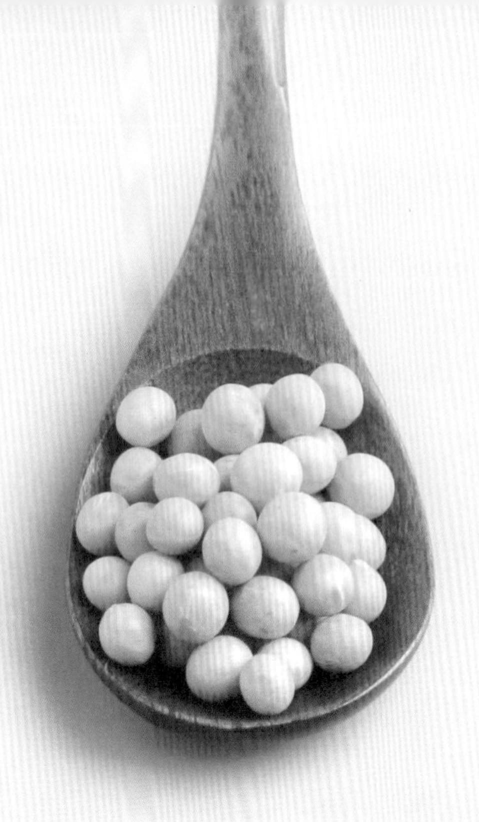

黃豆

補充鉀元素和優質蛋白質

熱量：390大卡／100公克可食部分

降血壓營養成分：鉀、大豆異黃酮

建議用量：30公克／天

降壓最佳吃法：煮粥、打成漿

- 熱量 113大卡
- 醣類 15.7公克
- 蛋白質 7公克
- 脂肪 3.1公克

黃豆小米糊

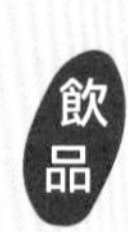

材料 黃豆、小米各50公克

作法

1. 黃豆洗淨，浸泡4小時；小米洗淨。
2. 將黃豆和小米放入豆漿機中，加適量清水，按下「米糊」鍵，等豆漿機提示做好即可。

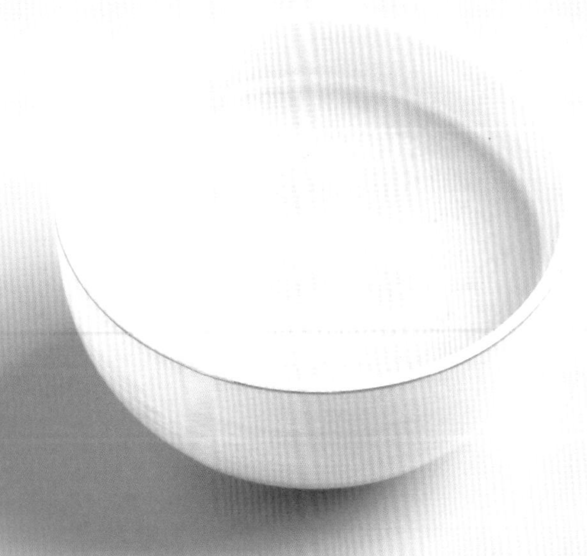

米+黃豆，排鈉降壓

小米和黃豆中均含有豐富的鉀，黃豆還能提供較豐富的鈣，可以幫助身體排出鈉，進而控制血壓。

紅棗花生豆漿

- 熱量　113大卡
- 醣類　11.3公克
- 蛋白質　8.4公克
- 脂肪　5.4公克

材料 黃豆60公克，紅棗、花生米各15公克

調味料 冰糖5公克

作法

1. 黃豆用清水浸泡10～12小時，洗淨；紅棗洗淨，去核，切碎；花生米挑去雜質，洗淨。
2. 將黃豆、紅棗和花生米倒入全自動豆漿機中，加水至上下水位線之間，煮至豆漿機提示豆漿做好，再加冰糖攪拌至化即可。

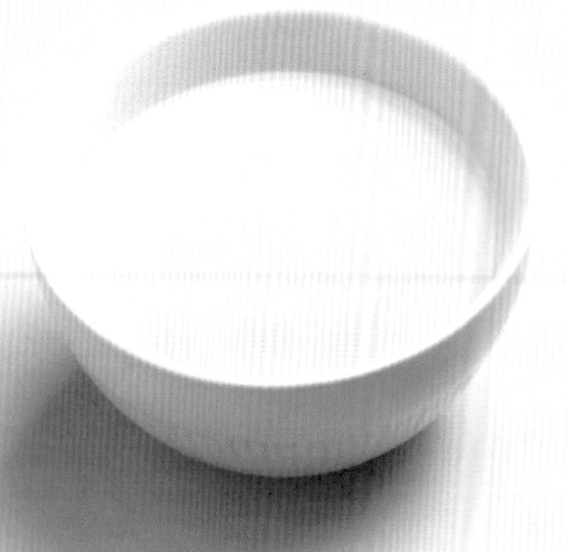

海帶黃豆粥

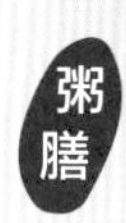

- 熱量　146大卡
- 醣類　25.5公克
- 蛋白質　7.3公克
- 脂肪　2.4公克

材料 白米80公克，海帶絲50公克，黃豆40公克

調味料 蔥末、鹽各少許

作法

1. 黃豆洗淨，浸泡6小時；白米淘洗乾淨，用水浸泡30分鐘；海帶絲洗淨。
2. 鍋置爐火上，加入清水煮滾，放入白米和黃豆，大火煮滾後改小火慢慢熬煮至7分熟，放入海帶絲煮約10分鐘，加鹽調味，最後撒入蔥末即可。

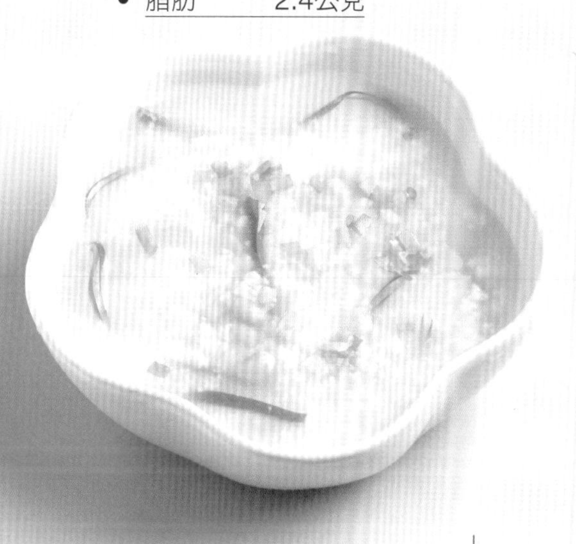

海帶+黃豆，清熱利尿、補鈣又強骨

海帶和黃豆富含膳食纖維和鈣，有促進排便、利尿、強骨的作用。

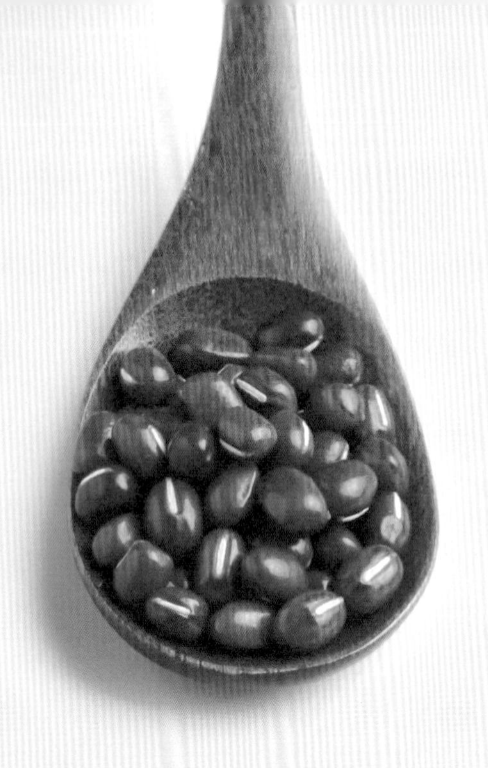

紅豆

富含鉀元素，排出多餘鈉

熱量：324大卡／100公克可食部分

降血壓營養成分：膳食纖維、皂苷、鉀

建議用量：30公克／天

降壓最佳吃法：煮飯、粥、煮湯

- 熱量 184大卡
- 醣類 37.9公克
- 蛋白質 6.5公克
- 脂肪 1.2公克

紅豆薏仁糙米飯

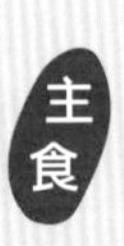

材料 糙米80公克，薏仁、紅豆各40公克

作法

1. 薏仁、糙米、紅豆分別淘洗乾淨，用清水浸泡2～3小時。
2. 把薏仁、紅豆和糙米一起倒入電鍋中，倒入淹沒過米粒表面約2個指腹的水，蓋上鍋蓋，按下「蒸飯」鍵，蒸至電鍋提示米飯蒸好即可。

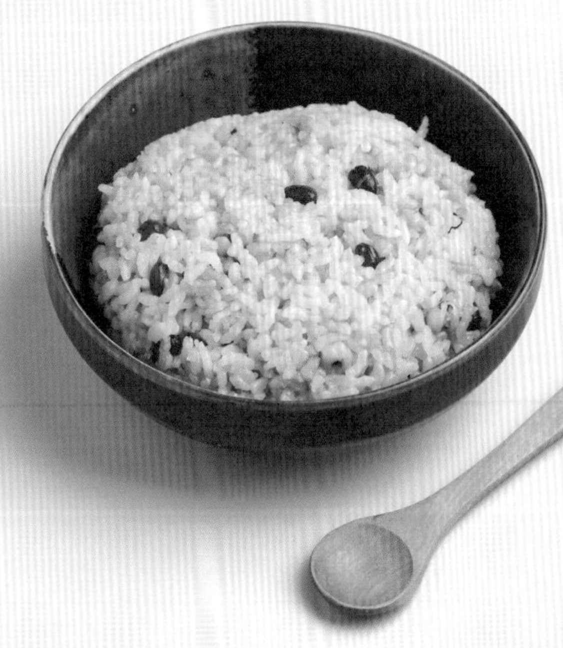

薏仁+紅豆+糙米，對抗血壓升高

薏仁紅豆糙米飯含膳食纖維、鈣、鉀等，這些營養素都能對抗血壓升高。另外，薏仁紅豆糙米飯還有通便的作用，預防因排便用力而引起血壓升高。

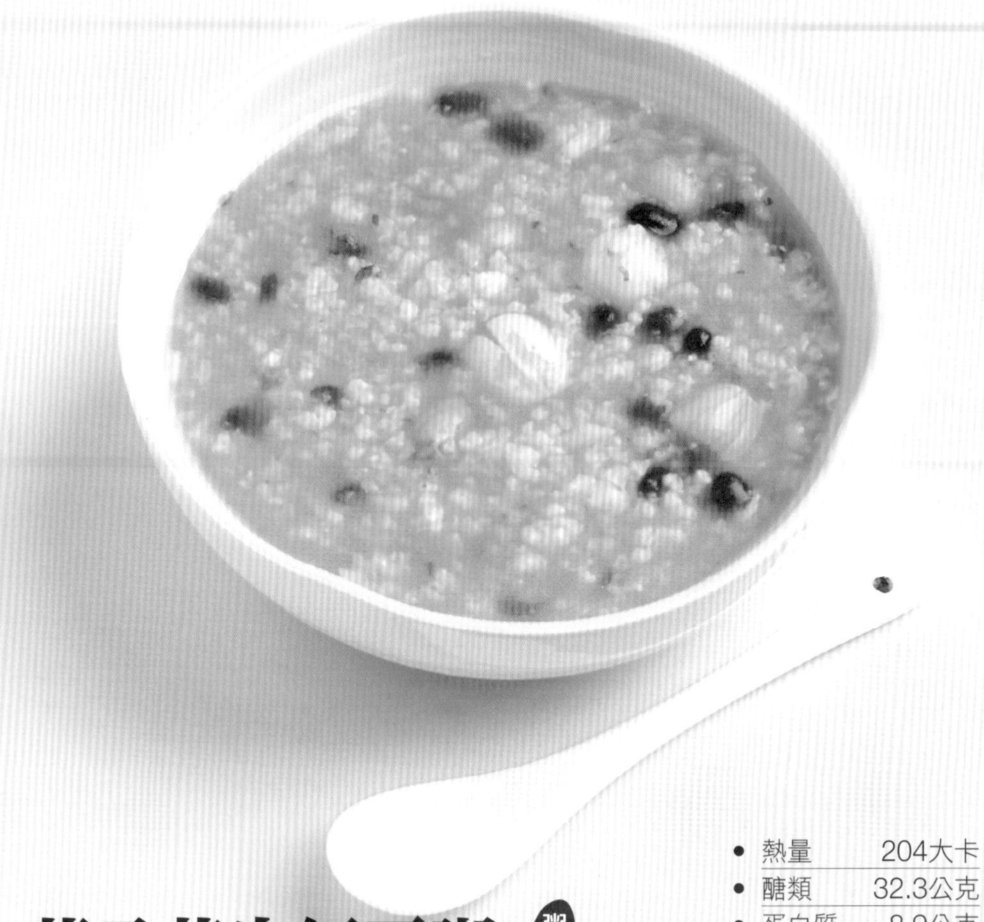

● 熱量	204大卡
● 醣類	32.3公克
● 蛋白質	8.9公克
● 脂肪	4.9公克

蓮子花生紅豆粥

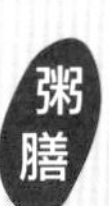

材料 白米、紅豆各50公克，蓮子、花生米各30公克。

調味料 紅糖3公克。

作法

1. 紅豆、蓮子洗淨，浸泡4小時；白米洗淨，浸泡30分鐘；花生米洗淨。
2. 鍋內加適量清水煮滾，加入紅豆、白米、花生米和蓮子，大火煮滾後轉小火煮至粥黏稠，加入紅糖拌勻即可。

蓮子可安神促眠

中醫認為，蓮子有養心安神的作用，心煩多夢而失眠者，可食用蓮子來安神促眠。

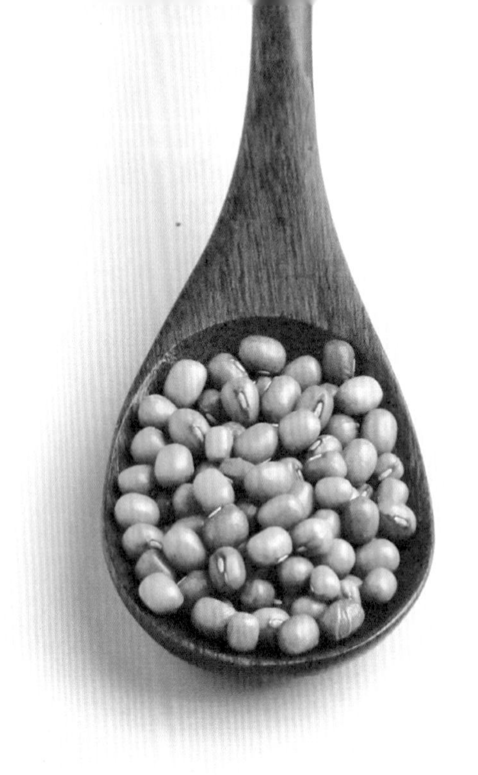

綠豆

利尿排鈉，輔助降血壓

熱量：329大卡／100公克可食部分

降血壓營養成分：鉀、膳食纖維

建議用量：40公克／天

降壓最佳吃法：煮粥、煮湯

- 熱量 143大卡
- 醣類 30.3公克
- 蛋白質 5.5公克
- 脂肪 0.4公克

荸薺綠豆粥

材料 荸薺150公克，綠豆、白米各50公克

調味料 冰糖、檸檬汁各適量

作法

1. 荸薺洗淨，去皮切碎；綠豆洗淨，浸泡4小時後蒸熟；白米洗淨，浸泡30分鐘。
2. 鍋置爐火上，倒入荸薺碎、冰糖、檸檬汁和清水，煮成湯水。
3. 另取鍋置爐火上，倒入適量清水煮滾，加白米煮熟，加入蒸熟的綠豆稍煮，倒入作法2的荸薺湯水攪拌均勻即可。

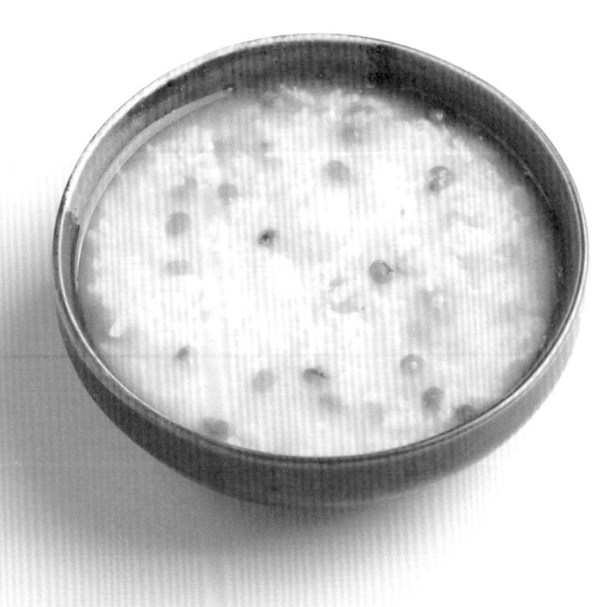

百合綠豆薏仁粥

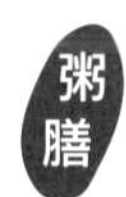

- 熱量 139大卡
- 醣類 27.2公克
- 蛋白質 6.4公克
- 脂肪 0.8公克

材料 薏仁60公克，綠豆50公克，乾百合10公克

調味料 冰糖5公克

作法

1. 乾百合泡發，洗淨；綠豆、薏仁分別洗淨，用水浸泡4小時。
2. 鍋置爐火上，倒入適量清水煮滾，放入綠豆、薏仁，大火煮滾後轉小火熬煮約50分鐘，煮至粥熟時再放入百合、冰糖，稍煮一下即可。

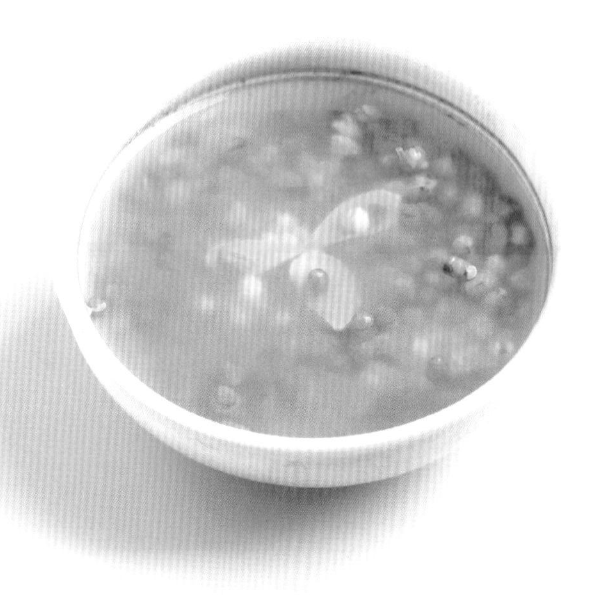

百合+綠豆，清心安神、降血壓

百合是高鉀低鈉食物，有助於降血壓；和綠豆搭配，還有安神除煩的作用。

綠豆湯

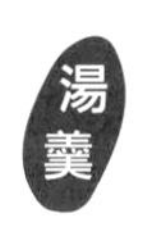

- 熱量 110大卡
- 醣類 20.7公克
- 蛋白質 7.2公克
- 脂肪 0.3公克

材料 綠豆100公克

作法

1. 將綠豆洗淨，瀝乾水分後倒入壓力鍋中。
2. 在壓力鍋中加入滾水，煮25～30分鐘至綠豆軟爛即可關火。

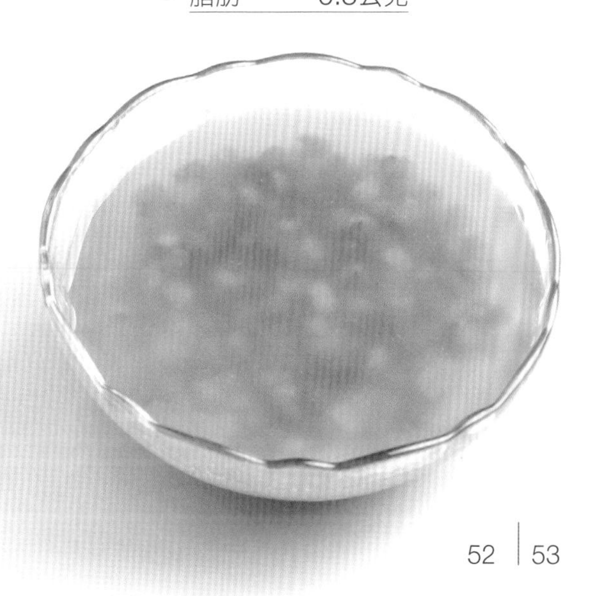

壓力鍋煮綠豆湯，有利保留營養

綠豆湯中溶出的酚類物質，在空氣中會發生氧化反應使湯變紅色。而用高壓鍋煮綠豆湯可保留綠豆營養成分，避免產生氧化。

馬鈴薯

保鉀排鈉，防止血壓升高

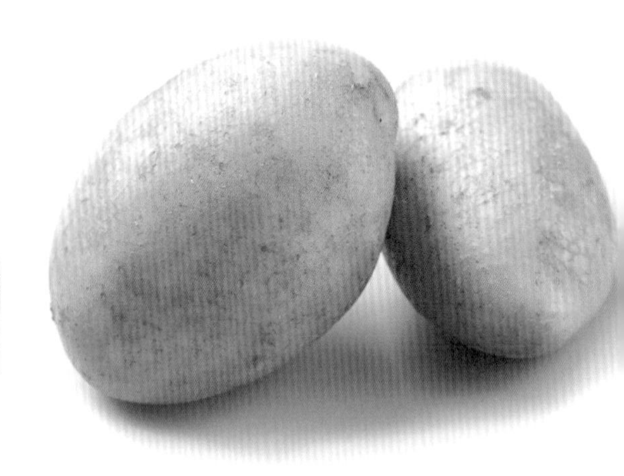

熱量：77大卡／100公克可食部分

降血壓營養成分：鉀、膳食纖維

建議用量：50～100公克／天

降壓最佳吃法：蒸煮、涼拌

涼拌馬鈴薯片

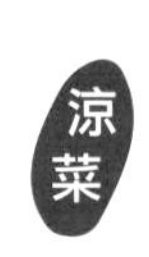

熱量	81大卡
醣類	17.8公克
蛋白質	2.6公克
脂肪	0.2公克

材料 馬鈴薯300公克

調味料 醬油1公克，香油2公克，醋5公克，蒜末、蔥花各適量

作法

1. 馬鈴薯去皮，洗淨，切成薄片，煮熟。
2. 撈出煮好的馬鈴薯片，立即放入冰水中浸泡、冷卻。
3. 撈出瀝乾，將除了蔥花以外的調味料拌勻，裝盤，再撒上蔥花即可。

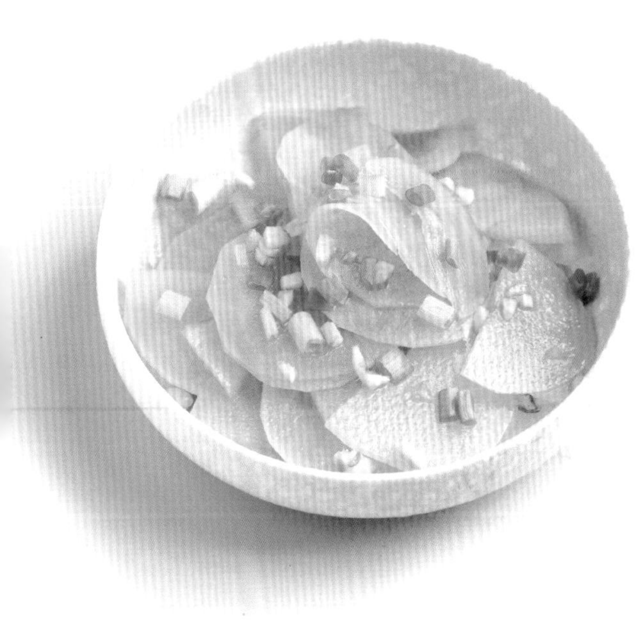

馬鈴薯能排鈉降壓

馬鈴薯中含有大量的鉀元素，有助於將鈉排出體外，對於降血壓有顯著作用。

醋溜馬鈴薯絲 熱菜

- 熱量 108大卡
- 醣類 23.7公克
- 蛋白質 3.5公克
- 脂肪 0.3公克

材料 馬鈴薯400公克

調味料 鹽2公克，醋、蔥段各10公克，花椒、乾辣椒段各少許

作法

1. 馬鈴薯洗淨去皮，切細絲，放入冷水中浸泡5分鐘，瀝乾水分。
2. 鍋內放油燒熱，放入花椒炸至表面開始變黑，撈出，然後放入乾辣椒段，將瀝乾水的馬鈴薯絲倒進去，翻炒幾下，放入醋，將熟時加入蔥段、鹽，炒勻即可。

切好的馬鈴薯不宜在水中久泡

切好的馬鈴薯不宜在水中浸泡太久，否則會使維生素C和鉀大量流失。

馬鈴薯煎餅

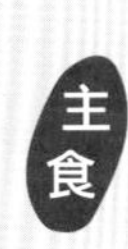

- 熱量 418大卡
- 醣類 80.9克
- 蛋白質 17.6克
- 脂肪 4.7克

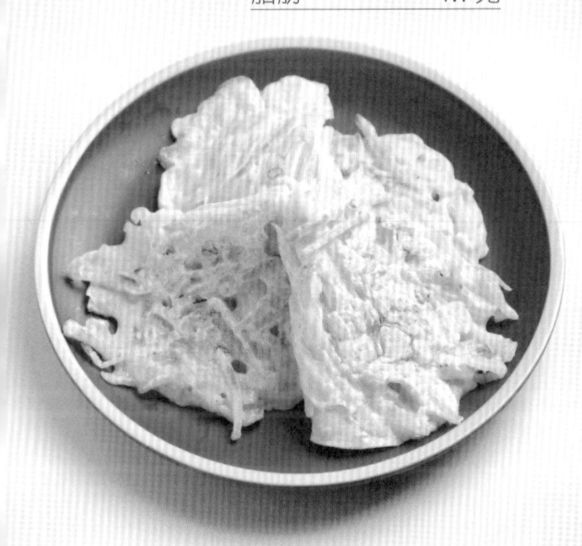

材料 馬鈴薯500公克，雞蛋2個（約120公克），麵粉200公克

調味料 鹽3公克，蔥花、花椒粉各適量

作法

1. 馬鈴薯去皮，切成絲。
2. 把馬鈴薯絲、雞蛋、蔥花和適量麵粉放在一起，加入鹽、花椒粉，再加適量水攪拌均勻，製成麵糊。
3. 鍋中倒油燒熱，放入麵糊，以小火慢煎。
4. 待麵糊凝固，翻面，煎至兩面金黃即可。

蔬菜類

每天攝入300～500公克蔬菜

雙手併攏，可以托起的量即約100公克，多用來衡量葉菜類蔬菜。

血管硬化是導致心腦血管疾病的主要原因之一，多吃蔬菜，尤其是綠色蔬菜有助於軟化血管，預防心腦血管疾病。蔬菜可以分葉菜、瓜茄、蕈菇、根莖類等多種，不同種類的蔬菜營養成分不盡相同，每天300～500公克的量不應是單單一種或兩種蔬菜，種類應該盡量多一些，既可避免口味單調，又能攝取多種營養成分。一般來說，500公克蔬菜最好來自3～5種，種類愈豐富愈好。

✱ 各類蔬菜手托重量範例

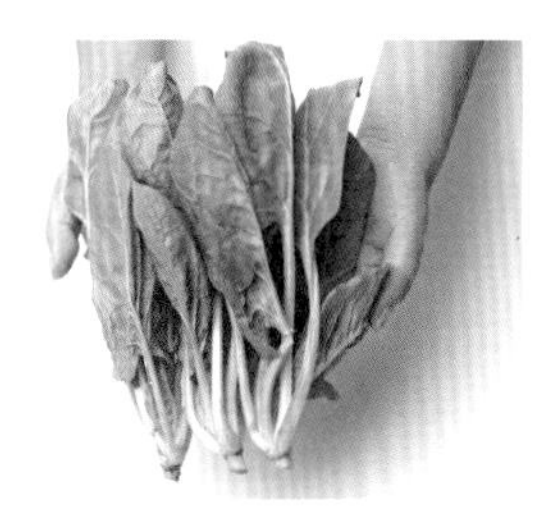

雙手捧菠菜（約3棵）≒100公克

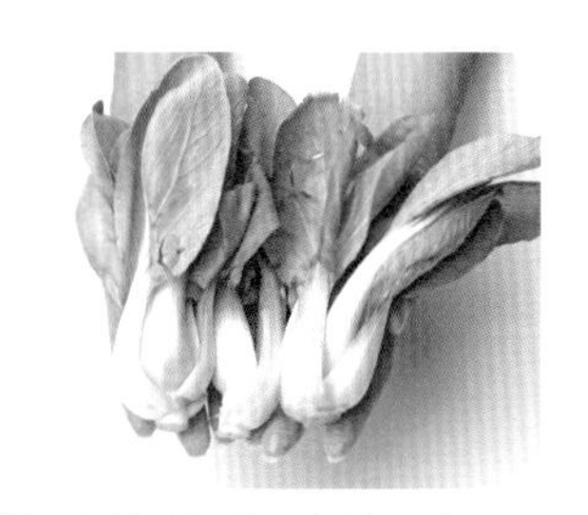

雙手捧油菜（約3棵）≒100公克

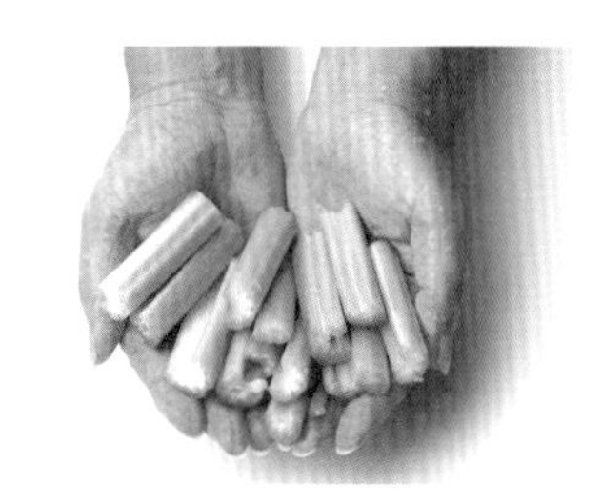

雙手捧芹菜段≒100公克

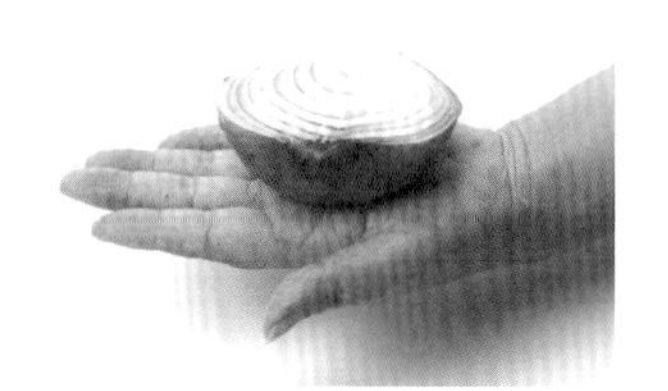

手心可托住半個洋蔥≒80公克

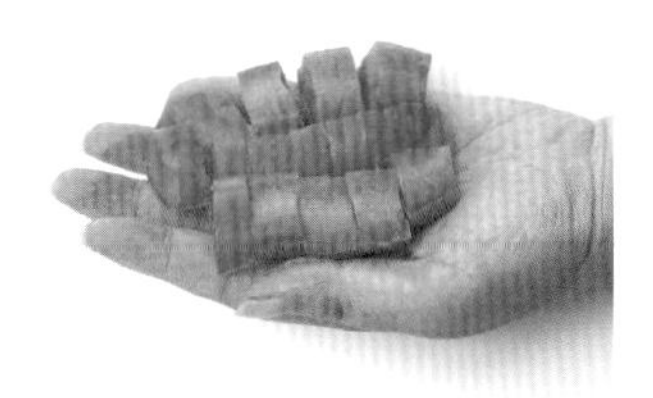

單手可捧胡蘿蔔塊≒70公克

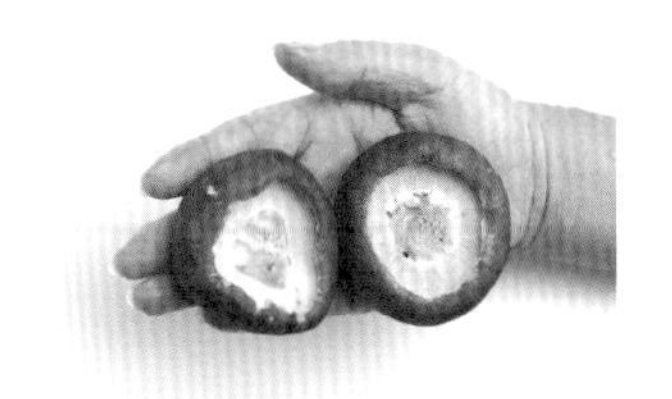

手掌放兩朵鮮香菇≒50公克

低卡高纖的「312」搭配

如果每天懶於搭配，那麼不妨把每天該吃的300～500公克蔬菜分成6份，然後按照3：1：2的比例來劃分。「312」搭配法具有低熱量、低醣、高膳食纖維的特點。

深綠色蔬菜
200～250公克

菠菜、油菜、A菜、茼蒿、豌豆苗等。

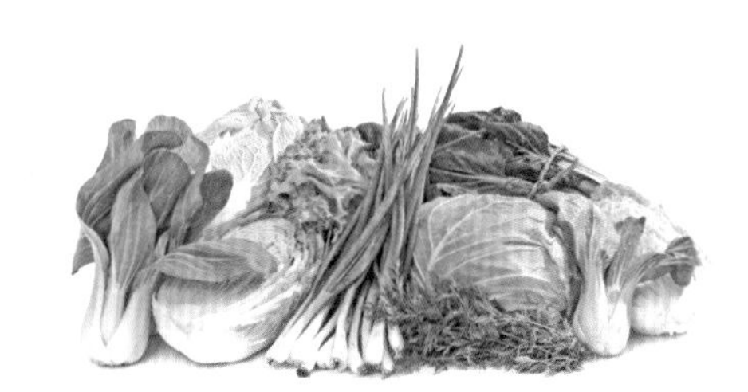

菇蕈類
70～80公克

木耳、銀耳、海帶、裙帶菜（海帶芽）、香菇、草菇、秀珍菇等。

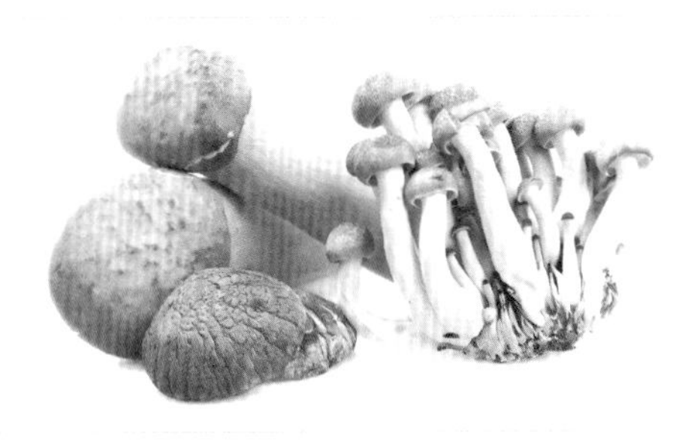

其他蔬菜
130～170公克

胡蘿蔔、南瓜、番茄、紫甘藍、洋蔥、苦瓜等。

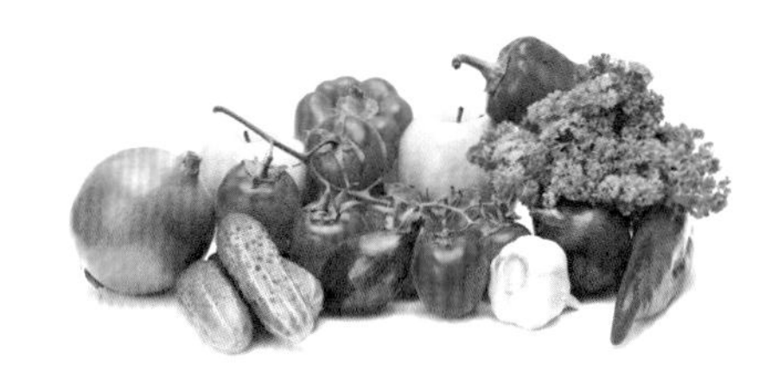

番茄

蔬菜中的降壓明星

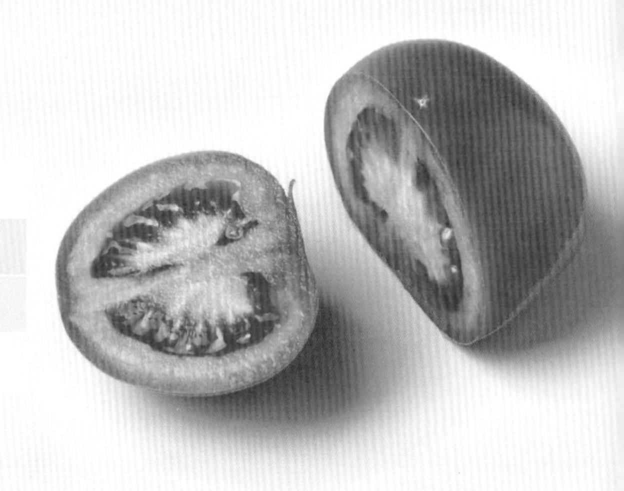

熱量：20大卡／100公克可食部分

降血壓營養成分：茄紅素、維生素C

建議用量：100～150公克／天

降壓最佳吃法：生食、煮湯

番茄燒豆腐

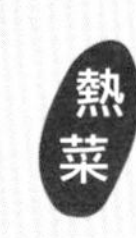

熱量	122大卡
醣類	6.7公克
蛋白質	9.4公克
脂肪	7.2公克

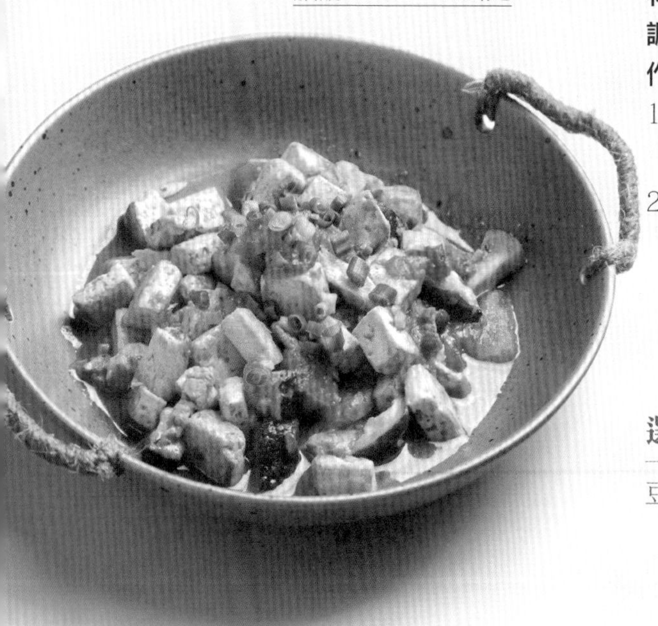

材料 豆腐400公克，番茄200公克

調味料 蔥花5公克，生抽2公克，鹽1公克

作法

1. 番茄洗淨，去蒂，切塊；豆腐洗淨，切塊。
2. 炒鍋置爐火上，倒油燒熱，放入豆腐塊略炒，倒入番茄塊，調入淡醬油略炒，然後蓋鍋蓋燜煮5分鐘，最後加鹽、蔥花炒勻即可。

選擇老豆腐營養更好

豆腐選擇老一點的，營養價值更高。

番茄燉牛腩

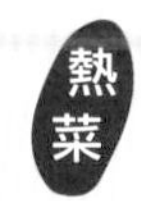

材料 牛腩500公克，番茄250公克

調味料 料理酒2公克，醬油4公克，鹽少許，蔥末、薑末各5公克

作法

1. 牛腩洗淨，切塊，入滾水鍋中燙一下，撈出備用；番茄洗淨，去皮，一半切碎，另一半切塊。
2. 鍋置爐火上，倒油入鍋燒至6分熱，爆香薑末，放入番茄碎，大火翻炒幾下之後轉小火熬成醬。
3. 加牛肉塊、醬油、料理酒、鹽翻勻，倒入砂鍋中，加水燉至熟爛，放番茄塊燉5分鐘，撒蔥末即可。

- 熱量 221大卡
- 醣類 6.1公克
- 蛋白質 33.9公克
- 脂肪 7.2公克

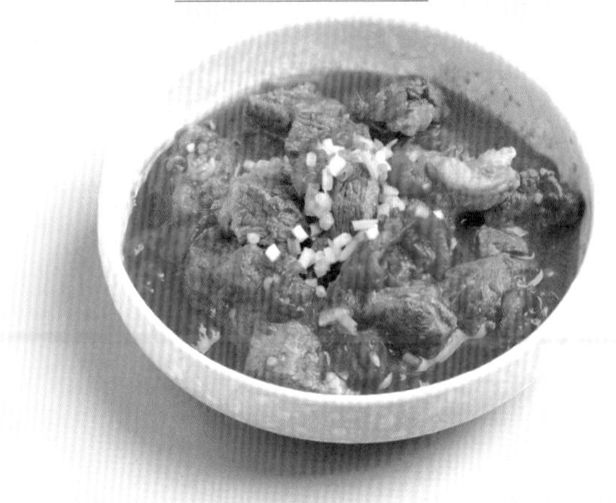

苦瓜番茄玉米湯

材料 苦瓜、番茄各100公克，玉米半根（約100公克）

調味料 鹽2公克，香油少許

作法

1. 苦瓜洗淨，去瓤，切段；番茄洗淨，切大片；玉米洗淨，切小段。
2. 將玉米段、苦瓜段放入鍋中，加適量水淹過材料，大火煮滾後改小火燉10分鐘，加入番茄片繼續燉，待玉米段完全煮軟後，加鹽、香油調味即可。

- 熱量 50大卡
- 醣類 10.3公克
- 蛋白質 2公克
- 脂肪 0.5公克

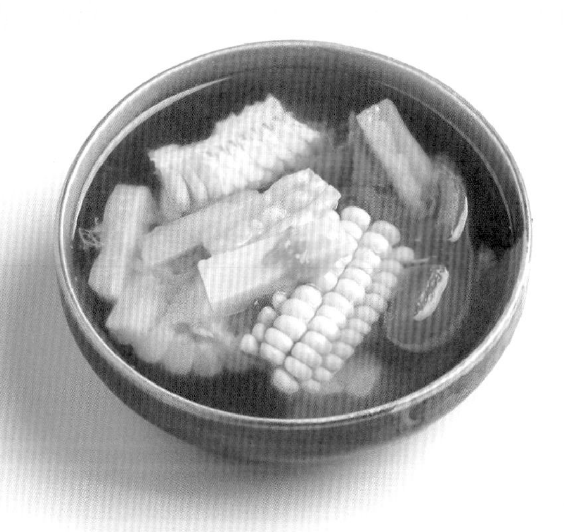

玉米、苦瓜、番茄，有利控制血壓

玉米可預防膽固醇沉積在血管壁；苦瓜含鉀，有利於鈉的排出；番茄含抗氧化作用的茄紅素。三者搭配煮湯，少油少鹽，對控制血壓很有幫助。

茄子

保護血管

熱量：23大卡／100公克可食部分

降血壓營養成分：蘆丁（維生素P）、鉀

建議用量：100～150公克／天

降壓最佳吃法：蒸、涼拌

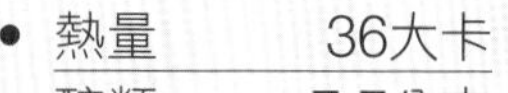

- 熱量 36大卡
- 醣類 7.7公克
- 蛋白質 1.6公克
- 脂肪 0.2公克

蒜泥茄子

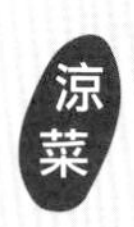

材料 茄子300公克，大蒜35公克

調味料 鹽2公克，醋5公克，香油適量

作法

1. 茄子洗淨，對半切開；大蒜去皮，切末。
2. 將茄子蒸20分鐘，取出，放涼。
3. 將蒜末放在茄子上，將鹽、醋調勻淋上，再滴上香油即可。

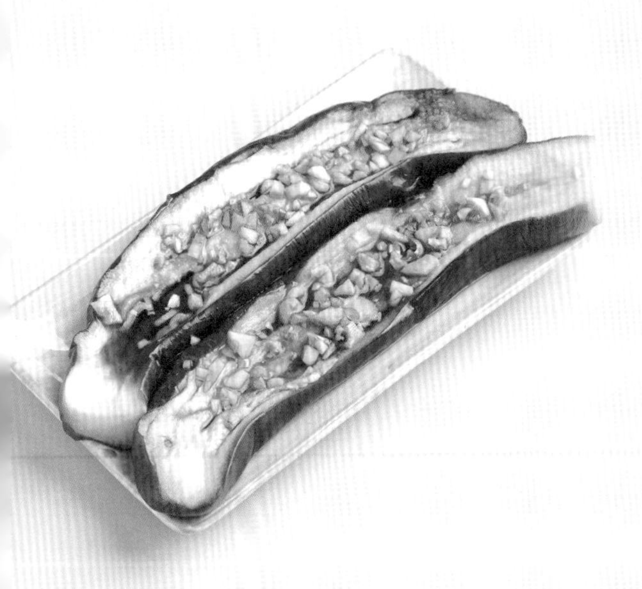

茄子蒸食，清淡少油又降壓

為避免營養成分的大量流失，食用茄子時以蒸食最好。同時，還有助於預防高血壓併發症。

- 熱量 35大卡
- 醣類 7.3公克
- 蛋白質 1.9公克
- 脂肪 0.3公克

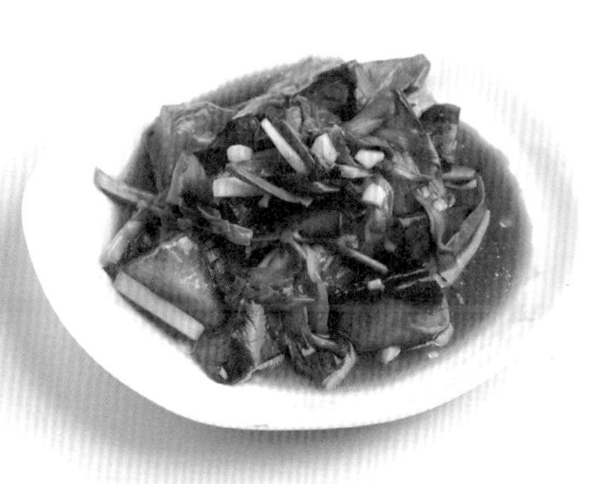

家常茄子 熱菜

材料 茄子400公克，韭菜50公克

調味料 鹽3公克，蒜末、醬油、白糖各適量

作法

1. 茄子洗淨，去蒂、切塊；韭菜揀洗乾淨，切小段。
2. 鍋置爐火上，放油燒至6分熱，放入茄子塊翻炒，約10分鐘後，加入醬油、白糖調味。
3. 蓋上鍋蓋燒一會兒，加入韭菜段翻炒至熟，出鍋前放入蒜末、鹽略炒即可。

茄子不宜去皮食用

因為茄子皮含有豐富的維生素E、蘆丁（維生素P）和花青素等營養成分，可以增強血管壁的彈性，對高血壓患者有益。

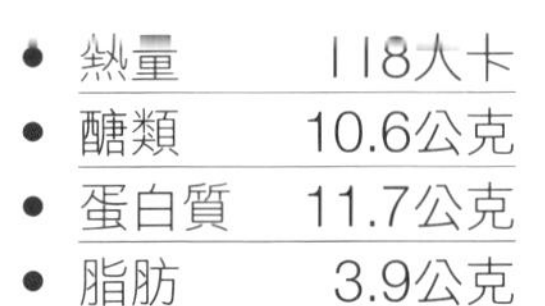

- 熱量 118大卡
- 醣類 10.6公克
- 蛋白質 11.7公克
- 脂肪 3.9公克

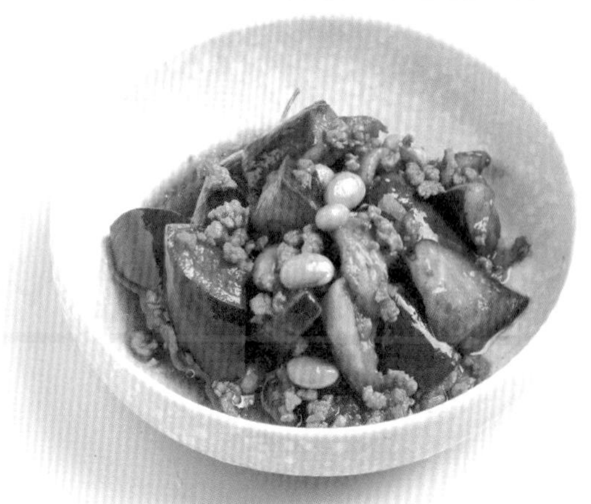

肉末燒茄子

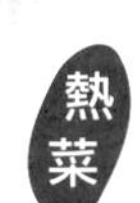

材料 豬肉（瘦）100公克，茄子400公克，青豆30公克

調味料 蔥花、薑末各5公克，白糖2公克，醬油、太白粉各3公克，鹽1公克

作法

1. 豬肉洗淨，筋膜去乾淨，切末；茄子洗淨，去蒂，再切滾刀塊；青豆洗淨。
2. 鍋置爐火上，倒入植物油燒熱，炒香蔥花、薑末，倒入肉末煸熟，下入茄子塊、青豆翻炒均勻，加入白糖，淋入醬油和適量清水燒至茄子熟透，放入鹽調味，再用太白粉勾薄芡即可。

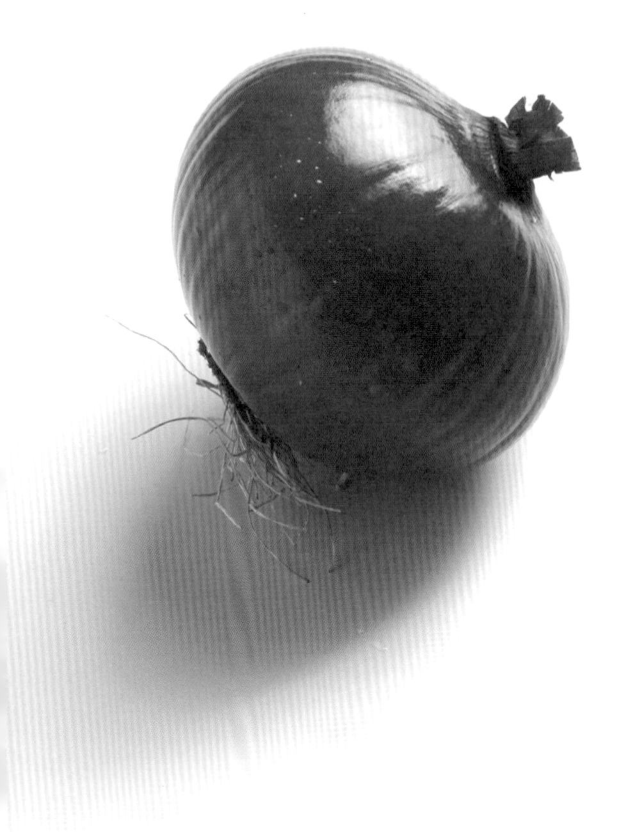

洋蔥

補充膳食纖維，調脂降壓

熱量：40大卡／100公克可食部分

降血壓營養成分：前列腺素A、鉀

建議用量：50～100公克／天

降壓最佳吃法：涼拌、炒

洋蔥拌木耳

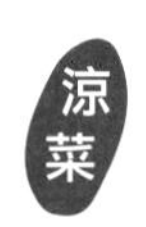

- 熱量 40大卡
- 醣類 8.9公克
- 蛋白質 1.3公克
- 脂肪 0.2公克

材料 木耳70公克，洋蔥250公克

調味料 香油3公克，鹽、醋各1公克

作法

1. 木耳揀洗乾淨，撕成小朵，用滾水汆燙，撈出沖涼，瀝乾水分；洋蔥洗淨，切小片。
2. 取小碗，加鹽、醋、香油攪拌均勻，製成醬汁。
3. 取盤，放入洋蔥片和燙好的木耳，淋入醬汁拌勻即可。

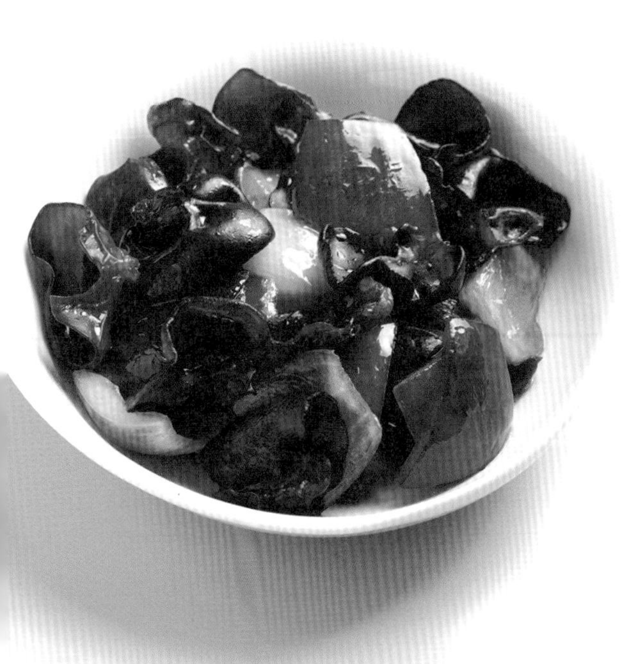

洋蔥+木耳，降壓、增加食欲

洋蔥和木耳，不論是從營養、降血壓功效上，還是從色彩上來說，都是很好的搭配。從作法上看，可以將木耳燙後與洋蔥一起涼拌，也可以一起炒來吃。

洋蔥炒蛋 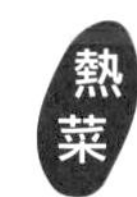

- 熱量 84大卡
- 醣類 7.1公克
- 蛋白質 6.1公克
- 脂肪 3.7公克

材料 洋蔥200公克，雞蛋2個（約120公克）
調味料 鹽2公克，醋1公克
作法

1. 洋蔥去老皮和蒂，洗淨，切塊；雞蛋打散，攪勻。
2. 炒鍋置爐火上，倒油燒熱，倒入蛋液炒成塊，盛出。
3. 鍋底留油，燒熱，放入洋蔥塊炒熟，再倒入雞蛋塊翻勻，放入鹽和醋調味即可。

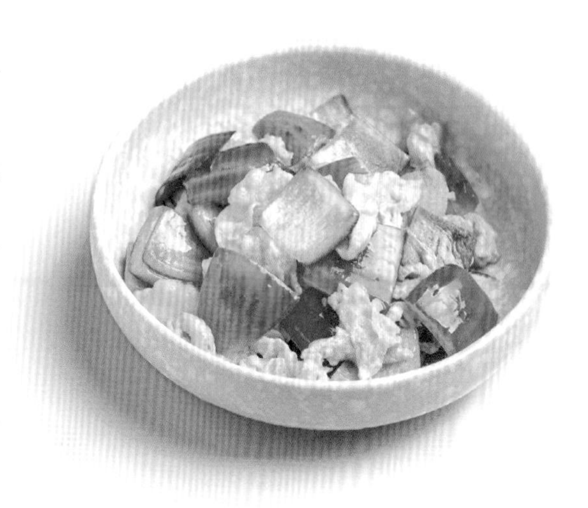

醋可提升洋蔥的降壓功效

烹製洋蔥時，加少許醋，不僅可防止焦糊，味道也會更鮮美，還可提升降壓功效。

洋蔥肉絲湯 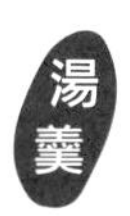

- 熱量 87大卡
- 醣類 17.9公克
- 蛋白質 2.9公克
- 脂肪 0.7公克

材料 洋蔥200公克，豬肉（瘦）40公克
調味料 鹽2公克，香菜末5公克，胡椒粉少許
作法

1. 洋蔥去皮洗淨，切成細絲；豬肉洗淨，切絲，用滾水燙熟。
2. 鍋內倒油燒至5分熱，倒入洋蔥絲、肉絲翻炒，加鹽、胡椒粉翻炒至出香味，倒入水煮滾，出鍋前加入香菜末即可。

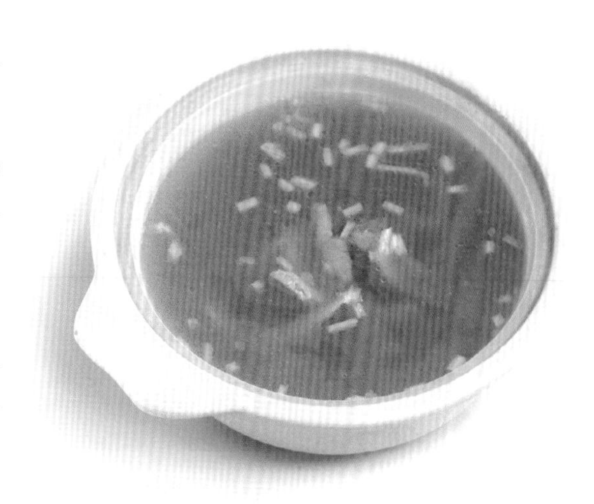

肉湯控油小妙招

肉絲滾水燙熟，可減少用油；這道湯用清水煮滾，不用高湯。

南瓜

促進排鈉，保護血管

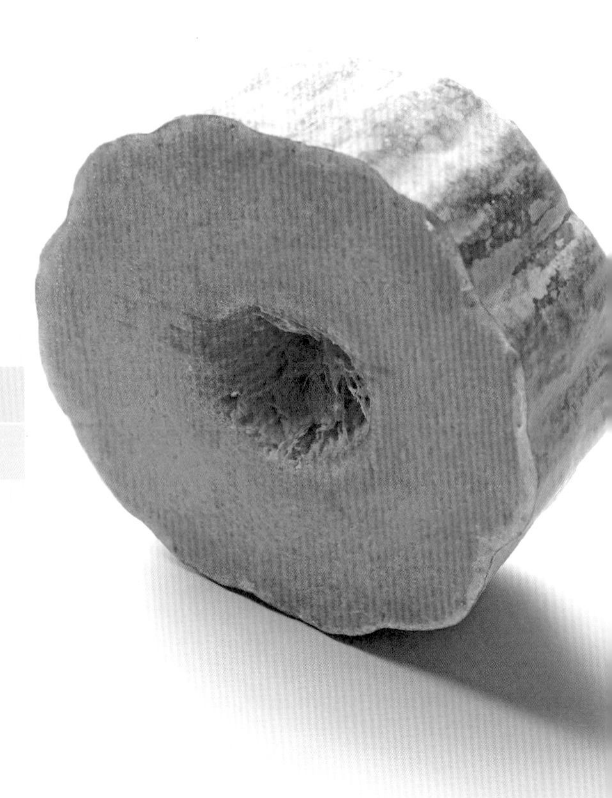

熱量：23大卡／100公克可食部位

降血壓營養成分：鉀、膳食纖維

建議用量：100公克／天

最佳吃法：蒸、煮粥

- 熱量 65大卡
- 醣類 15.7公克
- 蛋白質 1.1公克
- 脂肪 0.2公克

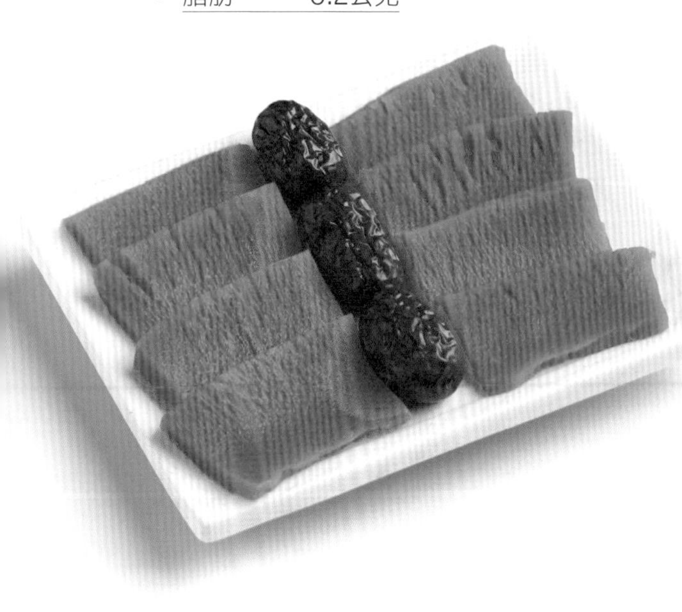

紅棗蒸南瓜

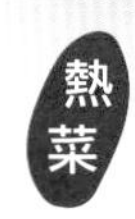

材料 老南瓜250公克，紅棗50公克

作法

1. 老南瓜削去硬皮，去瓤，切成厚薄均勻的片狀；紅棗泡發洗淨。
2. 南瓜片裝入盤中，擺上紅棗。
3. 蒸鍋加水後加熱，放入南瓜片和紅棗，蒸約30分鐘，直到南瓜熟爛即可。

南瓜蒸食更營養

南瓜清蒸，營養能完全保留，可幫助高血壓患者改善肝腎功能。

南瓜紫米粥 粥膳

- 熱量 110大卡
- 醣類 24.7公克
- 蛋白質 2.6公克
- 脂肪 0.8公克

材料 南瓜150公克，紫米60公克，白米20公克，紅棗15公克

作法

1. 南瓜洗淨，去皮除子，切小塊；紅棗洗淨，去核；白米洗淨；紫米淘洗乾淨，浸泡2小時。
2. 鍋置爐火上，倒入適量清水，放入紫米、白米、南瓜塊、紅棗，用大火煮滾，轉小火繼續熬煮至粥黏稠即可。

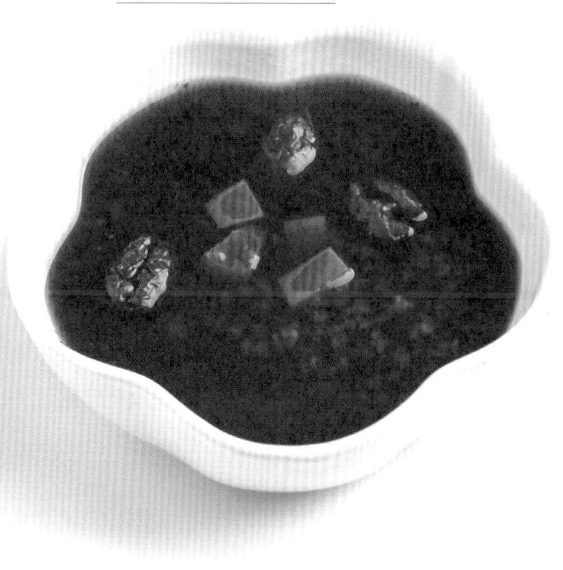

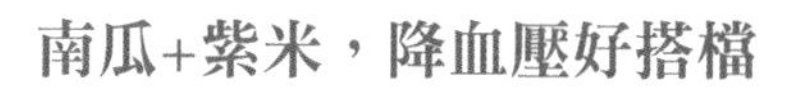

南瓜+紫米，降血壓好搭檔

南瓜含有豐富的膳食纖維，可以促進消化，並且富含碳水化合物，可替代部分主食。紫米低鈉、富含花青素，有很好的抗氧化作用。

- 熱量 66大卡
- 醣類 13公克
- 蛋白質 4公克
- 脂肪 0.2公克

南瓜綠豆湯

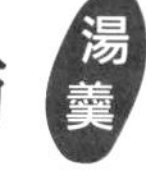

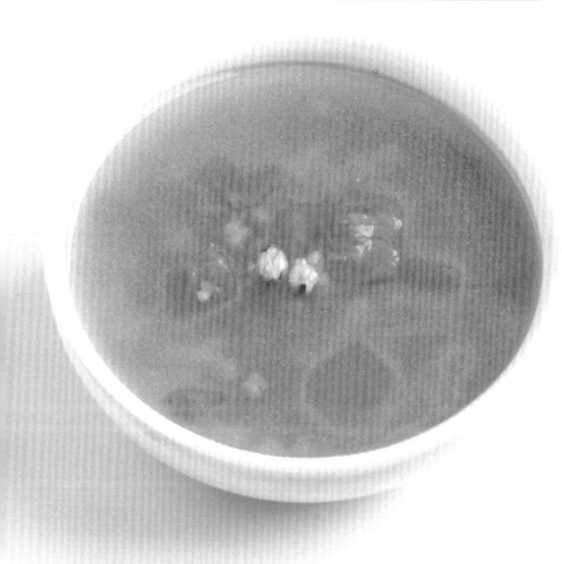

材料 綠豆50公克，南瓜150公克。

調味料 冰糖5公克。

作法

1. 綠豆淘洗乾淨，用清水浸泡4小時；南瓜去皮，除瓤和子，切塊。
2. 鍋置爐火上，放入綠豆及適量清水，大火煮滾後轉小火煮至綠豆8分熟，下入南瓜塊煮至熟軟，加冰糖煮化即可。

南瓜最好選紅皮的

紅皮南瓜肉質緊實，不易被煮散。

南瓜糙米飯 主食

材料 白米100公克，糙米40公克，南瓜50公克，菠菜20公克

作法

1. 糙米提前浸泡一夜；白米洗淨；南瓜去皮、去子，切成小碎塊；菠菜洗淨，燙熟，放涼後切碎。
2. 將浸泡好的糙米和白米放入電鍋，按下煮飯鍵，待電鍋內的水煮滾，打開蓋，倒入南瓜塊，攪拌一下，繼續煮至熟，將切碎的菠菜碎加入拌勻即可。

- 熱量 167大卡
- 醣類 36.9公克
- 蛋白質 4公克
- 脂肪 0.7公克

糙米+南瓜，能加速鈉代謝

糙米搭配南瓜，可幫助身體排出多餘的鈉；蒸飯更能保留降血壓的營養成分，有利於穩定血壓。

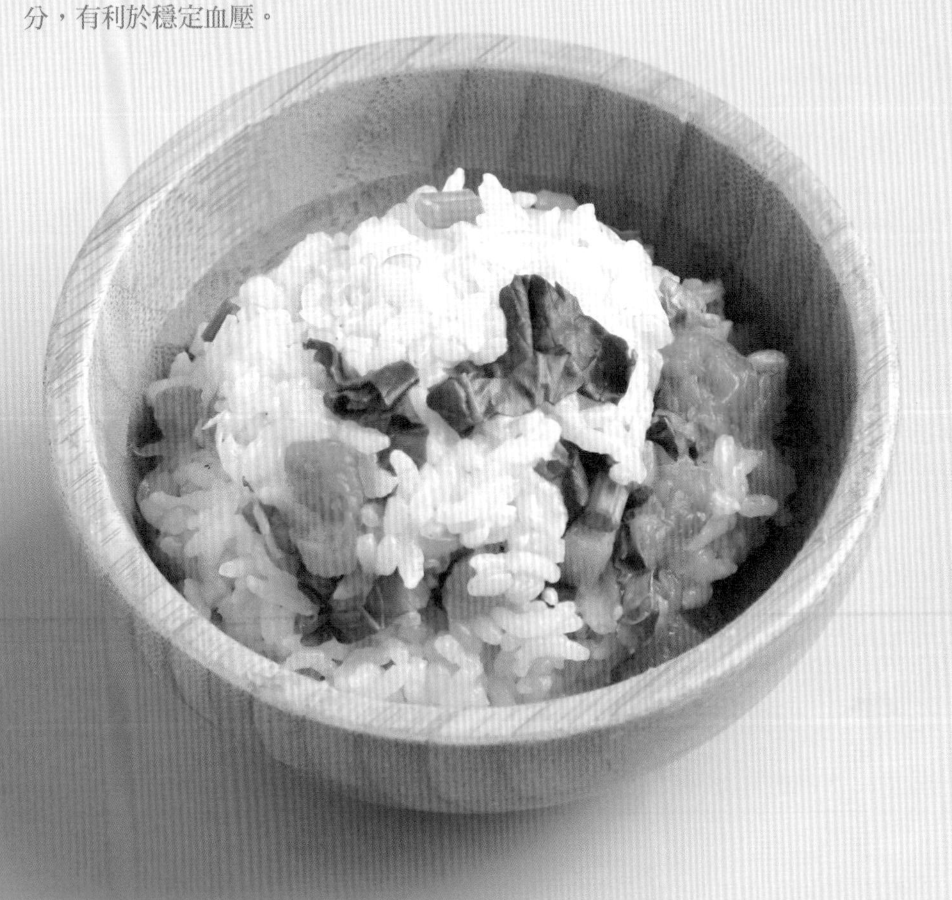

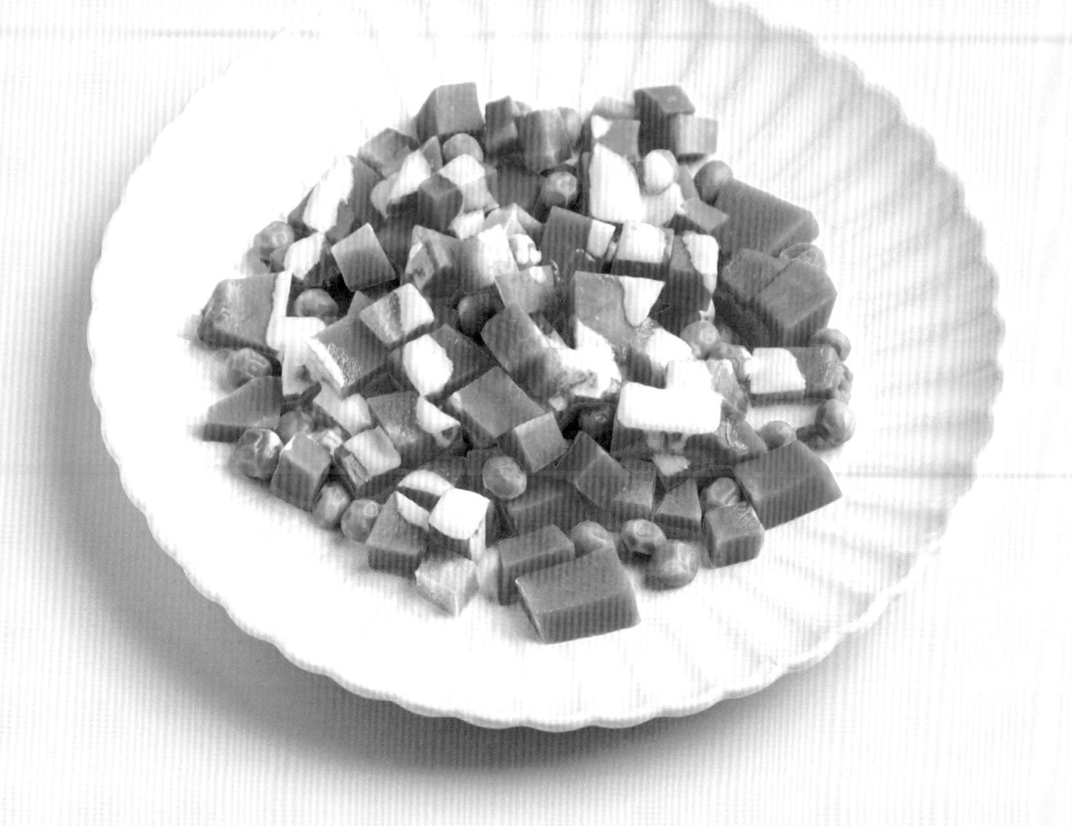

南瓜沙拉 涼菜

材料 南瓜300公克，胡蘿蔔100公克，豌豆50公克，優酪乳40公克。

作法

1. 南瓜洗淨，去皮去瓤，切丁；胡蘿蔔洗淨，去皮，切丁。
2. 南瓜丁、胡蘿蔔丁和豌豆煮熟撈出，放涼；將南瓜丁、胡蘿蔔丁、豌豆盛入碗中，再加入優酪乳拌勻即可。

- 熱量 60大卡
- 醣類 12.4公克
- 蛋白質 2.8公克
- 脂肪 0.6公克

南瓜+胡蘿蔔，明目、調血壓

南瓜中含有豐富的鉀離子和膳食纖維，可以促進體內多餘的鈉排出；胡蘿蔔含胡蘿蔔素等成分。兩者搭配食用，對調節血壓有益。

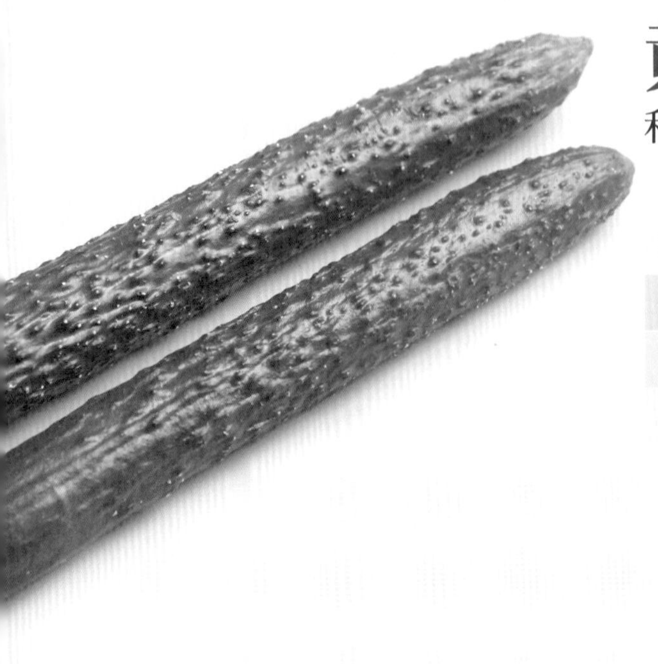

黃瓜

利尿降脂，控血壓

熱量：16大卡／100公克可食部分

降血壓營養成分：鉀、丙醇二酸

建議用量：100～200公克／天

降壓最佳吃法：生食、涼拌

- 熱量 25大卡
- 醣類 3.3公克
- 蛋白質 1.1公克
- 脂肪 1公克

涼拌黃瓜

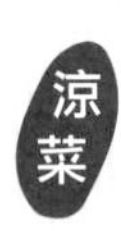

材料 黃瓜300公克，黑芝麻5公克

調味料 醋、蒜末、香菜碎各5公克，香油少許

作法

1. 黃瓜洗淨，用刀拍至微碎，切成塊狀；黑芝麻洗淨，放入鍋中以乾鍋焙香。
2. 黃瓜塊置於盤中，加黑芝麻、蒜末、香菜碎、醋和香油拌勻即可。

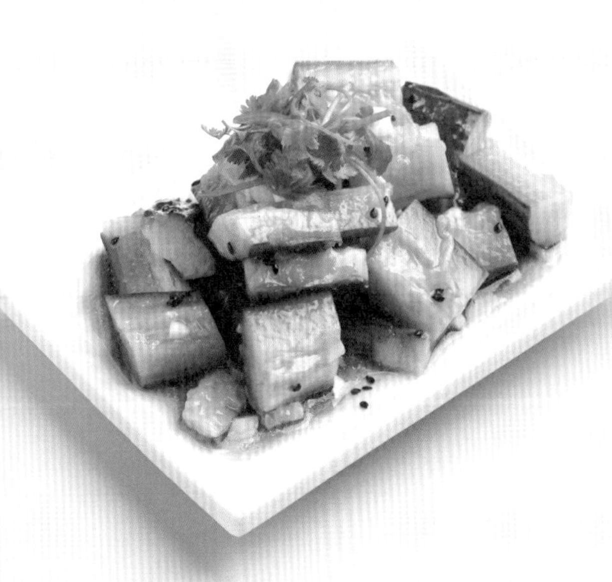

可用蒜末、醋、香油替代鹽

做涼拌黃瓜時，加入蒜末、醋、香油能提升黃瓜口感，即使不放鹽也很美味。

- 熱量 24大卡
- 醣類 4.5克
- 蛋白質 1.6克
- 脂肪 0.3克

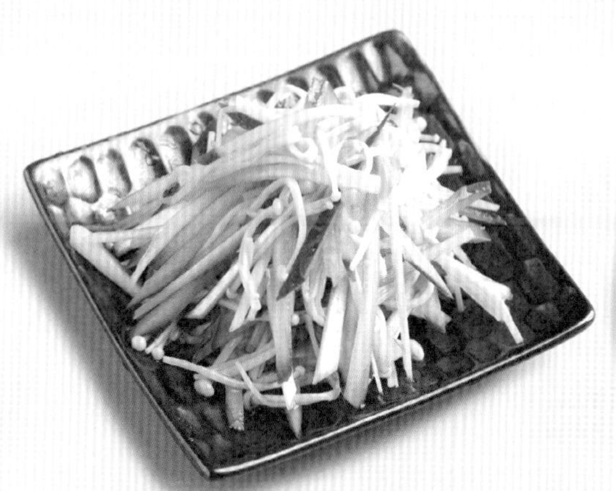

金針菇拌黃瓜 涼菜

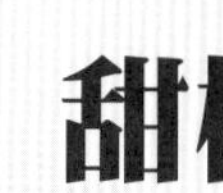

材料 金針菇、黃瓜各150公克

調味料 蔥絲、蒜末各5公克，醋3公克，鹽1公克，香油2公克

作法

1. 金針菇去根，洗淨，入滾水中燙透，撈出，瀝乾水分，放涼，切段；黃瓜洗淨，去蒂，切絲。
2. 取小碗，放入蔥絲、蒜末、醋、鹽和香油拌勻，對成調味汁。
3. 取盤，放入金針菇和黃瓜絲，淋入調味汁拌勻即可。

- 熱量 16大卡
- 醣類 3.1公克
- 蛋白質 0.8公克
- 脂肪 0.2公克

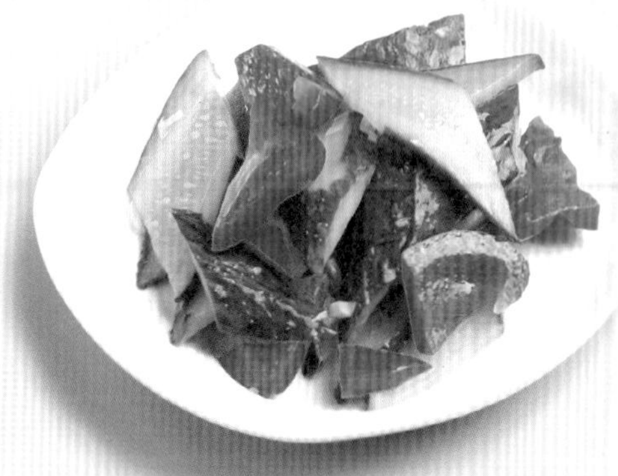

甜椒炒黃瓜 熱菜

材料 黃瓜250公克，紅椒50公克

調味料 蔥花5公克，鹽2公克

作法

1. 紅椒洗淨，去蒂除子，切塊，放入滾水中燙一下；黃瓜洗淨，切片。
2. 炒鍋置爐火上倒入油，待油燒至6分熱時，放入蔥花炒香，倒入紅椒塊和黃瓜片翻炒3分鐘，用鹽調味即可。

吃黃瓜時不要削皮

黃瓜皮中所含的異槲皮苷有較佳的利尿作用，有輔助降血壓的功效。所以，吃黃瓜時最好不要削皮。

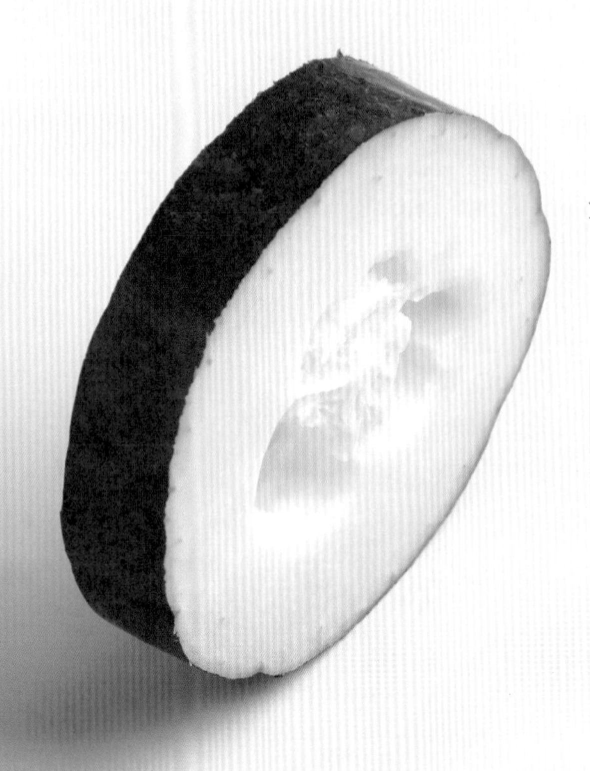

冬瓜

減肥降壓功效好

熱量：12大卡／100公克可食部分

降血壓營養成分：鉀、丙醇二酸、葫蘆巴鹼

建議用量：100公克／天

降壓最佳吃法：燉湯

- 熱量 25大卡
- 醣類 2公克
- 蛋白質 3.9公克
- 脂肪 0.4公克

冬瓜燴蝦仁

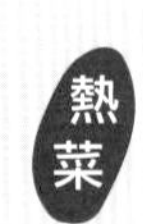

材料 蝦仁25公克，冬瓜250公克

調味料 蔥花、花椒粉各適量，鹽、香油各1公克

作法

1. 蝦仁洗淨；冬瓜去皮、瓤，洗淨，切塊。
2. 炒鍋倒入植物油燒至7分熱，下蔥花、花椒粉炒出香味，放入冬瓜塊、蝦仁和適量水燴熟，放入鹽、香油調味即可。

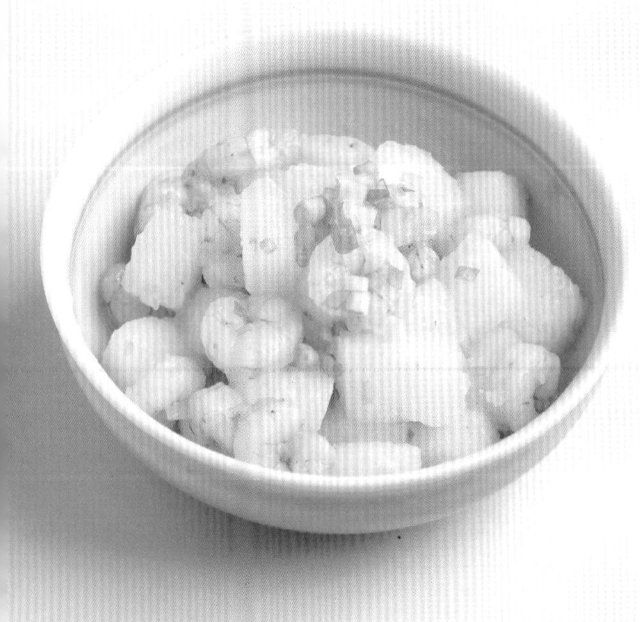

冬瓜可利尿降壓

冬瓜含鈉低、含鉀高，有利尿降壓、清熱消腫的功效。

海帶冬瓜排骨湯 湯羹

材料 排骨500公克，冬瓜200公克，海帶150公克

調味料 薑片5公克，胡椒粉、鹽各2公克，蔥花3公克，白醋少許

作法

1. 海帶洗淨，切小塊；冬瓜去皮，切塊；排骨洗淨，切塊備用。
2. 炒鍋內放少許油，下排骨和薑片炒出香味。
3. 湯鍋燒熱，倒入炒好的排骨，加足量清水，滴白醋。
4. 蓋上鍋蓋，大火煮滾後轉小火慢燉半小時左右，加入海帶塊煮1小時。
5. 倒入冬瓜塊，煮至冬瓜熟軟，放入鹽、胡椒粉、蔥花調味即可。

煮冬瓜時，鹽要少放、晚放

煲冬瓜湯時應清淡，出鍋前加少許鹽即可，口感好，也做到了低鹽。

- 熱量 477大卡
- 醣類 3.3公克
- 蛋白質 28.6公克
- 脂肪 38.7公克

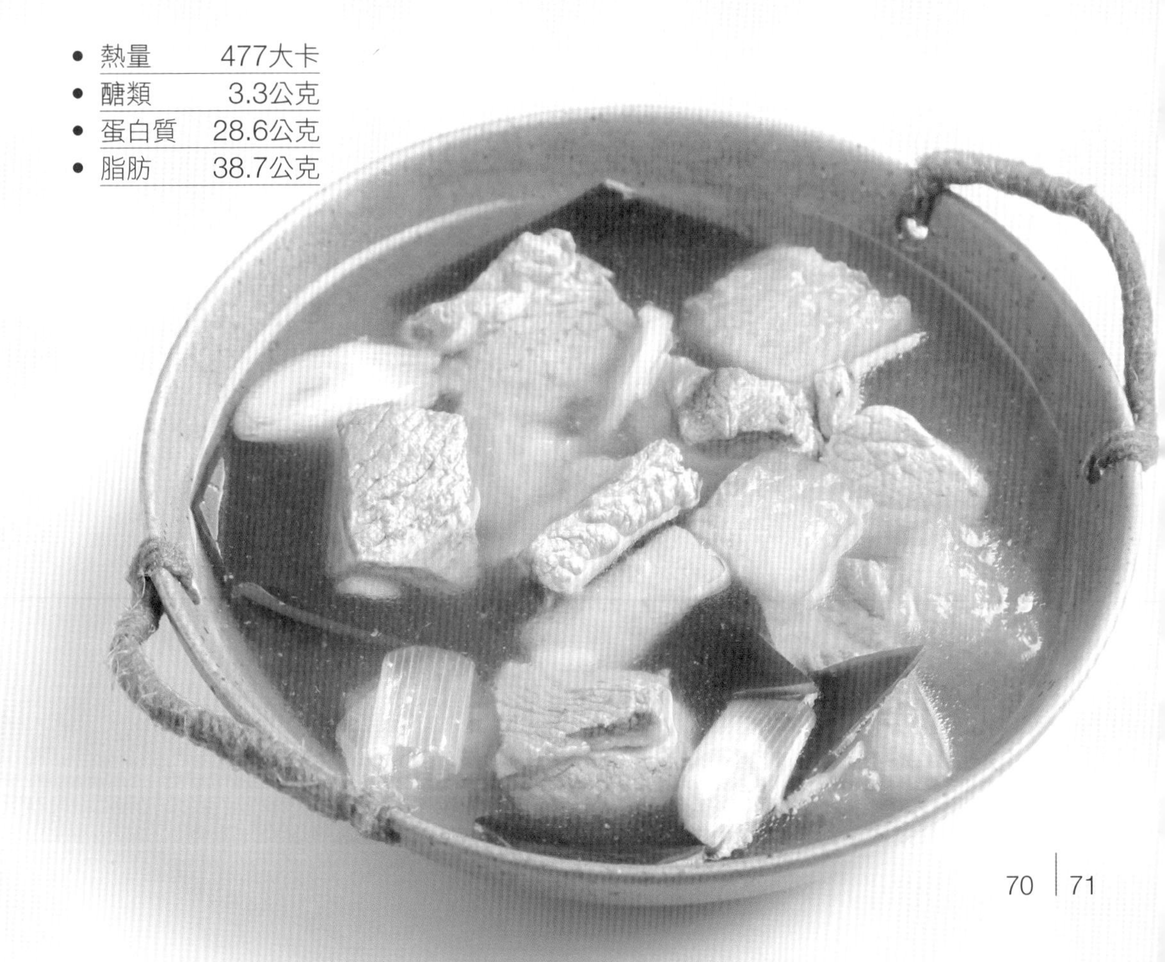

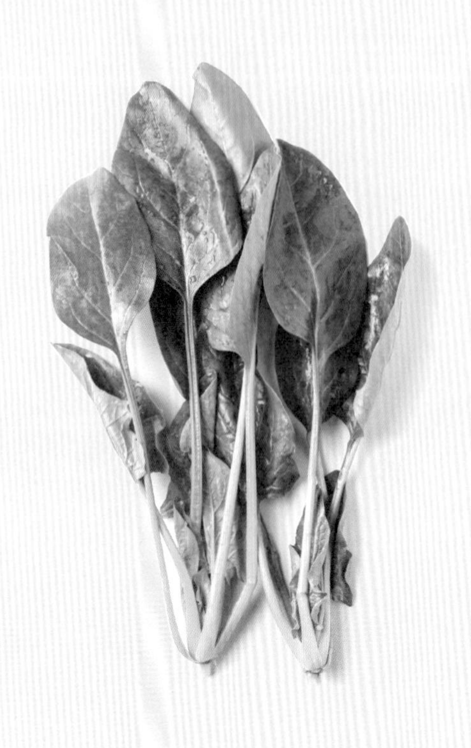

菠菜

抗氧化，降血脂

熱量：28大卡／100公克可食部分

降血壓營養成分：維生素C、鉀

建議用量：100～150公克／天

降壓最佳吃法：燉湯、涼拌

花生菠菜

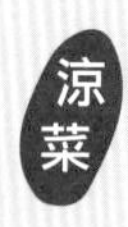

- 熱量 108大卡
- 醣類 7.7公克
- 蛋白質 3.2公克
- 脂肪 6.7公克

材料 熟花生米45公克，菠菜300公克
調味料 蒜末、香油各4公克，鹽2公克
作法

1. 熟花生米去皮；菠菜揀洗乾淨，入滾水中燙30秒，撈出，放涼，瀝乾水分，切段。
2. 盤中放入菠菜段、花生米，用蒜末、鹽和香油調味即可。

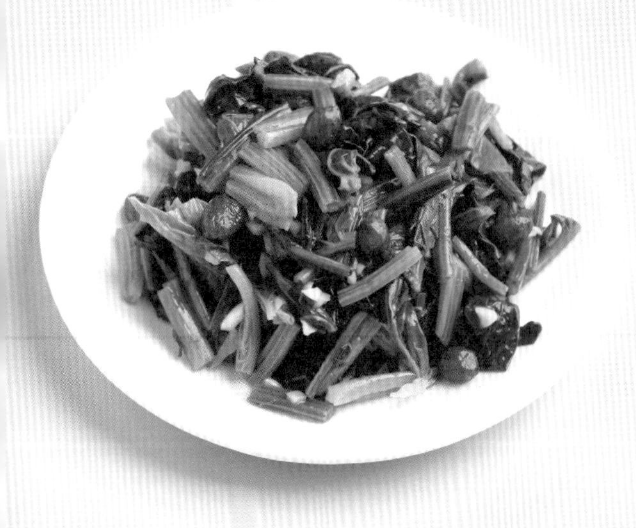

如何減少菠菜中草酸的含量

菠菜富含草酸，會影響人體對鈣的吸收，所以烹調菠菜前宜用滾水將其燙透，以減少草酸的含量。

菠菜炒蛋 熱菜

熱量	86大卡
醣類	5.6公克
蛋白質	7.9公克
脂肪	3.8公克

材料 菠菜300公克，雞蛋2個（約120公克）
調味料 蔥末、薑末、鹽各2公克

作法

1. 菠菜洗淨，汆燙，撈出瀝乾，切段；雞蛋打成蛋液，炒成塊後盛出。
2. 油鍋燒熱，爆香蔥末、薑末，放菠菜段炒至斷生（約8分熟），倒入雞蛋，加鹽，翻勻即可。

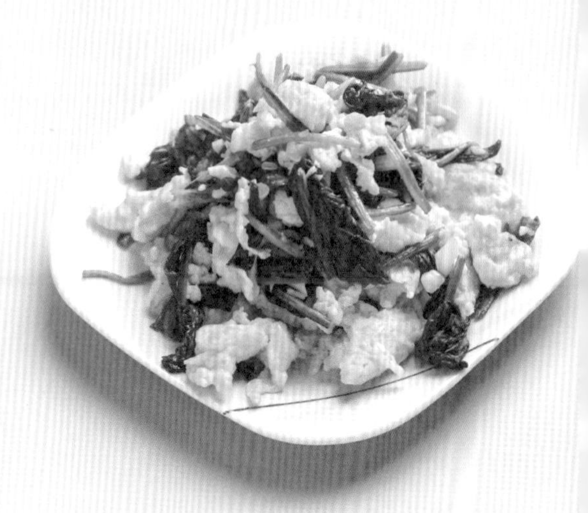

菠菜不宜久炒

菠菜是先燙過的，不要炒太久，會影響口感。

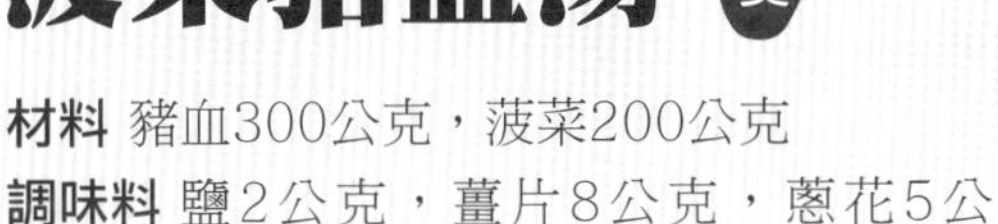

菠菜豬血湯 湯羹

熱量	74大卡
醣類	3.3公克
蛋白質	13.9公克
脂肪	0.5公克

材料 豬血300公克，菠菜200公克
調味料 鹽2公克，薑片8公克，蔥花5公克，香油少許

作法

1. 菠菜洗淨，滾水燙過後切段；豬血洗淨後切塊。
2. 鍋內放植物油燒熱，炒香薑片、蔥花，放適量開水、豬血塊煮滾，加菠菜段稍煮，加鹽、香油調味即可。

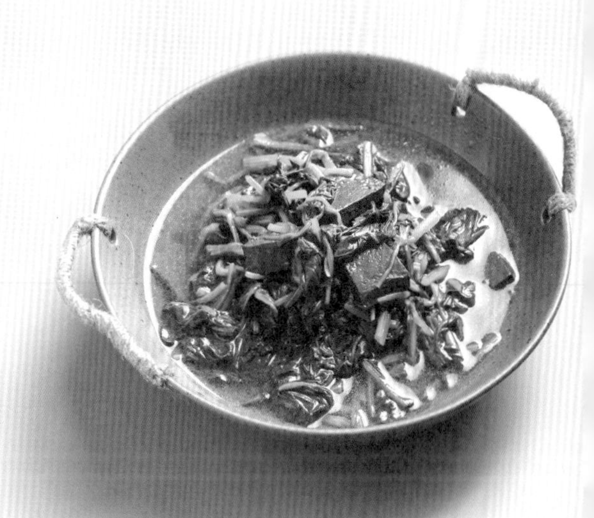

菠菜根不宜丟掉

菠菜根不僅含有膳食纖維、維生素、鐵等多種營養成分，也是藥食兩用的好食材，因此吃菠菜時最好連根一起食用。另外，這道湯還有很好的補血作用。

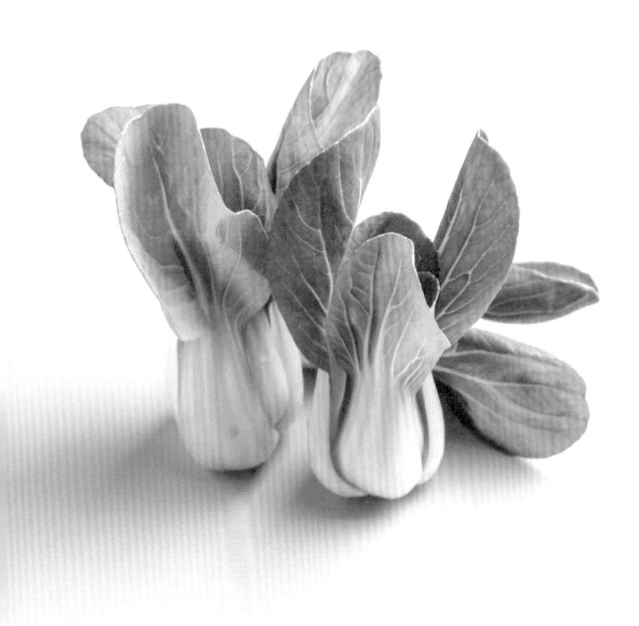

油菜

利尿通便

熱量：25大卡／100公克可食部分

降血壓營養成分：鉀、鈣

建議用量：100～150公克／天

降壓最佳吃法：炒

- 熱量 38大卡
- 醣類 3.2公克
- 蛋白質 6.1公克
- 脂肪 0.5公克

蝦米拌油菜

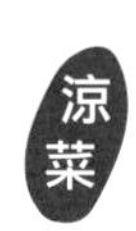

材料 油菜300公克，蝦米30公克

調味料 鹽2公克，醋3公克，香油少許

作法

1. 油菜洗淨；蝦米用溫水泡發洗淨，炒熟。
2. 將油菜放入滾水中燙一下，撈出放涼，瀝乾水分，放在盤中。
3. 蝦米放油菜上，用鹽、醋、香油調成調味汁，澆在蝦米和油菜上，拌勻即可。

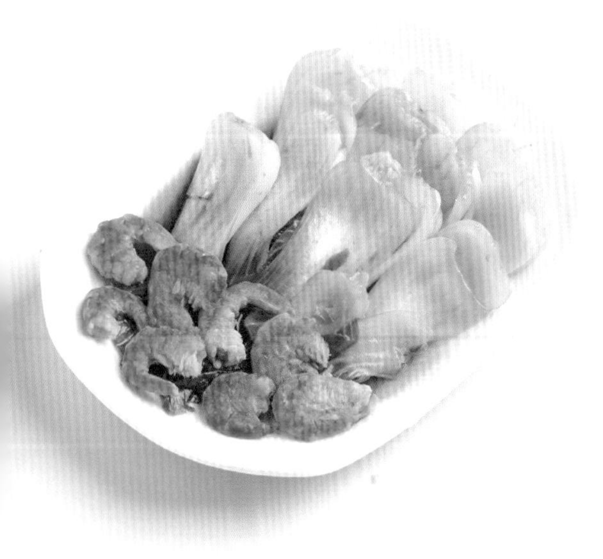

油菜+蝦米，補鈣、清熱

油菜和蝦米一起吃，不僅能提供豐富的維生素和鈣質，還能夠消腫散血、清熱解毒。

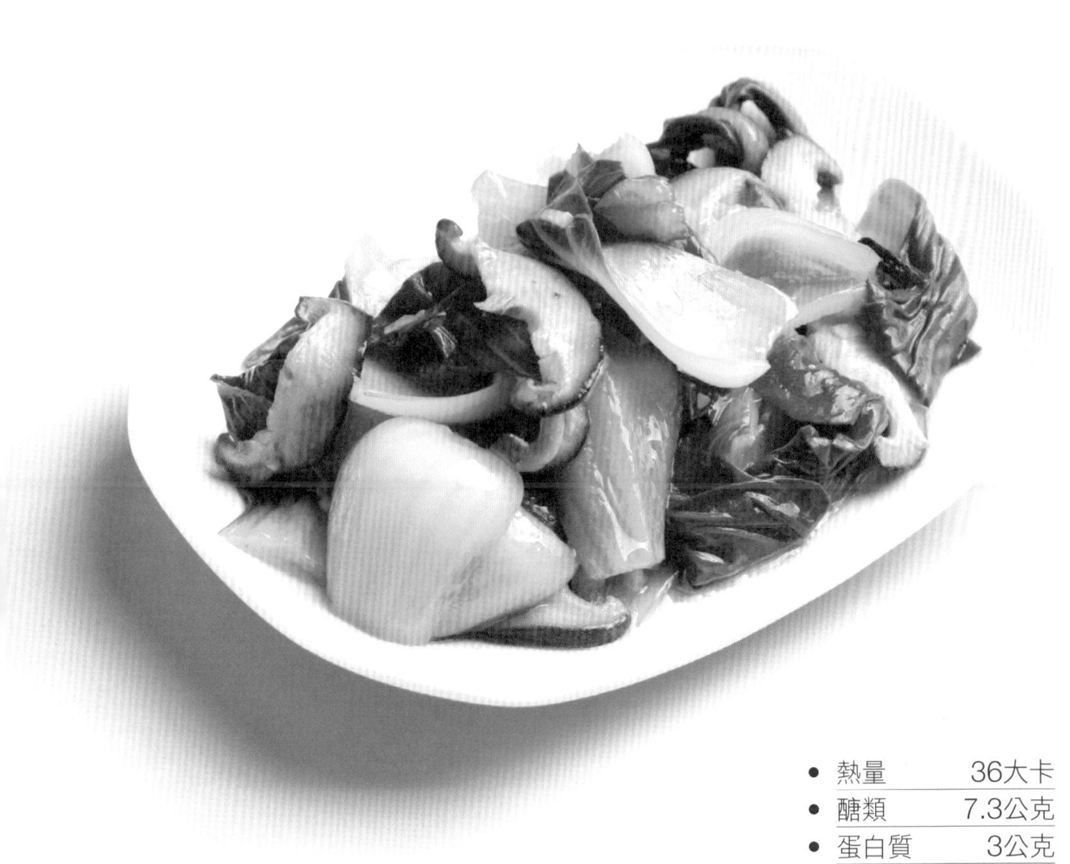

● 熱量	36大卡
● 醣類	7.3公克
● 蛋白質	3公克
● 脂肪	0.3公克

香菇油菜 熱菜

材料 油菜300公克，乾香菇40公克

調味料 白糖、鹽各1公克，醬油2公克

作法

1. 油菜揀洗乾淨，瀝乾；香菇用溫水泡發，去蒂，擠乾水分，切片。
2. 炒鍋置爐火上，倒油燒熱，放入油菜翻炒片刻，加鹽調味，盛出待用。
3. 鍋置爐火上，倒油燒至5分熱，放入香菇片翻炒均勻，調入醬油炒至香菇熟，加白糖，再放入炒熟的油菜翻炒均勻即可。

油菜+香菇，預防便祕

油菜和香菇都富含膳食纖維，搭配食用能促進腸道蠕動，減少脂肪在體內的堆積，預防便祕。

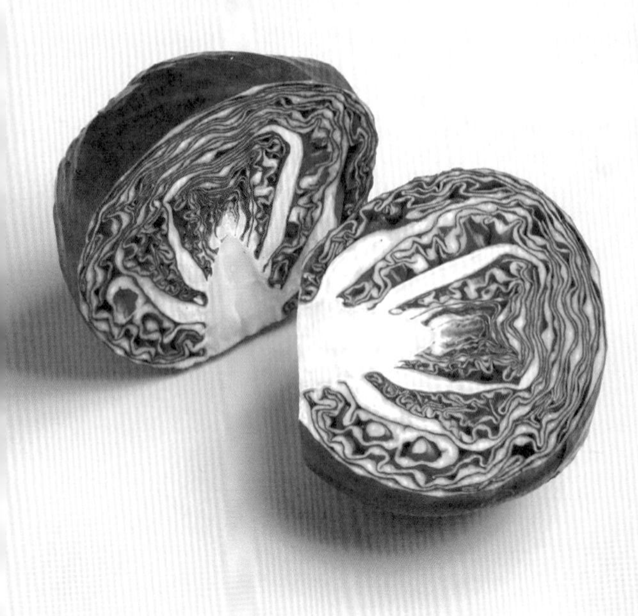

紫高麗菜

降壓調脂

熱量：25大卡／100公克可食部分

降血壓營養成分：鉀、花青素

建議用量：50～100公克／天

降壓最佳吃法：涼拌、炒

涼拌紫高麗

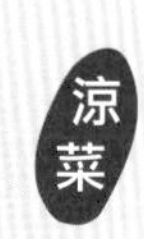

- 熱量 30大卡
- 醣類 7.1公克
- 蛋白質 1.2公克
- 脂肪 0.2公克

材料 紫高麗菜200公克，洋蔥100公克

調味料 蒜末6公克，鹽2公克，花椒油、胡椒粉各1公克

作法

1. 紫高麗菜洗淨，切絲；洋蔥去老皮，洗淨，切絲。
2. 把蒜末、胡椒粉、鹽、花椒油攪拌均勻製成醬汁，均勻地淋在切好的菜絲上，拌勻即可。

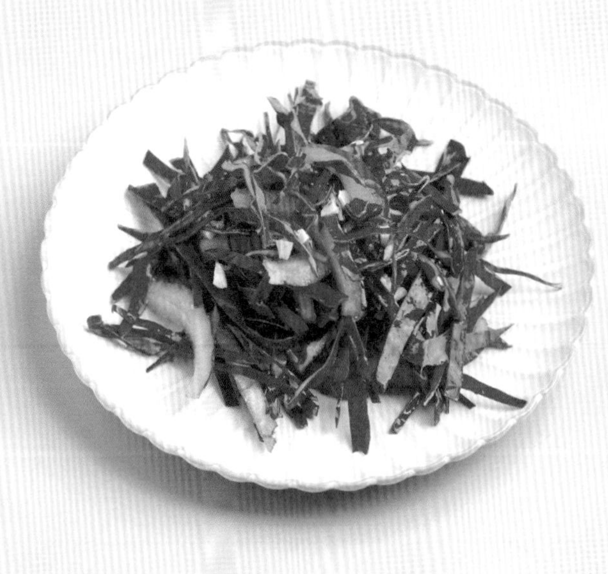

紫高麗菜是鉀的良好來源

每100公克的紫高麗菜含鉀120毫克以上。鉀能促進體內鈉的排出，有利於降血壓，是高血壓患者的理想食材。

紫高麗拌豆芽

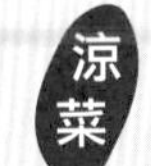

- 熱量 27大卡
- 醣類 6公克
- 蛋白質 1.6公克
- 脂肪 0.2公克

材料 紫高麗菜200公克，綠豆芽100公克，青椒80公克

調味料 白醋3公克，香油2公克，白糖1公克

作法

1. 紫高麗菜洗淨，切絲；綠豆芽洗淨，去根；青椒洗淨，切絲。
2. 將紫高麗菜絲、綠豆芽和青椒絲分別汆燙，撈出放涼，加入所有調味料拌勻即可。

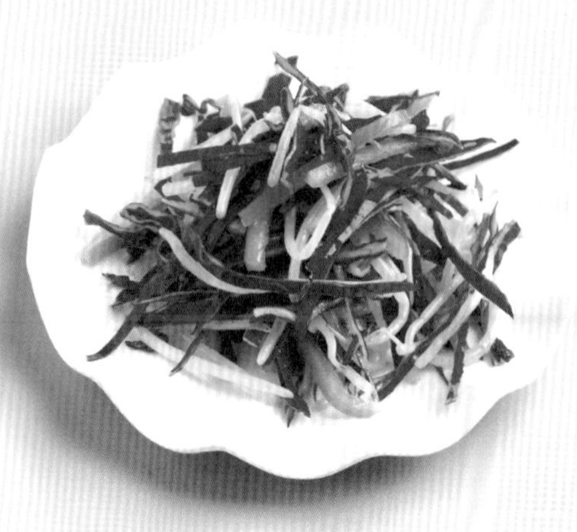

紫高麗菜+綠豆芽，降血脂、提高免疫力

紫高麗菜搭配綠豆芽，有調脂降血壓、促便、提高免疫力的功效。

紫高麗雞絲

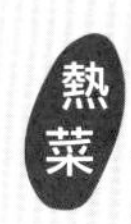

- 熱量 149大卡
- 醣類 20.7公克
- 蛋白質 13.3公克
- 脂肪 3.1公克

材料 紫高麗菜200公克，青椒、胡蘿蔔、雞胸肉各50公克

調味料 蔥花5公克，鹽2公克，香油少許

作法

1. 紫高麗菜洗淨，切絲；胡蘿蔔去皮，洗淨，切絲；青椒洗淨，去蒂除子，切絲；雞胸肉洗淨，切絲。
2. 鍋置爐火上，倒入油燒熱，放蔥花炒香，放入雞絲和胡蘿蔔絲煸熟，放入紫高麗菜絲和青椒絲翻炒1分鐘，用鹽、香油調味即可。

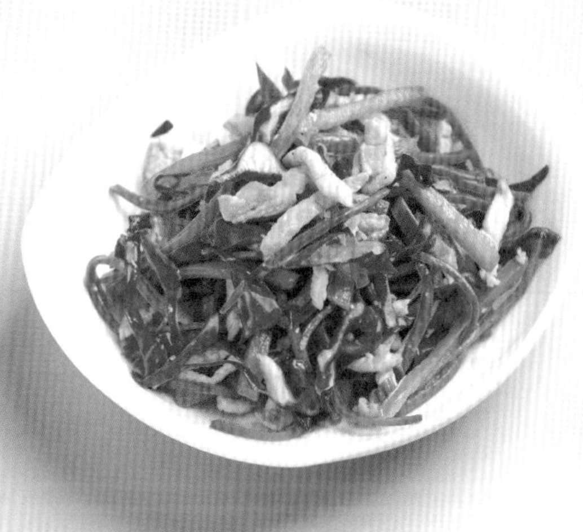

可加入適量白醋。

炒菜時，倒入適量白醋不僅可讓紫高麗菜保持豔麗的顏色，還有軟化血管的作用。

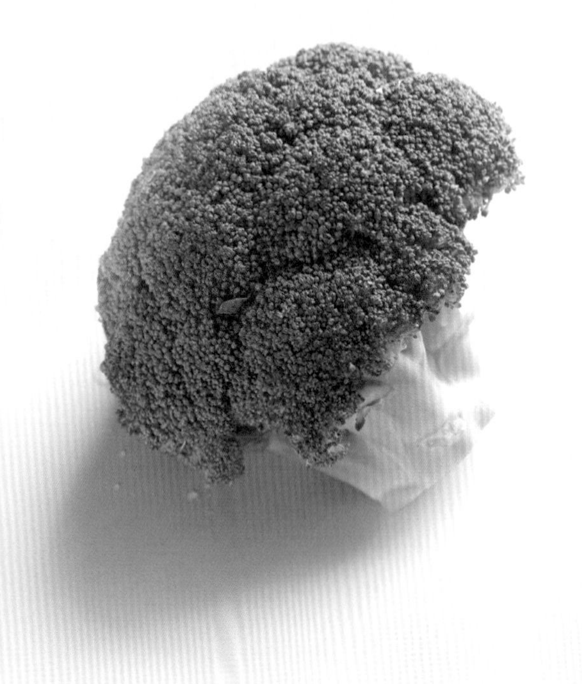

青花菜

增強血管彈性，調節血壓

熱量：36大卡／100公克可食部分

降血壓營養成分：維生素C、葉綠素

建議用量：50～100公克／天

降壓最佳吃法：涼拌、炒

- 熱量 37千克
- 醣類 6.6公克
- 蛋白質 3.6公克
- 脂肪 0.6公克

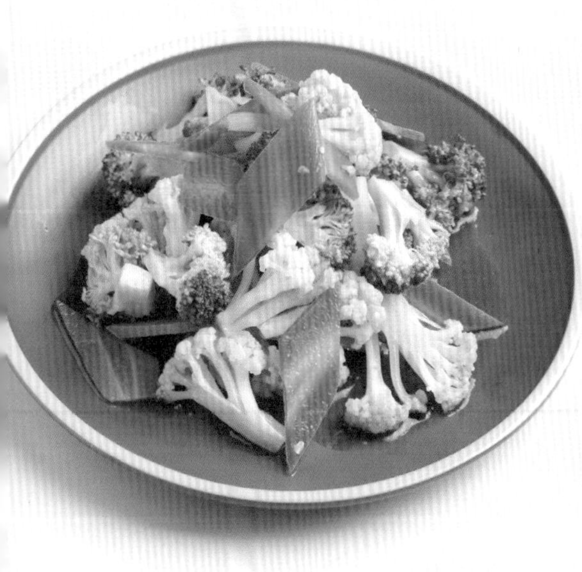

什錦青花菜

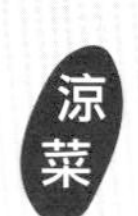

材料 青花菜、白花椰菜各200公克，胡蘿蔔50公克

調味料 白糖3公克，醋8公克，香油1公克，鹽2公克

作法

1. 青花菜、白花椰菜分別洗淨，掰成小朵；胡蘿蔔洗淨，去皮，切片。
2. 將青花菜、白花椰菜、胡蘿蔔片放入滾水中燙熟，放涼。
3. 將青花菜、白花椰菜、胡蘿蔔片放入盤中，加白糖、香油、醋、鹽再攪拌均勻即可。

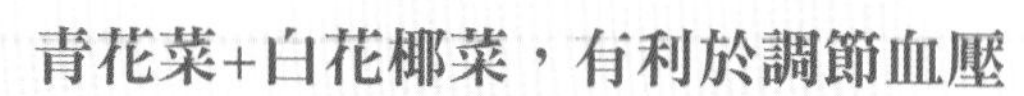

青花菜+白花椰菜，有利於調節血壓

青花菜和白花椰菜中的類黃酮，能清除血管上沉積的膽固醇，防止血小板凝集，有效降低血液中膽固醇的含量，多吃有利於調節血壓。

- 熱量 36大卡
- 醣類 5.5公克
- 蛋白質 3.8公克
- 脂肪 0.9公克

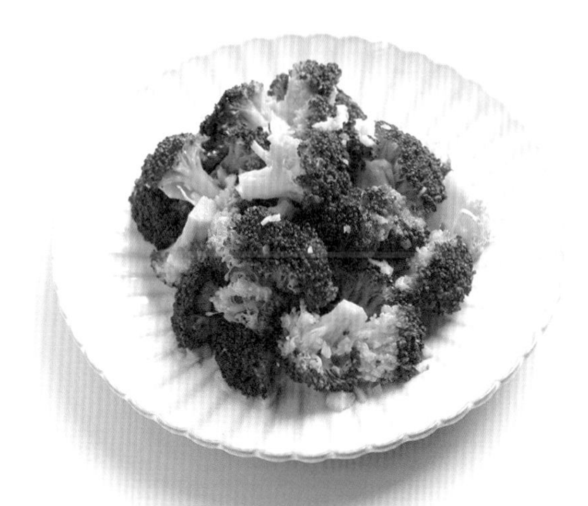

蒜蓉青花菜

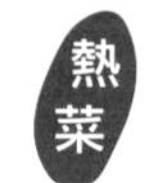

材料 青花菜300公克，蒜蓉20公克
調味料 鹽2公克，太白粉、香油各適量
作法

1. 青花菜洗淨，去柄，掰成小朵。
2. 鍋置爐火上，倒入清水煮滾，將青花菜燙至斷生（約8分熟）後，再撈出。
3. 鍋內放油燒至6分熱，將蒜蓉下鍋爆香，倒入青花菜快速翻炒，加鹽炒勻，用太白粉勾芡，再滴點香油即可。

烹調青花菜，宜短時間加熱

烹調青花菜盡量選擇短時間加熱的方法，汆燙斷生之後馬上盛出，以保持蔬菜的脆嫩感，並發揮其抗癌、降壓等功效。

- 熱量 31大卡
- 醣類 5.3公克
- 蛋白質 3.5公克
- 脂肪 0.5公克

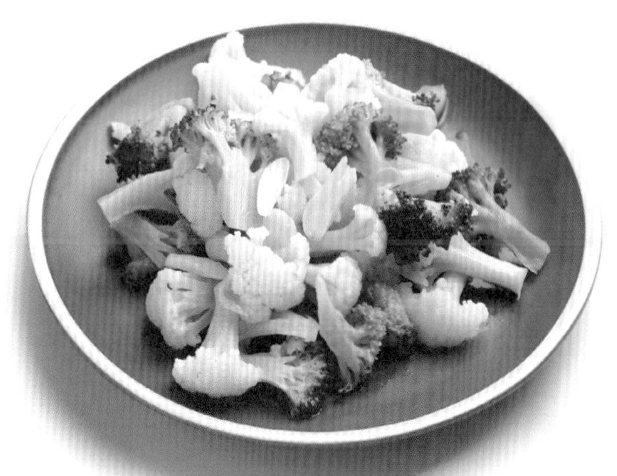

雙色花菜 熱菜

材料 青花菜、白花椰菜各200公克
調味料 蒜片、鹽各適量
作法

1. 青花菜和白花椰菜洗淨，掰成小朵，放入開水鍋中汆燙，撈出放涼備用。
2. 鍋中放油燒熱，加蒜片爆香，放入燙好的青花菜和白花椰菜，加鹽，翻炒均勻即可。

青花菜可與多種食材清炒

青花菜可單獨清炒，也適合和蝦仁、牛肉、白花椰菜、木耳等肉類、蔬菜一起炒，不僅營養豐富，而且很美味。

牛肉炒青花菜 熱菜

材料 青花菜250公克，牛肉150公克，胡蘿蔔100公克

調味料 料理酒2公克，太白粉5公克，鹽1公克，醬油、蒜蓉、薑末各3公克

作法

1. 牛肉洗淨，切薄片，放入碗中，加料理酒、醬油、太白粉醃漬15分鐘；青花菜洗淨，掰小朵，放入滾水中燙一下，瀝乾；胡蘿蔔去皮，洗淨，切片。
2. 鍋置爐火上，倒油燒至5分熱，放牛肉片散，待牛肉變色時撈出，瀝油。
3. 鍋留底油燒熱，下蒜蓉、薑末炒香，加入胡蘿蔔片、青花菜翻炒，將牛肉片下鍋，加料理酒後略炒，再加鹽炒勻即可。

青花菜料理提味小方法

青花菜本身不易入味，且口感清淡，在烹飪時可加些肉類或大蒜等調味品來提味。

- 熱量　96大卡
- 醣類　6.8公克
- 蛋白質　13.2公克
- 脂肪　2.7公克

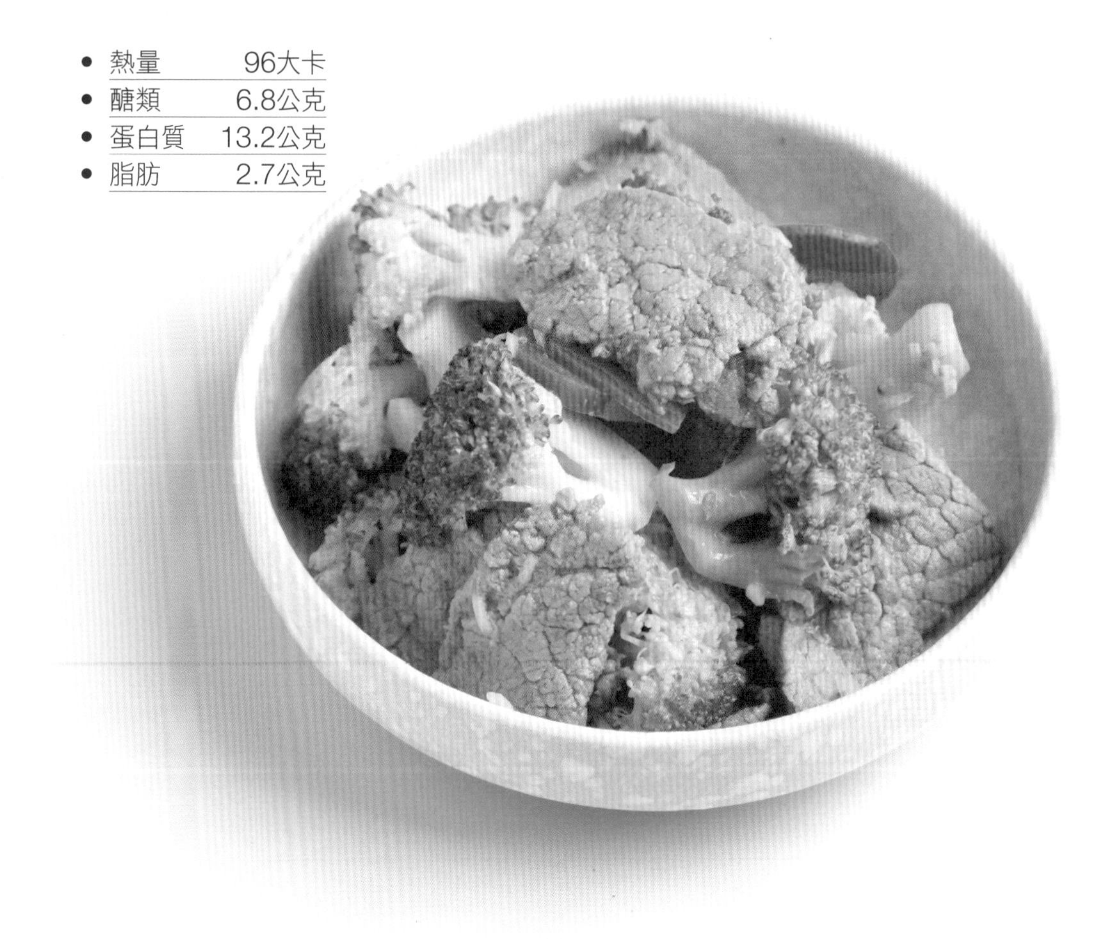

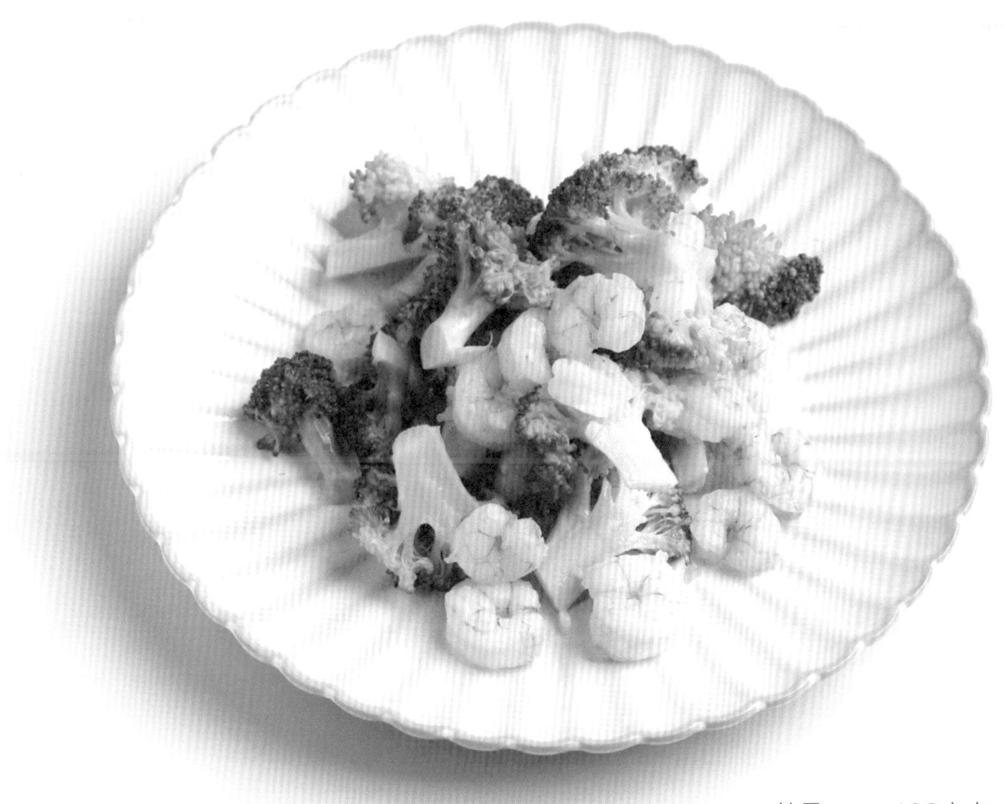

• 熱量	102大卡
• 醣類	4.9公克
• 蛋白質	19.2公克
• 脂肪	1.7公克

青花菜炒蝦仁

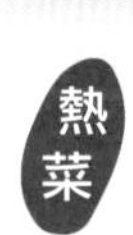

材料 青花菜400公克，蝦仁100公克

調味料 鹽2公克，蒜末、料理酒各適量

作法

1. 青花菜去粗莖，分成小朵，放入加了鹽的滾水中汆燙，撈出瀝水；蝦仁洗淨，挑去腸泥。
2. 鍋內倒植物油燒熱，放入蒜末炒香，加蝦仁，中火拌炒，淋少許料理酒，放入青花菜，用大火快炒，加鹽調味即可。

先用滾水汆燙，更容易消化

青花菜用滾水燙過後，不僅口感更好，而且更容易消化。

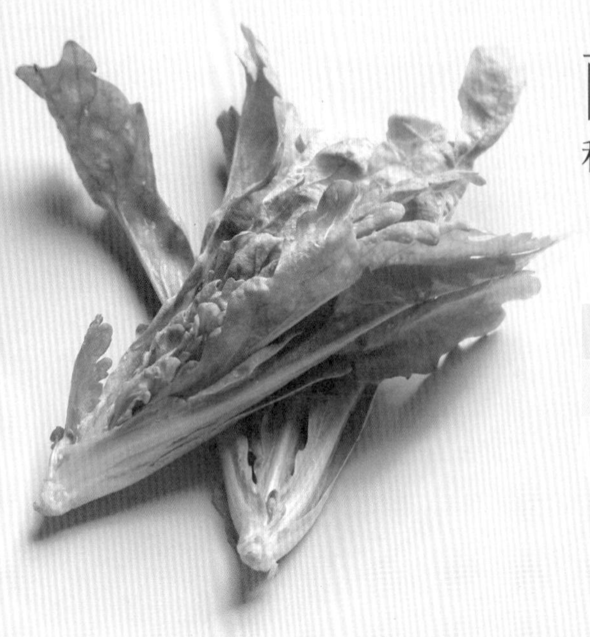

茼蒿

利尿，清熱

熱量：24大卡／100公克可食部分

降血壓營養成分：特殊香氣、鉀

建議用量：50～100公克／天

降壓最佳吃法：涼拌、炒

- 熱量　133大卡
- 醣類　7.1公克
- 蛋白質　5公克
- 脂肪　9.9公克

雙仁拌茼蒿

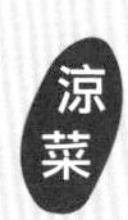

材料 茼蒿300公克，松仁、花生米各25公克

調味料 鹽、香油各2公克

作法

1. 將茼蒿揀洗乾淨，在滾水中燙1分鐘，撈出，放涼，瀝乾水分，切段；松子仁和花生米挑去雜質。
2. 炒鍋置爐火上燒熱，分別放入松仁和花生米焙熟，撈出，放涼。
3. 取盤，放入茼蒿段，加鹽和香油拌勻，撒上松仁和花生米即可。

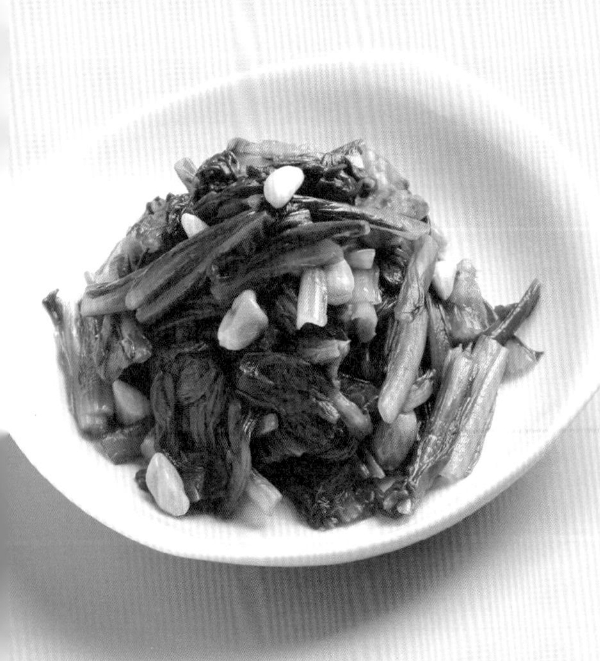

「雙仁」富含不飽和脂肪酸

松仁和花生米含有不飽和脂肪酸，能有補腎益氣、滋補健身的功效。茼蒿富含鉀元素，有消腫利尿的功效。

茼蒿燒豆腐

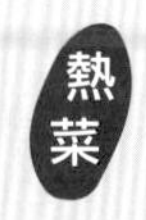

- 熱量 96大卡
- 醣類 5.4公克
- 蛋白質 7.6公克
- 脂肪 5.5公克

材料 茼蒿150公克，豆腐300公克

調味料 蔥花5公克，鹽、太白粉各適量

作法

1. 茼蒿揀洗乾淨，切末；豆腐洗淨，切丁。
2. 炒鍋置爐火上，倒入植物油燒至7分熱，放蔥花炒香，放入豆腐丁翻炒均勻。
3. 鍋中加適量清水，煮滾後轉小火，倒入茼蒿末翻炒2分鐘，用鹽調味，再用太白粉勾芡即可。

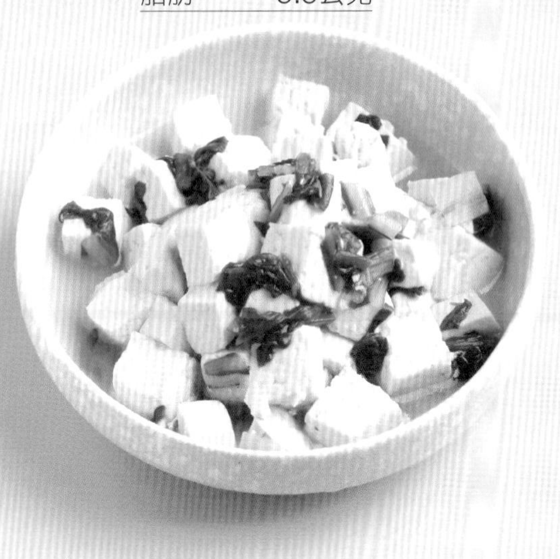

茼蒿烹調時應大火快炒

茼蒿中含具有特殊香味，遇熱易揮發，烹調時應大火快炒，以保留更多營養。

淡菜茼蒿湯

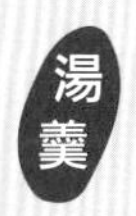

- 熱量 63大卡
- 醣類 0.3克
- 蛋白質 6.3克
- 脂肪 2.4克

材料 淡菜乾15公克，茼蒿200公克，雞蛋1個（約60公克）

調味料 鹽2公克，香油少許

作法

1. 將雞蛋打在碗裡，攪打均勻。
2. 茼蒿去根洗淨；淡菜乾浸泡2小時至軟，洗淨。
3. 淡菜放入湯鍋內，加適量清水，煮滾後放入茼蒿，再次煮滾後倒入蛋液攪勻稍煮，加鹽、香油調味即可。

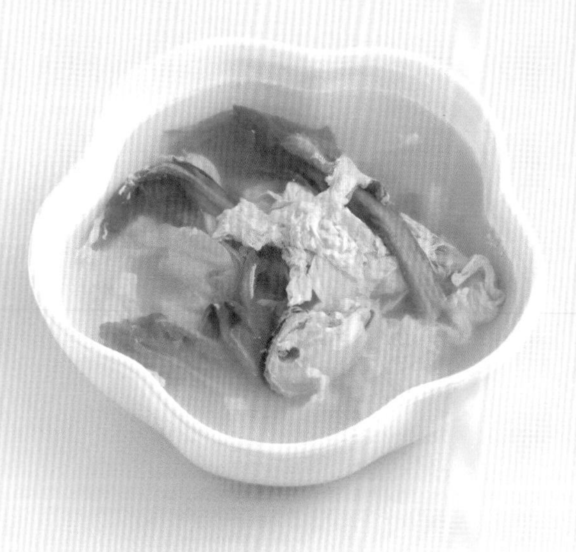

茼蒿+雞蛋，促進營養吸收

茼蒿中含有較多的脂溶性維生素——胡蘿蔔素，與雞蛋一起食用，可促進胡蘿蔔素的吸收和利用。

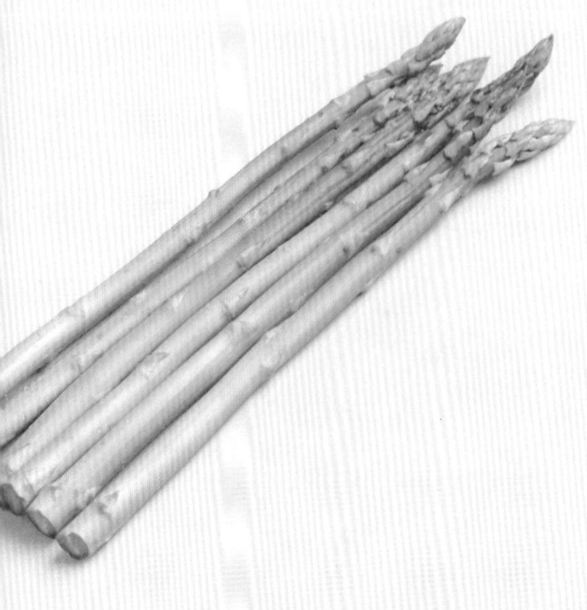

蘆筍

增強微血管彈性

熱量：22大卡／100公克可食部分

降血壓營養成分：鉀、槲皮素

建議用量：50公克／天

降壓最佳吃法：炒、煮湯

- 熱量 19大卡
- 醣類 3.3公克
- 蛋白質 2.6公克
- 脂肪 0.1公克

熗炒蘆筍

材料 蘆筍300公克

調味料 乾辣椒、花椒各2公克，蒜末、料理酒各5公克，鹽3公克

作法

1. 蘆筍洗淨，去老皮，汆燙，切段。
2. 鍋內倒油燒熱，爆香花椒、蒜末、乾辣椒後，放入蘆筍段，加鹽、料理酒炒熟即可。

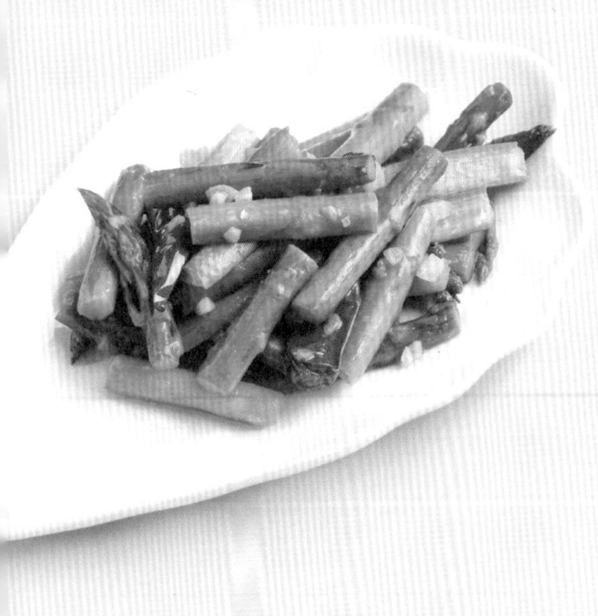

燙蘆筍應掌控好火候和時間

汆燙蘆筍的時間不宜過長，燙過應馬上沖涼，以免影響其脆嫩的口感。蘆筍中含有豐富的葉酸，但葉酸遇熱很容易被破壞，一定要注意避免長時間高溫烹煮。

鮮蝦蘆筍 熱菜

- 熱量 452大卡
- 醣類 3.3公克
- 蛋白質 7.8公克
- 脂肪 0.3公克

材料 蘆筍250公克，鮮蝦100公克

調味料 蔥花、薑末各4公克，鹽、料理酒、太白粉各2公克

作法

1. 蘆筍去老皮，洗淨，切段；鮮蝦去蝦鬚，剪開蝦背，挑出腸泥，洗淨，用料理酒、太白粉醃漬10分鐘。
2. 鍋置爐火上，倒入植物油燒至7分熱，放蔥花、薑末炒香，放入鮮蝦、蘆筍段翻炒至熟，加鹽調味即可。

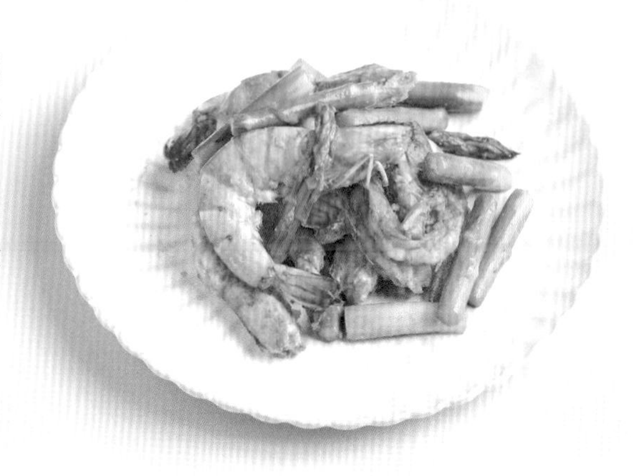

蘆筍鯽魚湯

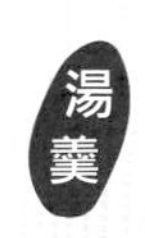

- 熱量 129大卡
- 醣類 5公克
- 蛋白質 20.4公克
- 脂肪 3.2公克

材料 鯽魚1條（約350公克），蘆筍50公克

調味料 鹽、料理酒、香油各適量

作法

1. 將鯽魚去鱗及內臟，洗淨，切花刀，用料理酒略醃；蘆筍洗淨，切斜片。
2. 將鯽魚、蘆筍片放入鍋內，加入適量清水，以大火燒開，撈淨浮沫，改用小火慢煮至鯽魚、蘆筍熟，出鍋前加適量鹽、香油調味即可。

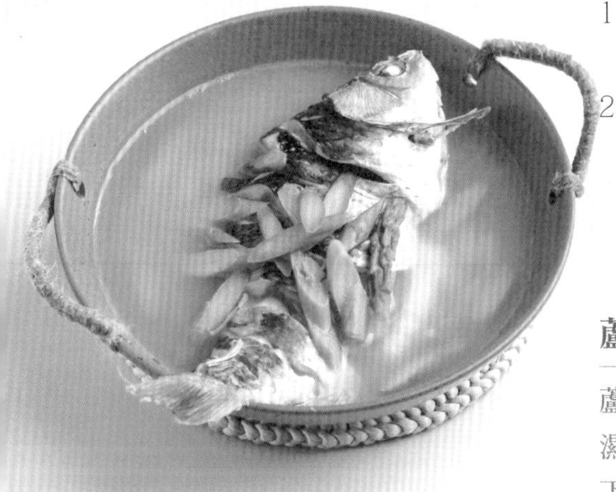

蘆筍+鯽魚，利尿、降血壓

蘆筍有清熱利尿的功能，搭配和中補虛、除濕利水的鯽魚一起吃，可以健脾護腎、溫中下氣，非常適合高血壓患者食用。

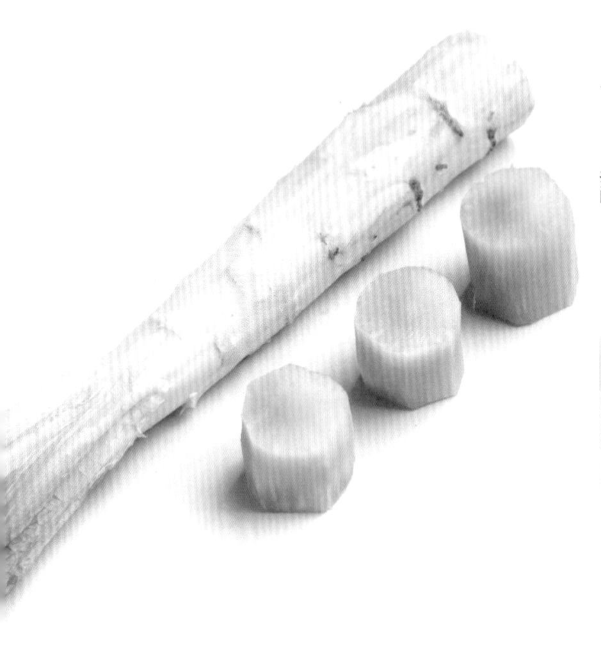

萵筍

調脂減肥

熱量：15大卡／100公克可食部分

降血壓營養成分：鉀

推薦用量：100公克／天

降壓最佳吃法：涼拌、炒

涼拌萵筍絲

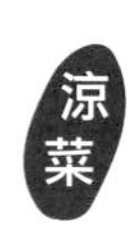

- 熱量 20大卡
- 醣類 3.7公克
- 蛋白質 1.3公克
- 脂肪 0.1公克

材料 萵筍400克

調味料 醋3公克，鹽1公克，香油5公克

作法

1. 萵筍洗淨，削皮，切細絲。
2. 將萵筍絲放入容器中，加鹽、香油、醋拌勻即可。

烹調時少放鹽

萵筍中的鉀有利於排鈉，且萵筍不「吃」鹽，烹飪時少放鹽才能保持其優勢。

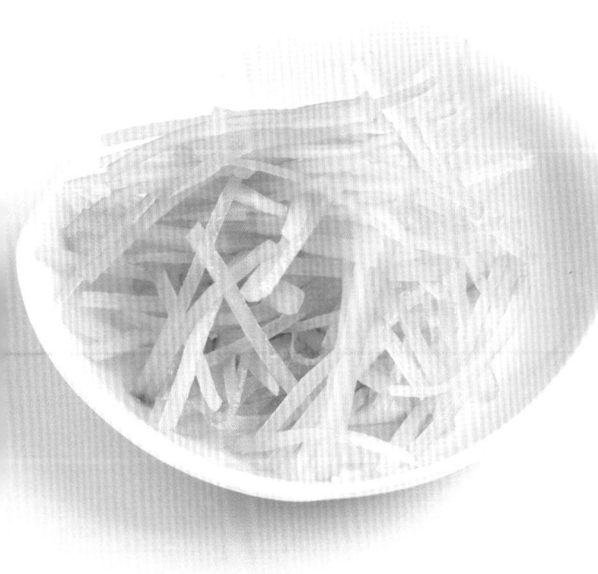

•		
•	熱量	287大卡
•	醣類	13.3公克
•	蛋白質	2.5公克
•	脂肪	0.3公克

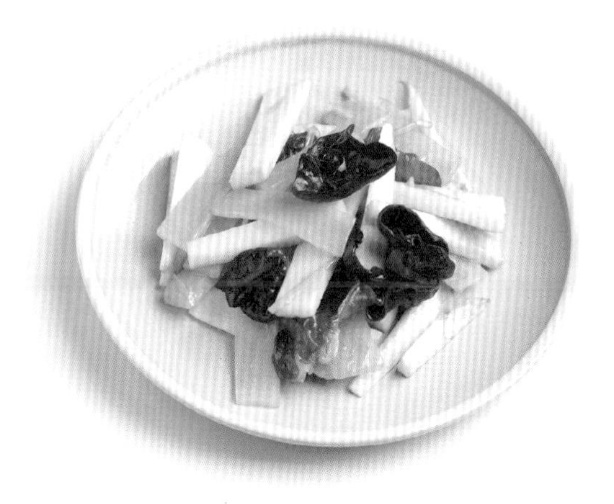

山藥炒萵筍

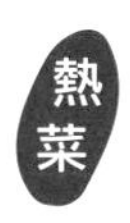

材料 萵筍200公克，山藥150公克，乾木耳5公克

調味料 醋5公克，蔥絲、鹽各3公克

作法

1. 萵筍洗淨，去皮，切片；乾木耳泡發，洗淨，撕小朵；山藥去皮，洗淨，切片，入滾水中燙一下。
2. 鍋內倒油燒熱，爆香蔥絲，倒入萵筍片、木耳、山藥片炒熟，放鹽、醋調味即可。

萵筍+山藥，可潤肺、清腸

萵筍中含有膳食纖維和水分，能有效促進腸道蠕動，幫助消化；山藥則有健脾潤肺的功效。

•		
•	熱量	56大卡
•	醣類	2.3公克
•	蛋白質	9公克
•	脂肪	1.3公克

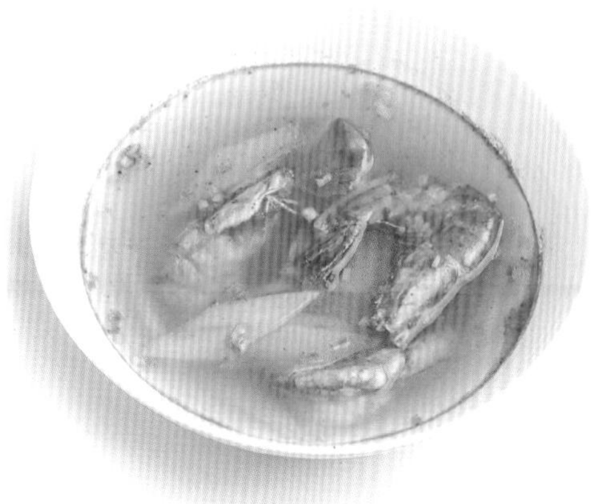

鮮蝦萵筍湯

材料 萵筍250克，鮮蝦150克

調味料 鹽2克，蔥末、薑絲各適量

作法

1. 鮮蝦洗淨，剪去鬚，剪開蝦背，挑去腸泥，洗淨；萵筍去皮去葉，洗淨，切菱形片。
2. 鍋置爐火上，倒油燒至7分熱，放入蔥末、薑絲爆香，放入萵筍片翻炒均勻，加入適量清水，大火煮滾後放入鮮蝦，轉中火煮至鮮蝦和萵筍塊熟透，加鹽調味即可。

不宜選用冷凍蝦仁

煮這道湯，要選擇新鮮的活蝦。盡量不要選擇冷凍蝦或蝦仁，否則會影響口感和營養。

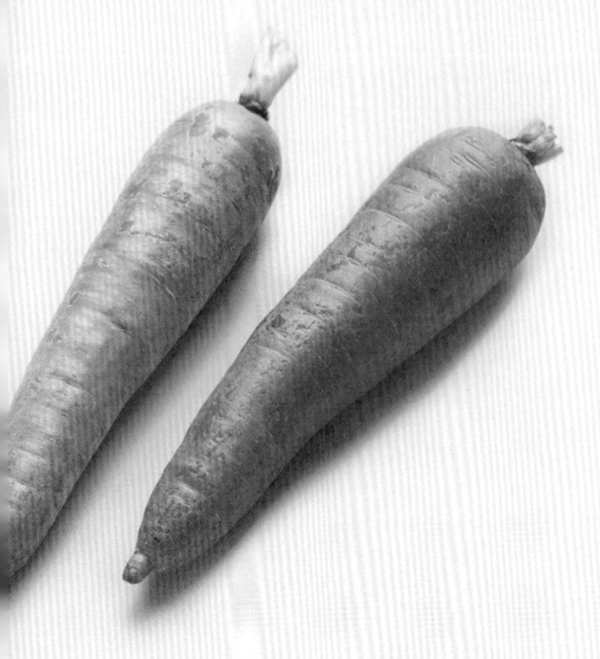

胡蘿蔔

明目，保護血管

熱量：39大卡／100公克可食部分
降血壓營養成分：維生素C、鉀
建議用量：100公克／天
降壓最佳吃法：炒、燉湯、做餡

豆腐絲拌胡蘿蔔

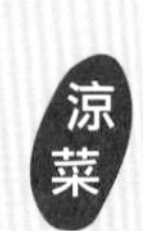

- 熱量 80大卡
- 醣類 7.5公克
- 蛋白質 7.8公克
- 脂肪 3.6公克

材料 胡蘿蔔200公克，豆腐絲100公克

調味料 鹽3克，香菜末、醋各適量，香油2公克

作法

1. 將豆腐絲洗淨，切段，放入滾水中燙透；胡蘿蔔洗淨，切成細絲，放入滾水中燙一下。
2. 將胡蘿蔔絲、豆腐絲放入盤內，加鹽、醋、香菜末和香油拌勻即可。

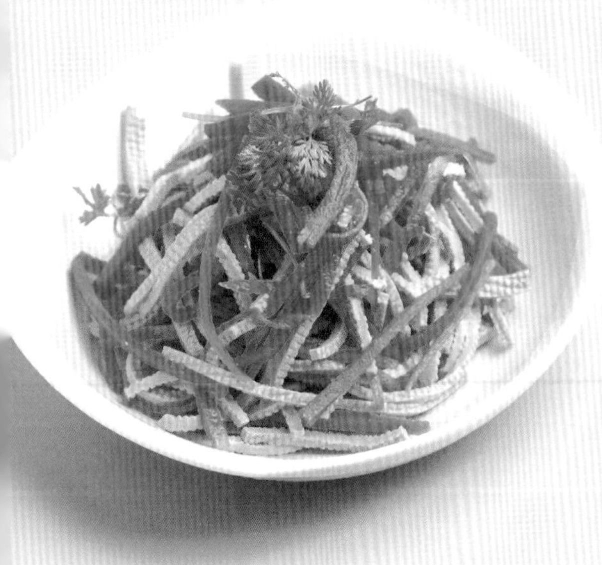

膳食纖維可促進腸道蠕動

胡蘿蔔含有膳食纖維，其在腸道中體積容易膨脹，是腸道中的「充盈物質」，可促進腸道蠕動，從而通便防癌。

胡蘿蔔餡餅 主食

熱量	356大卡
醣類	60.3公克
蛋白質	16.1公克
脂肪	6.5公克

材料 胡蘿蔔300公克，雞蛋2個（約120公克），牛奶150公克，麵粉200公克，酵母2公克

調味料 薑末5公克，蔥末20公克，鹽3公克

作法

1. 牛奶、酵母、麵粉混合，揉成表面光滑的麵團，靜置醒發。
2. 胡蘿蔔洗淨，刨絲。
3. 鍋裡放油，油熱後打入雞蛋滑炒至熟，盛出；放入胡蘿蔔絲、蔥末、薑末炒至斷生（約8分熟），放入鹽，拌入雞蛋。
4. 麵團發酵至原體積2倍大，分成均勻的麵劑；然後擀成麵皮，放入餡料，製成餡餅。
5. 煎烤機或平底鍋刷油，冷鍋放入做好的餡餅，烙至金黃即可。

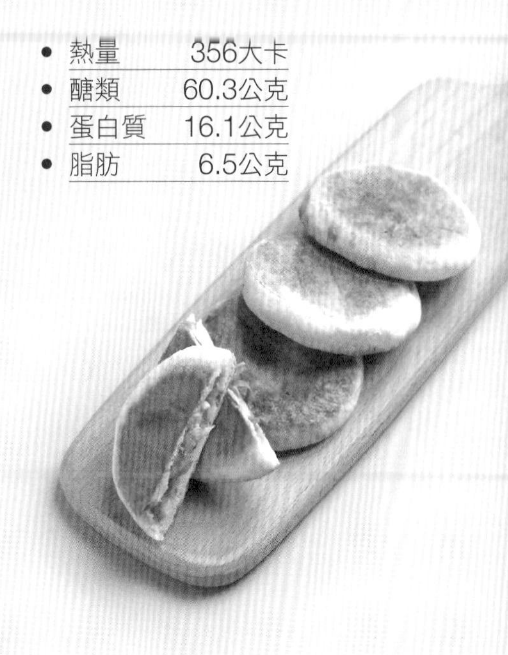

胡蘿蔔燉羊肉

熱量	196大卡
醣類	6.8公克
蛋白質	16.7公克
脂肪	11.9公克

材料 胡蘿蔔、羊肉（瘦）各250公克

調味料 蔥花5公克，醬油4公克，料理酒適量，鹽2公克

作法

1. 胡蘿蔔洗淨，切塊；羊肉洗淨，切塊，燙過。
2. 炒鍋中倒入植物油燒至7分熱，放入蔥花炒出香味，放入羊肉塊翻炒片刻，加料理酒、醬油翻炒均勻，再加胡蘿蔔塊和適量的水燉熟，最後用鹽、蔥花調味即可。

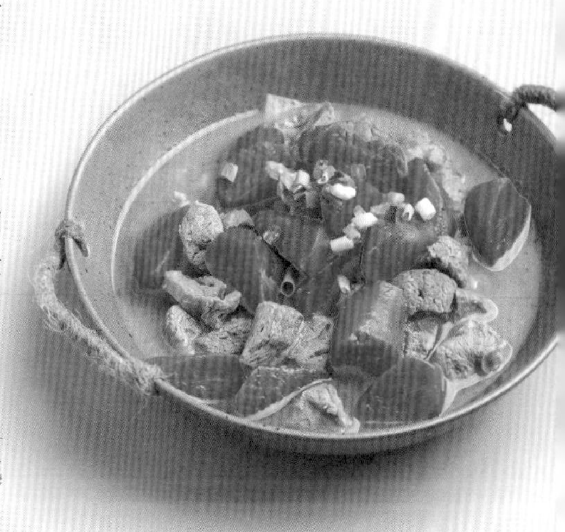

胡蘿蔔與羊肉一起煮，有利於營養吸收

胡蘿蔔中的胡蘿蔔素是脂溶性維生素，與羊肉一起食用，可提高營養吸收。

炒三丁 熱菜

- 熱量 41大卡
- 醣類 3.9公克
- 蛋白質 4.4公克
- 脂肪 1.1公克

材料 胡蘿蔔100公克，雞胸肉、黃瓜各60公克

調味料 鹽3克，蔥花、薑末各適量

作法

1. 將胡蘿蔔、雞胸肉、黃瓜洗淨，切成丁。
2. 鍋置爐火上，放入適量植物油，待油燒熱後，下入胡蘿蔔丁、蔥花、薑末翻炒待胡蘿蔔丁8分熟時，放入雞丁繼續翻炒。
3. 待雞丁熟後，加入黃瓜丁略炒片刻，放入鹽調味即可。

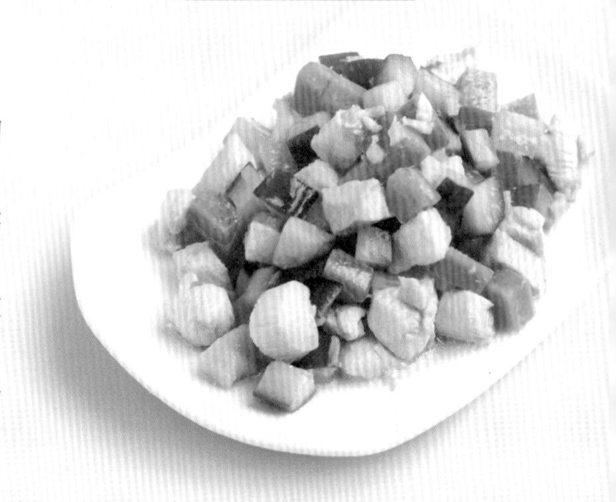

胡蘿蔔芹菜葉粥

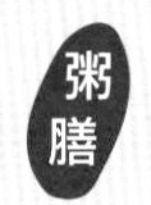

- 熱量 124大卡
- 醣類 27.7公克
- 蛋白質 3.1公克
- 脂肪 0.4公克

材料 白米100公克，胡蘿蔔50公克，芹菜葉30公克

作法

1. 白米淘洗乾淨，浸泡30分鐘；芹菜葉洗淨，切碎；胡蘿蔔去皮，洗淨，切成小丁。
2. 鍋內放適量清水煮滾，放入白米煮滾，轉小火熬粥。
3. 將胡蘿蔔丁放入粥內同煮，待其熟軟後關火盛出，再加入洗淨、切碎的芹菜葉即可。

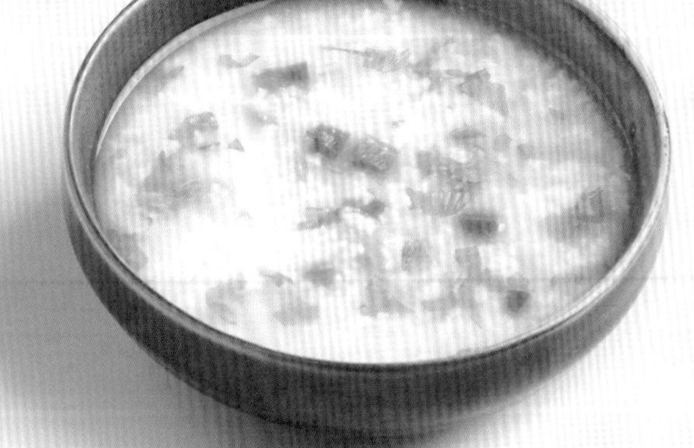

芹菜葉富含膳食纖維，可促進消化

芹菜葉比芹菜莖含更多膳食纖維，可促進消化，增進食欲。

胡蘿蔔玉米大骨湯 湯羹

材料 胡蘿蔔200公克，嫩玉米1根（約200公克），豬大骨500公克

調味料 蔥段、薑片各8公克，鹽2公克，料理酒5公克，醋適量

作法

1. 豬大骨剁成小段，洗淨，放入開水鍋中汆燙一下，撈出洗淨。
2. 玉米和胡蘿蔔洗淨，切塊備用。
3. 砂鍋放入適量清水，放入豬大骨和蔥段、薑片。
4. 水煮滾後撈去浮沫，倒入適量料理酒、醋，再放入玉米塊，中小火繼續燉煮。
5. 燉1小時後，放入胡蘿蔔塊繼續煮30分鐘，再放入適量的鹽調味即可。

記得也要把玉米胚芽吃掉

玉米胚芽中富含維生素E，可降低血液中的膽固醇濃度。

- 熱量 491大卡
- 醣類 32.5公克
- 蛋白質 30.2公克
- 脂肪 27.4公克

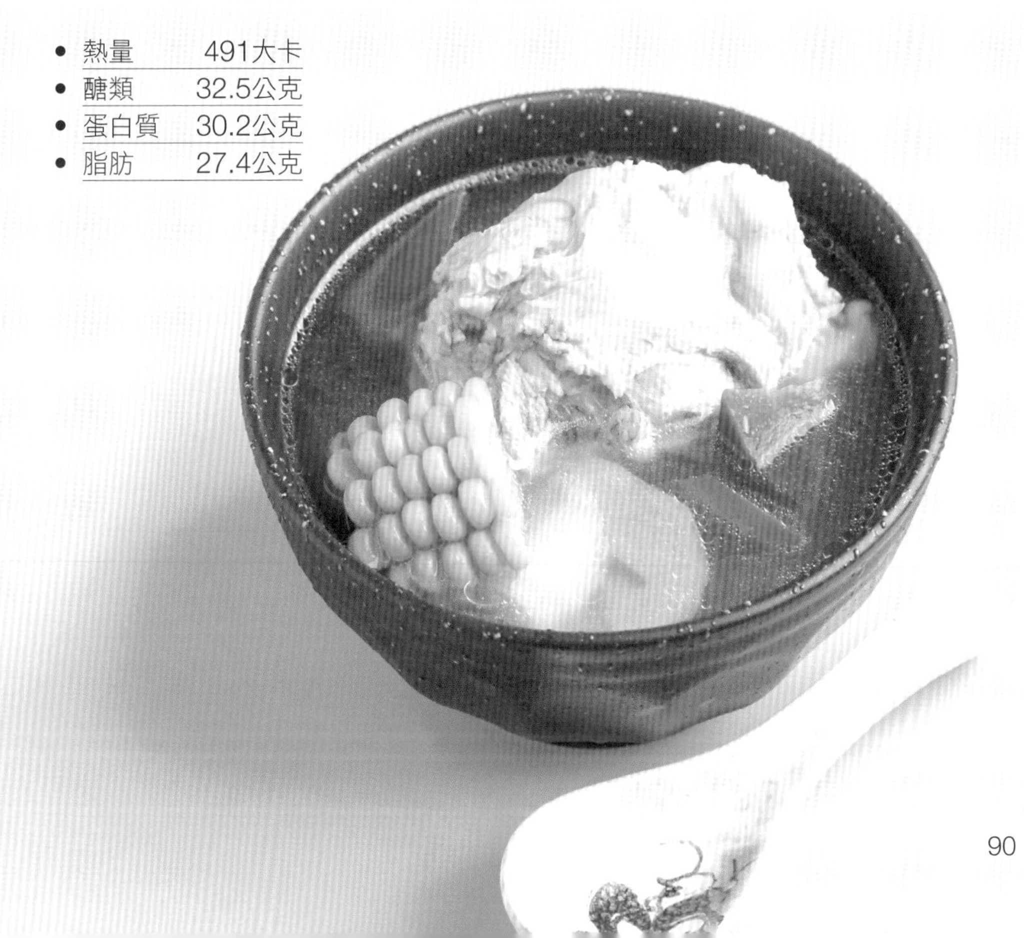

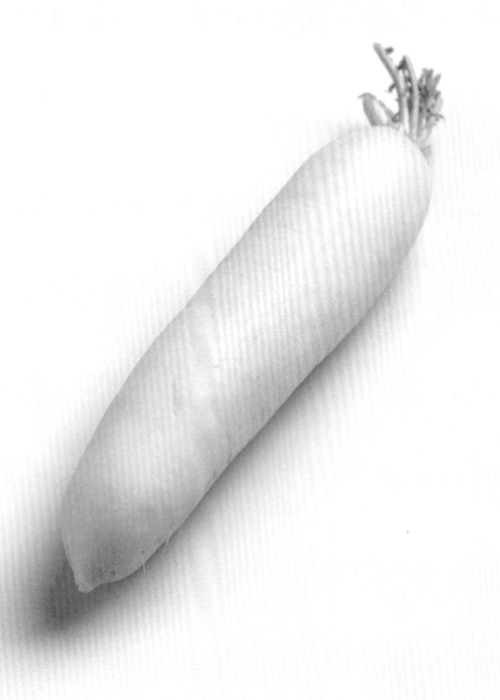

白蘿蔔

順氣，利尿

熱量：23大卡／100公克可食部分

降血壓營養成分：維生素C、膳食纖維

建議用量：50～100公克／天

降壓最佳吃法：涼拌、燉湯、做餡

- 熱量 11大卡
- 醣類 2.7公克
- 蛋白質 0.5公克
- 脂肪 0.1公克

椒油白蘿蔔

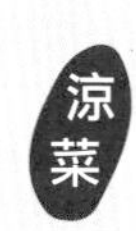

材料 白蘿蔔200公克

調味料 醋、花椒粒、香菜段、白糖各適量，鹽1公克

作法

1. 白蘿蔔洗淨，切絲。
2. 鍋置爐火上，倒入適量植物油，待油溫燒至5分熱，放入花椒粒炸出香味，揀出花椒粒，製成花椒油；取小碗，加醋、鹽、白糖，淋入花椒油拌勻，製成醬汁。
3. 取盤，放入白蘿蔔絲和香菜段，淋入醬汁拌勻即可。

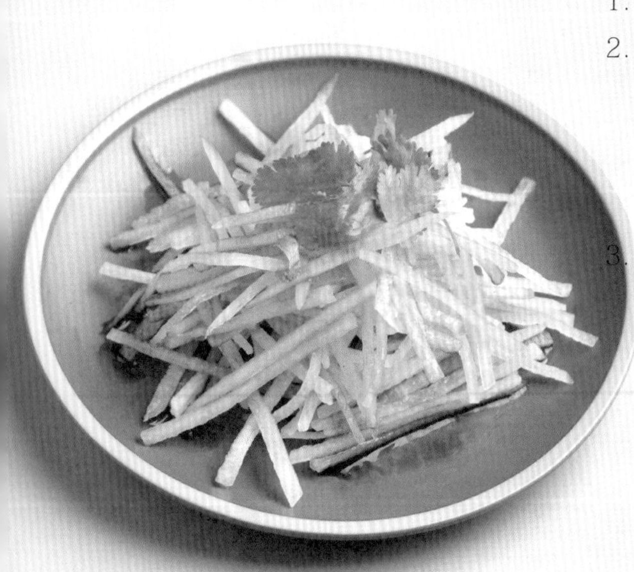

熱量	312大卡
醣類	50.7公克
蛋白質	14.8公克
脂肪	5.9公克

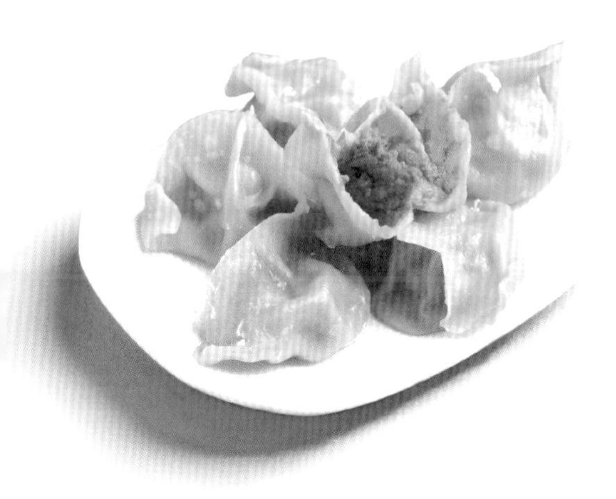

蘿蔔羊肉蒸餃 主食

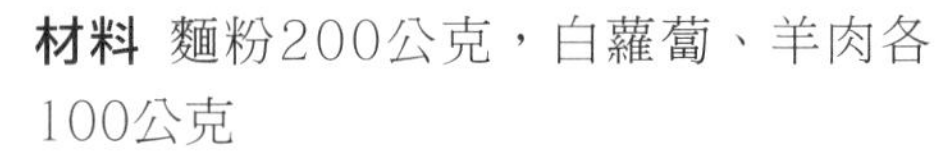

材料 麵粉200公克，白蘿蔔、羊肉各100公克

調味料 蔥末10公克，花椒粉5公克，鹽2公克，生抽3公克，胡椒粉少許，香油適量。

作法

1. 將白蘿蔔洗淨，刨絲，用滾水燙過，放涼後擠去水分。
2. 羊肉洗淨，剁餡，加生抽、花椒粉、鹽、胡椒粉攪拌成糊；羊肉糊中加白蘿蔔絲、蔥末、香油拌勻即為餡料。
3. 將麵粉加適量熱水攪勻，揉成燙麵麵團；取燙麵麵團搓條，下劑子，擀成餃子皮；再包入餡料。
4. 將餃子放蒸籠中，大火蒸熟即可。

熱量	13大卡
醣類	2.1公克
蛋白質	1.4公克
脂肪	0.1公克

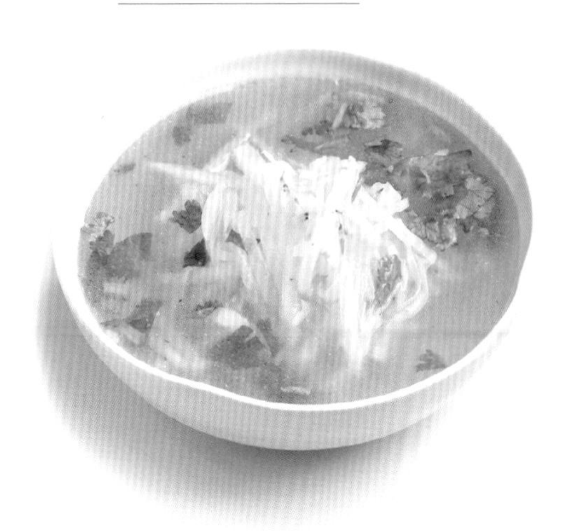

蝦皮蘿蔔湯

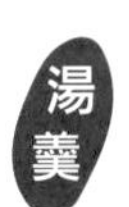

材料 白蘿蔔150公克，蝦皮10公克

調味料 胡椒粉、香菜末、薑末、香油各適量

作法

1. 白蘿蔔洗淨，去皮，切成絲。
2. 鍋內加入適量清水、薑末，燒開後，放入白蘿蔔絲煮至軟，放入蝦皮，加胡椒粉、香油調味，最後撒上香菜末即可。

苦瓜

清火解毒，降壓降脂

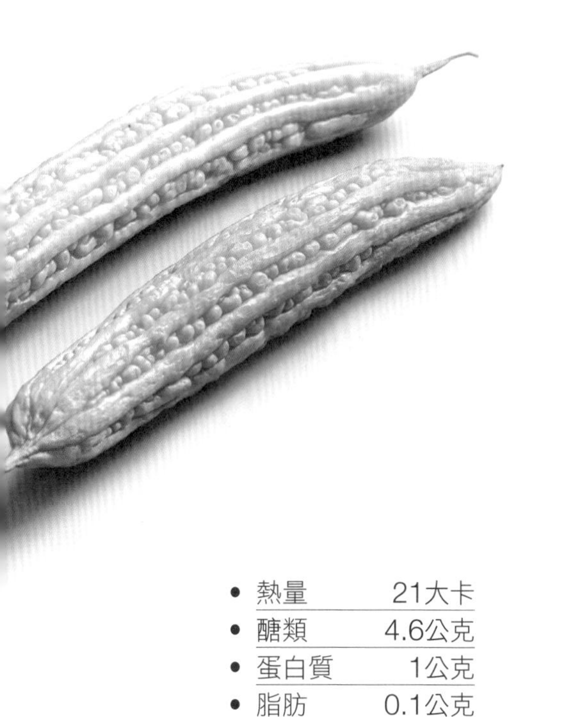

熱量：22大卡／100公克可食部分

降血壓營養成分：維生素C、鉀、苦瓜苷

建議用量：50～100公克／天

降壓最佳吃法：涼拌、炒

苦瓜拌木耳

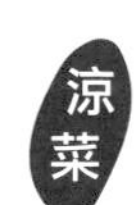

• 熱量	21大卡
• 醣類	4.6公克
• 蛋白質	1公克
• 脂肪	0.1公克

材料 苦瓜200公克，泡發木耳50公克，紅椒25公克

調味料 蒜末10公克，鹽、生抽各2公克，醋5公克，橄欖油、白糖各3公克

作法

1. 苦瓜洗淨，去瓤，切片；木耳撕成小朵；紅椒洗淨，切絲；將蒜末、鹽、淡醬油、醋、橄欖油調成醬汁備用。
2. 將木耳、苦瓜片分別燙熟，撈出放涼。
3. 將所有材料放在盤中，倒入醬汁，拌勻即可。

減輕苦瓜苦味的小竅門

烹調時加入少量白糖和醋，就可以去除苦瓜大部分的苦味。

蒜蓉苦瓜

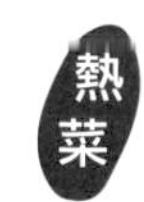

- 熱量 27大卡
- 醣類 5.9公克
- 蛋白質 1.1公克
- 脂肪 0.1公克

材料 苦瓜250公克，大蒜20公克

調味料 白糖5公克，鹽2公克

作法

1. 苦瓜洗淨，對半剖開，去瓤，斜切成片。
2. 大蒜去皮，洗淨，剁成末。
3. 鍋置爐火上，放油燒熱，放苦瓜片翻炒後放白糖、鹽，炒至苦瓜漸軟，關火，放入蒜末炒勻即可。

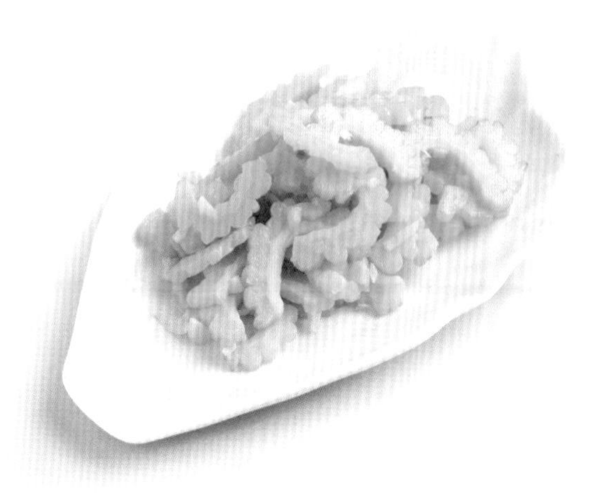

苦瓜+大蒜，降血壓

苦瓜有保持血管彈性的作用，大蒜所含大蒜素有助於降脂，一起吃可有降血壓的作用。

苦瓜菊花瘦肉湯

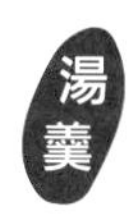

- 熱量 109大卡
- 醣類 3.9公克
- 蛋白質 14.2公克
- 脂肪 4.2公克

材料 豬肉（瘦）200公克，苦瓜150公克，菊花15公克

調味料 蔥段、薑片、鹽各適量

作法

1. 豬肉洗淨，汆燙，切塊；苦瓜洗淨，去子，切片；菊花洗淨，浸泡5分鐘。
2. 鍋中倒入適量清水，煮滾後放入瘦肉塊、苦瓜片、菊花、蔥段、薑片，慢燉1小時，放入鹽調味即可。

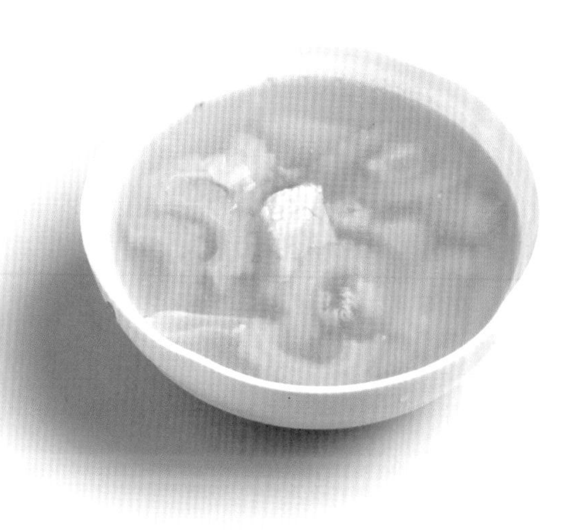

菊花可緩解高血壓引起的頭暈頭痛

菊花具有疏風散熱、平肝明目的功效，燉湯時放一點菊花，能夠幫助高血壓患者有效緩解頭暈頭痛、心煩失眠等症狀。

茭白筍

排鈉降壓

熱量：26大卡／100公克可食部分

降血壓營養成分：鉀、膳食纖維

建議用量：50～100公克／天

降壓最佳吃法：涼拌、炒

- 熱量 48大卡
- 醣類 11.7公克
- 蛋白質 1.8公克
- 脂肪 0.3公克

涼拌茭白筍絲

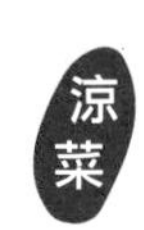

材料 茭白筍、胡蘿蔔各250公克

調味料 鹽2公克，白糖1公克，香油少許

作法

1. 茭白筍、胡蘿蔔洗淨，去皮後切絲，備用。
2. 茭白筍絲、胡蘿蔔絲放入滾水中，汆燙1分鐘後撈出。
3. 將茭白筍絲、胡蘿蔔絲放入冷水中冷卻後取出。
4. 最後加入鹽、白糖、香油調味即可。

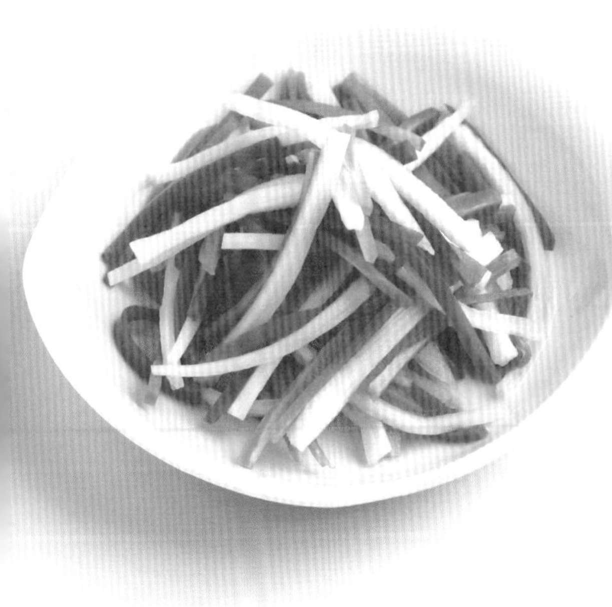

涼拌茭白筍適合夏季食用

茭白筍可用來涼拌，高血壓患者夏季食用較為適宜，可清熱通便、除煩解酒。

茭白筍炒肉片

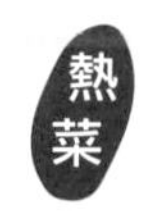

- 熱量 121大卡
- 醣類 4.4公公克
- 蛋白質 14.3公公克
- 脂肪 5.4公公克

材料 豬里肌肉、茭白筍各200公克
調味料 蔥末、蒜末各5公克，太白粉適量，醬油3公克，鹽1公克
作法

1. 茭白筍去皮，洗淨，切片；豬里肌肉洗淨，切片，用醬油、太白粉醃漬備用。
2. 炒鍋置爐火上，倒油燒至7分熱，放入肉片滑熟，盛出待用。
3. 鍋留底油，放入蔥末、蒜末煸香，放入茭白筍片翻炒片刻，加入肉片、鹽翻炒入味即可。

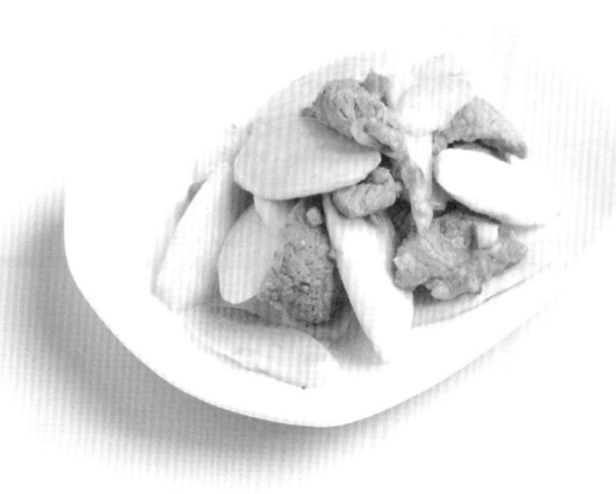

豬肉+茭白筍，增加食欲又營養

豬肉可提供優質蛋白質，茭白筍中富含鉀，二者搭配可促進食欲，營養互補。

- 熱量 17大卡
- 醣類 3.8公克
- 蛋白質 1公克
- 脂肪 0.2公克

香菇茭白筍湯

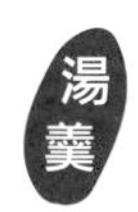

材料 茭白筍150公克，鮮香菇50公克
調味料 蔥花適量，鹽2公克
作法

1. 茭白筍去皮，洗淨，切片；鮮香菇去蒂，洗淨，入滾水中燙透，撈出，切絲。
2. 鍋置爐火上，倒入適量植物油，待油燒至7分熱，放蔥花炒香，放入茭白筍片和香菇絲翻炒均勻，加適量清水煮至茭白筍片熟透，再用鹽調味即可。

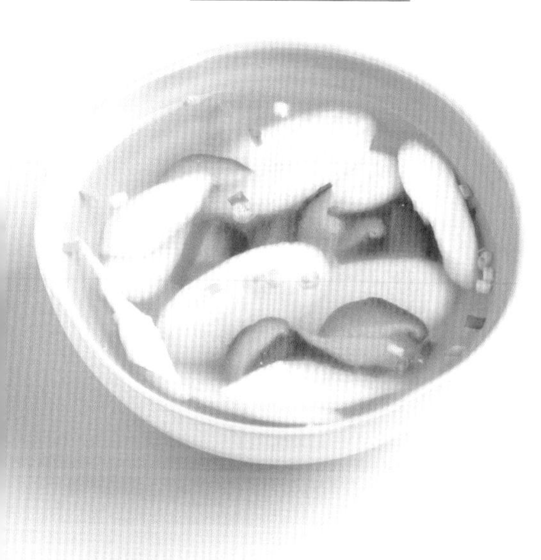

茭白筍+香菇，促進消化

茭白筍可解熱毒、除煩渴，配以補氣益胃的香菇，可增進食欲、幫助消化。

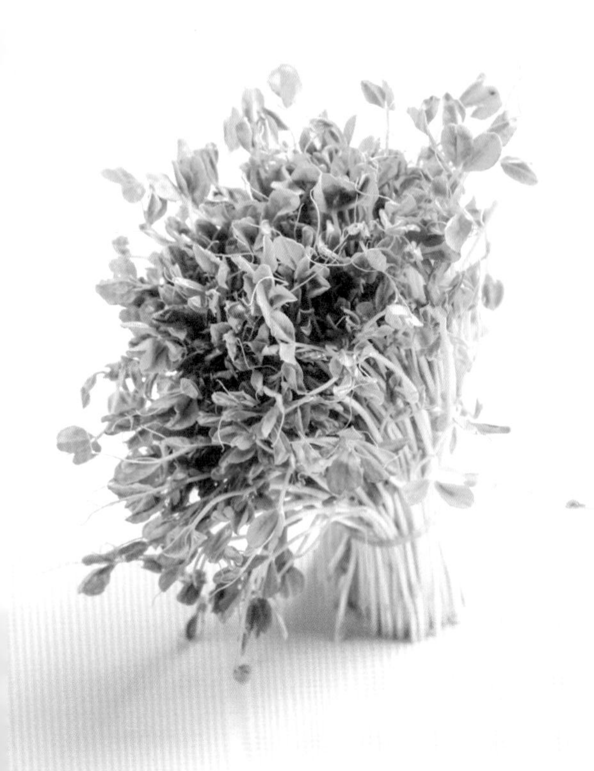

豌豆苗

促進排便，控血壓

熱量：38大卡／100公克可食部分

降血壓營養成分：鉀、膳食纖維

建議用量：50～100公克／天

降壓最佳吃法：炒、煮湯

- 熱量 21大卡
- 醣類 1.7公克
- 蛋白質 3.2公克
- 脂肪 0.5公克

涼拌豌豆苗

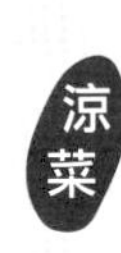

材料 豌豆苗200公克

調味料 蠔油、白糖、香油各適量

作法

1. 將豌豆苗揀洗乾淨，放入滾水鍋中燙熟後撈出，切段，放入盤中。
2. 取小碗，放入蠔油、白糖、香油，調成醬汁，淋在豌豆苗上拌匀即可。

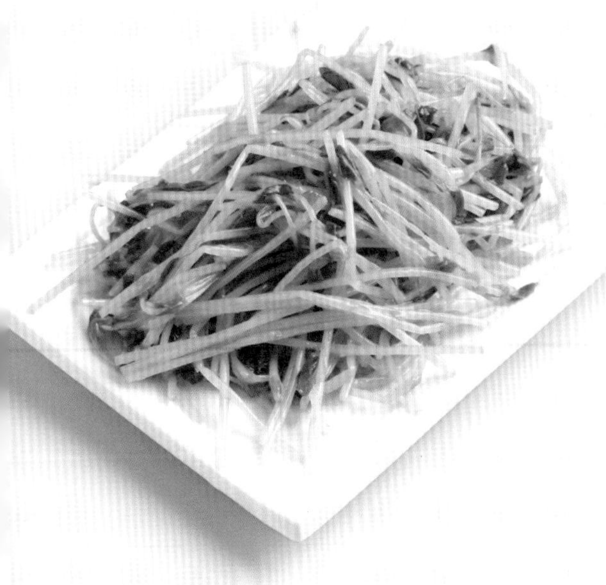

豌豆苗可利尿消脂

高血壓患者如果吃多了油膩食物，可以吃一些涼拌豌豆苗，一方面能消脂除膩，另一方面可促進腸道蠕動。

- 熱量 32大卡
- 醣類 2.6公克
- 蛋白質 4.8公克
- 脂肪 0.8公克

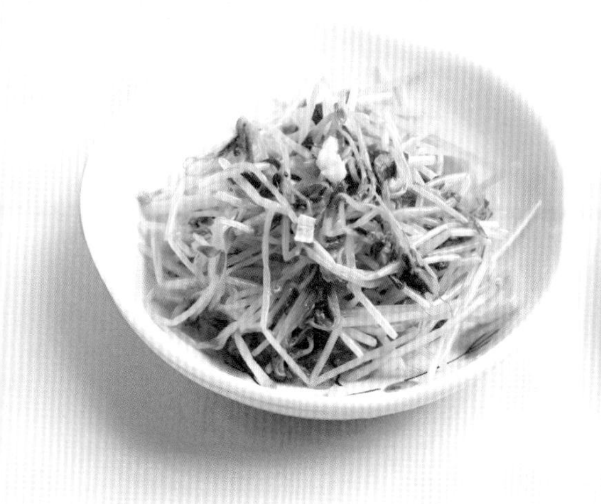

素炒豌豆苗

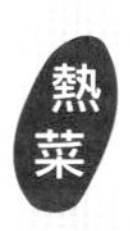

材料 豌豆苗300公克

調味料 蔥花、蒜末各3公克，鹽1公克

作法

1. 豌豆苗揀洗乾淨。
2. 炒鍋置爐火上，倒入適量植物油，待油燒至7分熱，加蔥花炒香。
3. 放入豌豆苗炒香，加蒜末、鹽調味即可。

常吃豌豆苗，可減重

豌豆苗中含豐富的鉀和膳食纖維，有利於水腫型肥胖人群減肥瘦身。

- 熱量 45大卡
- 醣類 7.3公克
- 蛋白質 4.6公克
- 脂肪 0.7公克

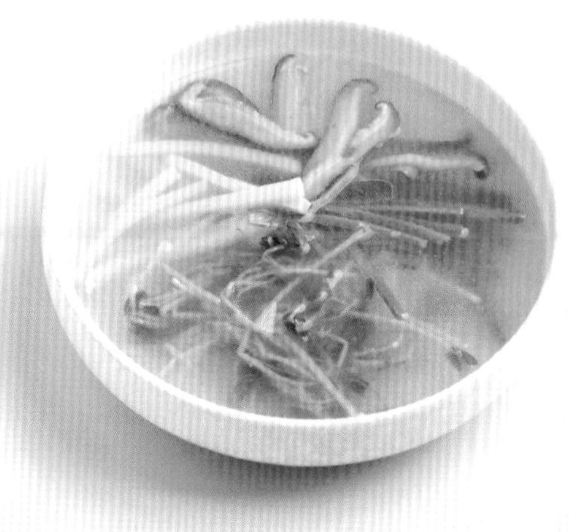

三絲豆苗湯

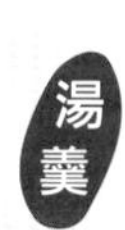

材料 豌豆苗、鮮香菇各150公克，竹筍100公克，胡蘿蔔80公克

調味料 香油2公克，料理酒、鹽、薑末各1公克

作法

1. 胡蘿蔔去皮，洗淨，切絲；竹筍、香菇洗淨，切絲；豌豆苗洗淨。
2. 胡蘿蔔絲、竹筍絲、香菇絲、豌豆苗分別汆燙後放入大湯碗中。
3. 鍋置爐火上，放適量水燒開，加鹽、料理酒、薑末煮開，淋入香油，盛出，澆入已經放入三絲和豌豆苗的湯碗中即可。

香菇

保護血管

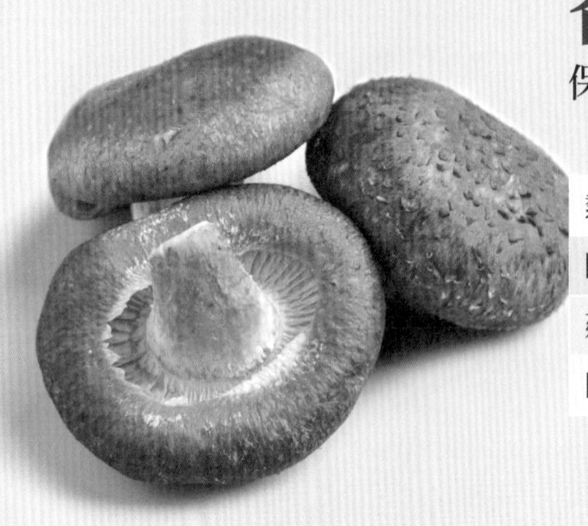

熱量：26大卡／100公克可食部分（新鮮）

降血壓營養成分：多醣體

建議用量：50～100公克／天（新鮮）

降壓最佳吃法：清蒸、煮湯

- 熱量 26大卡
- 醣類 5.6公克
- 蛋白質 1.6公克
- 脂肪 0.2公克

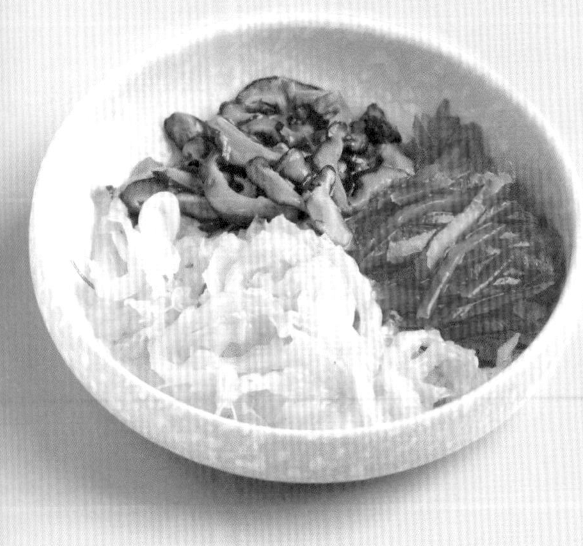

蒸三素 熱菜

材料 新鮮香菇、胡蘿蔔、白菜各100公克

調味料 鹽2公克，太白粉適量，香油3公克

作法

1. 新鮮香菇、白菜、胡蘿蔔分別洗淨，再切絲。
2. 取小碗，抹油，放香菇絲、胡蘿蔔絲、白菜絲蒸10分鐘，倒扣入盤。
3. 鍋內倒少許水煮滾，加鹽、香油調味，淋太白粉勾芡，再將芡汁倒入盤中即可。

買香菇不要選特別大的

長得特別大的香菇多是用激素催肥的，請不要選購。

香菇青花菜 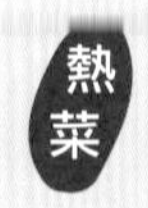

- 熱量 27大卡
- 醣類 4.5公克
- 蛋白質 2.9公克
- 脂肪 0.5公克

材料 新鮮香菇、青花菜各150公克

調味料 蔥花5公克，鹽2公克

作法

1. 鮮香菇去蒂，洗淨，入滾水中燙透，撈出，放涼，切塊；青花菜洗淨，掰成小朵，入滾水中燙1分鐘，撈出。
2. 炒鍋置爐火上，倒入適量植物油，待油燒至7分熱，放蔥花炒出香味，放入香菇塊和青花菜翻炒均勻，用鹽調味即可。

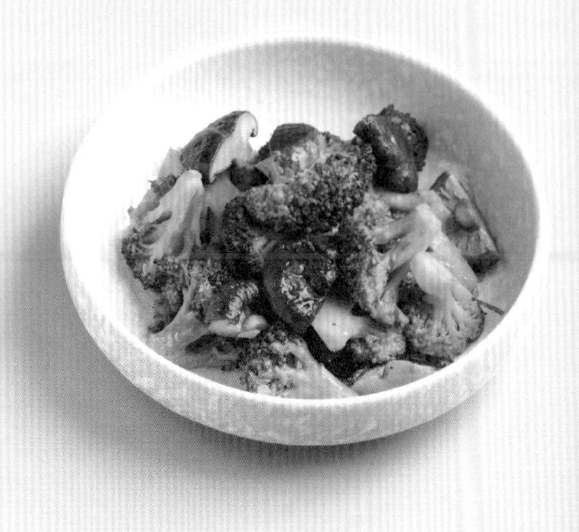

香菇可促進膽固醇的分解，改善動脈硬化

香菇含有膳食纖維，有助於促進膽固醇的分解和排泄，改善動脈硬化，並使血壓降低。

香菇雞湯 湯羹

- 熱量 178大卡
- 醣類 4公克
- 蛋白質 20公克
- 脂肪 9.5公克

材料 雞半隻（約300公克），枸杞子10公克，新鮮香菇5朵

調味料 薑片5公克，鹽3公克，香油2公克，料理酒適量

作法

1. 雞洗淨，切成塊，汆燙去血水；香菇洗淨，去蒂，切塊；枸杞子洗淨。
2. 砂鍋置爐火上，放入雞塊、香菇塊、薑片、枸杞，加入適量清水、料理酒，大火煮滾後轉小火繼續燉煮50分鐘，撈去浮沫，淋入香油，最後再加入鹽調味即可。

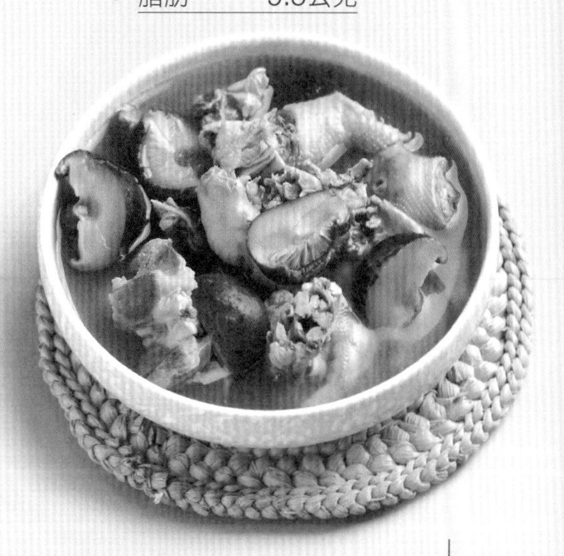

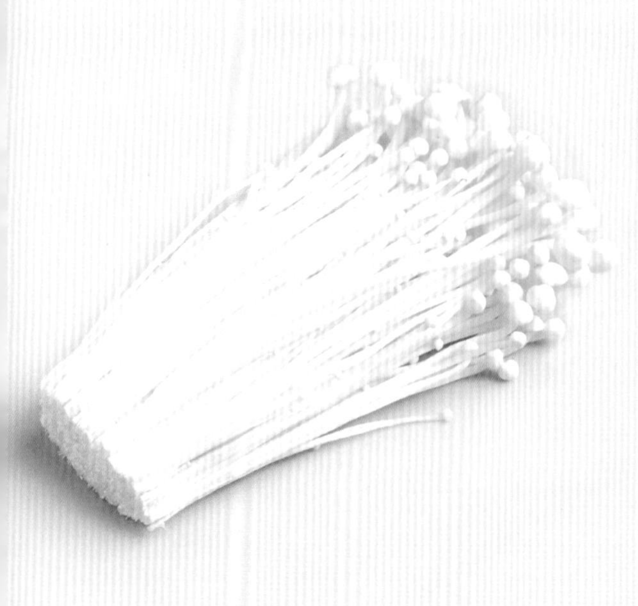

金針菇

通便，清熱

熱量：32大卡／100公克可食部分

降血壓營養成分：鉀、膳食纖維

建議用量：30～50公克／天

降壓最佳吃法：涼拌、炒

金針菇拌雞絲

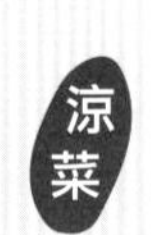

• 熱量	88大卡
• 醣類	5.3克
• 蛋白質	11.3克
• 脂肪	2.8克

材料 金針菇200公克，雞胸肉150公克

調味料 蒜末3公克，香油、醬油各2公克， 醋4公克，鹽1公克

作法

1. 將雞胸肉洗淨，入滾水中燙至熟，撈出放涼，撕成絲；金針菇洗淨，放入滾水中燙熟，撈出沖涼，瀝乾水分。
2. 將雞絲、金針菇絲放入容器內，加入蒜末、醬油、香油、鹽、醋拌勻即可。

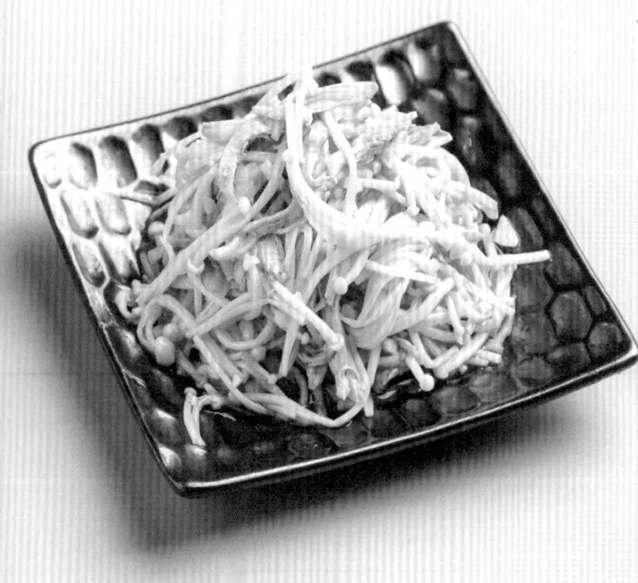

金針菇高鉀低鈉，保護血管

經常食用高鉀低鈉的金針菇可保護血管，防止動脈壁受損，降低高血壓患者發生腦中風的風險。

素炒金針菇

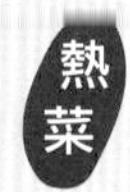

熱量	26大卡
醣類	5公克
蛋白質	1.9公克
脂肪	0.3公克

材料 金針菇200公克，泡發木耳50公克

調味料 蔥末、薑絲各5公克，鹽1公克，高湯適量

作法

1. 金針菇洗淨，去根；木耳洗淨，撕小朵。
2. 鍋內倒油燒熱，爆香蔥末、薑絲，放木耳翻炒，放入金針菇、鹽、高湯翻炒至熟即可。

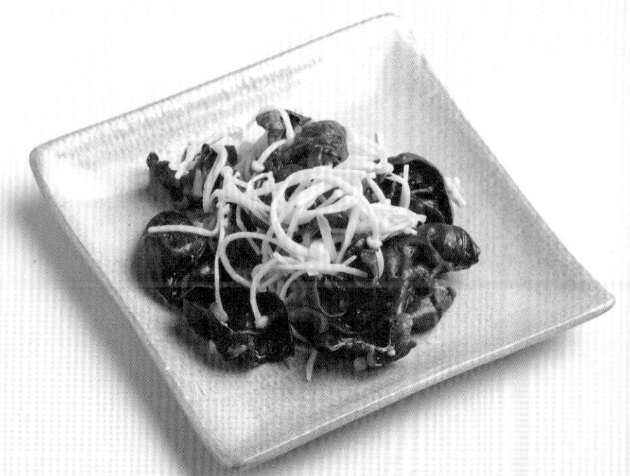

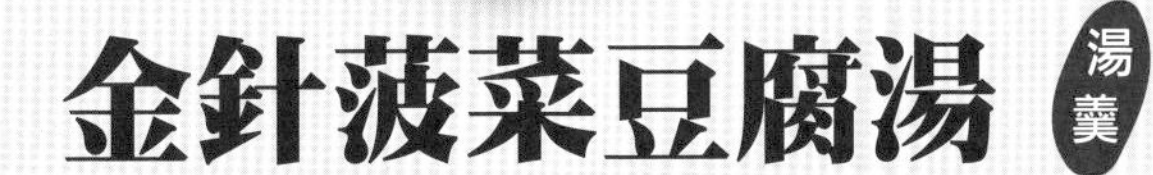

金針菠菜豆腐湯

熱量	95大卡
醣類	5.9克
蛋白質	8.6克
脂肪	4.7克

材料 豆腐250公克，金針菇100公克，菠菜50公克，鮮蝦30公克

調味料 香油適量，濃湯塊半塊

作法

1. 豆腐洗淨，切塊；鮮蝦去頭、去腸泥，洗淨；金針菇、菠菜去根，洗淨，菠菜汆燙。
2. 鍋中倒入清水大火煮滾，加入高湯塊，放入豆腐塊、金針菇，再轉中火煮10分鐘。
3. 放入鮮蝦、菠菜煮熟，關火，淋上香油即可。

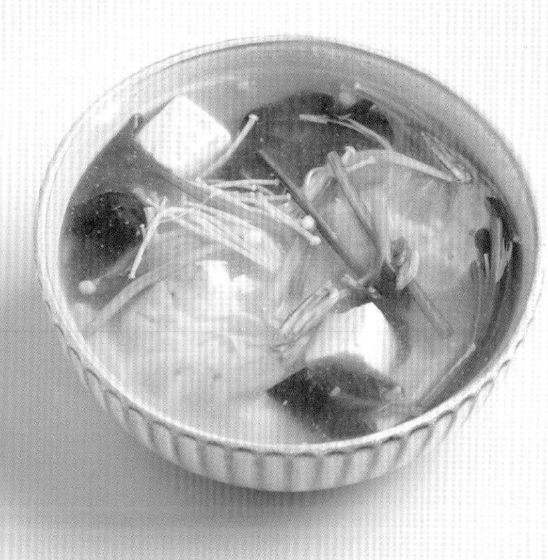

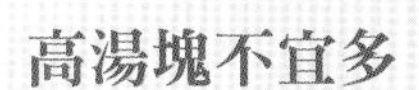

高湯塊不宜多

這道湯高湯塊用量不宜多，以免攝入過多鈉。也可用蝦皮代替。

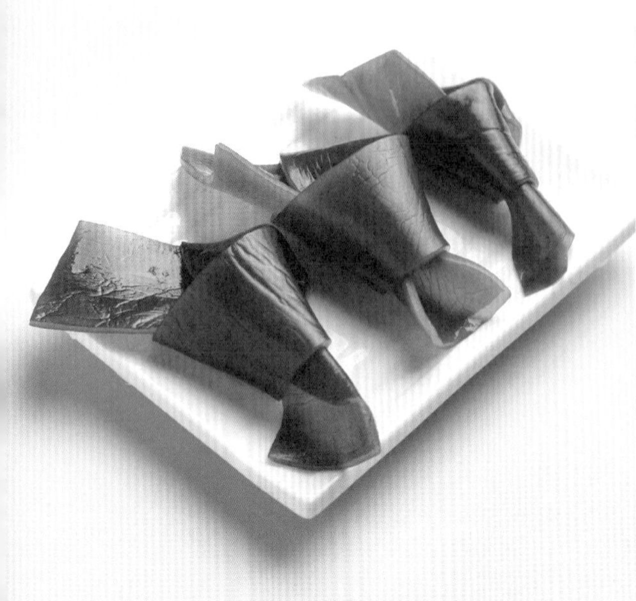

海帶

降低血液黏度，補充碘

熱量：13大卡／100公克可食部分（新鮮）

降血壓營養成分：鉀、甘露醇

建議用量：50～100公克（泡發）

降壓最佳吃法：涼拌、煮湯

白菜心拌海帶

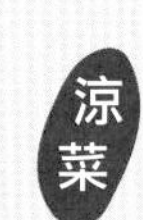

熱量	21大卡
醣類	3.5克
蛋白質	1.7克
脂肪	0.2克

材料 白菜心250公克，泡發海帶100公克

調味料 香菜碎20公克，蒜末10公克，醋、香油各5公克，醬油3公克，白糖1公克

作法

1. 白菜心洗淨，切絲；海帶洗淨，切絲，放入滾水中煮10分鐘，撈出放涼，瀝乾水分。
2. 取盤，放入白菜絲和海帶絲，將所有調味料製成醬汁，淋在上面拌勻即可。

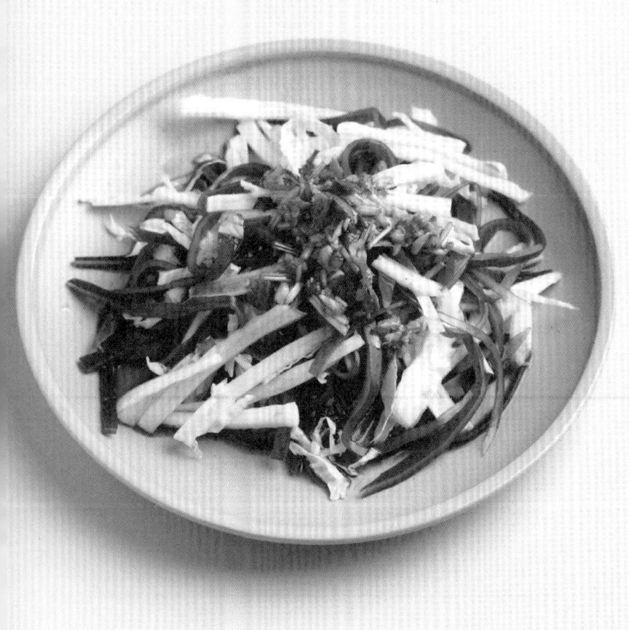

白菜+海帶，降壓又調脂

白菜和海帶都富含膳食纖維和鉀，搭配一起食用有很好的調脂降血壓、促進排便作用。

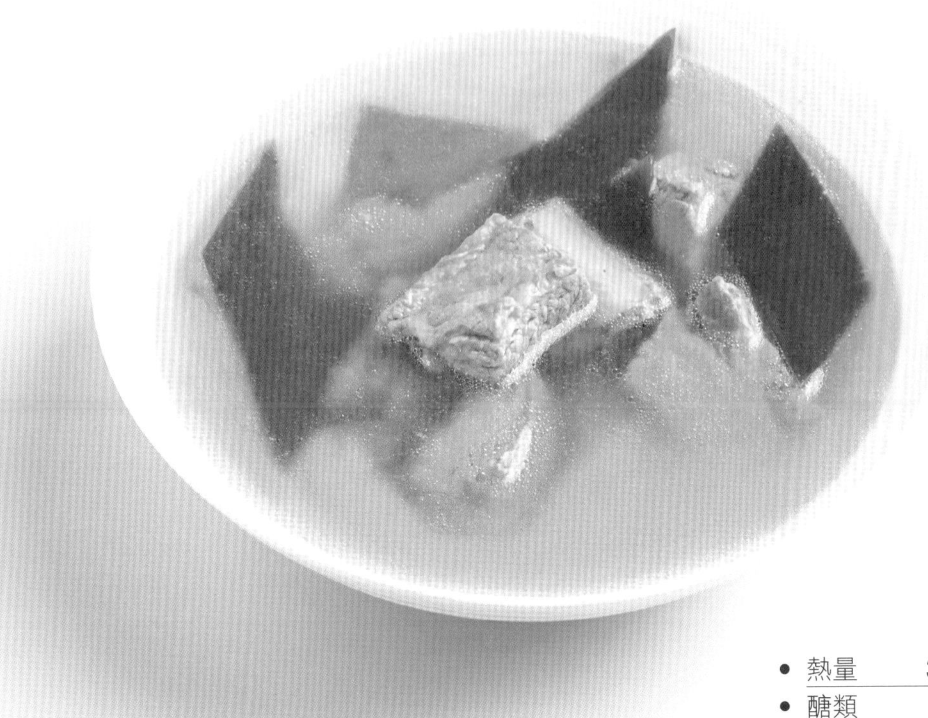

- 熱量 377大卡
- 醣類 2克
- 蛋白質 22.9克
- 脂肪 30.9克

海帶排骨湯

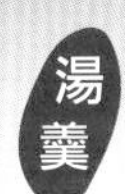

材料 豬排骨400公克，泡發海帶150公克。

調味料 料理酒、蔥段、薑片各10公克，鹽2公克，香油3公克

作法

1. 海帶洗淨，切成菱形片，汆燙；排骨洗乾淨，剁成段，汆燙後撈出，去血水。
2. 鍋內加入適量清水，放入排骨、蔥段、薑片、料理酒，用大火煮滾，撈去浮沫，轉用中火煮約1小時，放入海帶片，再用大火煮滾20分鐘，加鹽調味，淋入香油即可。

可加幾片橘皮

煮海帶排骨湯時，加入幾片洗淨的橘皮，能去除異味和油膩，使湯的味道更鮮美。

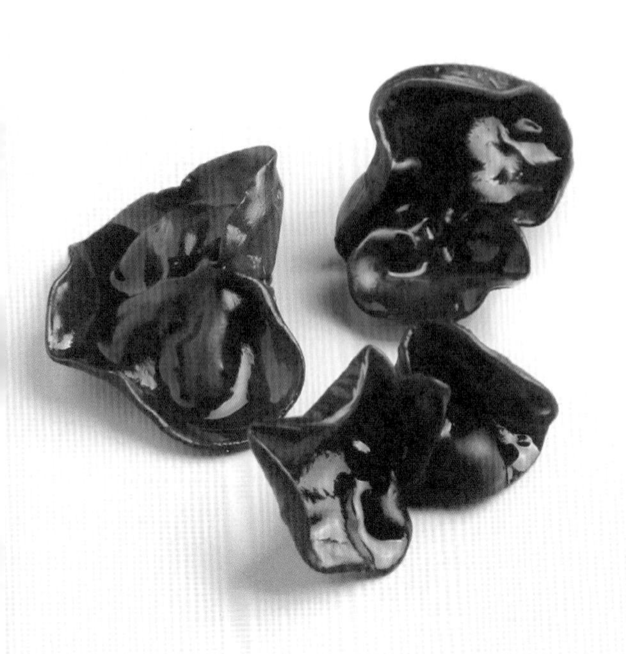

木耳

清腸降脂，預防血栓

熱量：27大卡／100公克可食部分（泡發）

降血壓營養成分：多醣、鉀

推薦用量：50公克／天（泡發）

降壓最佳吃法：涼拌、煮湯

涼拌雙耳

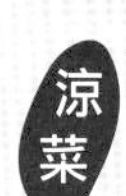

- 熱量　96大卡
- 醣類　24.4公克
- 蛋白質　3.8公克
- 脂肪　0.5公克

材料 泡發木耳、泡發銀耳各100公克

調味料 紅辣椒段、蔥花各10公克，鹽3公克，香油、醋各少許

作法

1. 將木耳和銀耳洗淨，撕成小片，放入滾水中燙2分鐘，撈出放涼，瀝乾水分。
2. 炒鍋置爐火上，倒入適量植物油，待油燒至7分熱，放入蔥花、紅辣椒段炒香，關火。
3. 將炒鍋內的油連同蔥花、紅辣椒段均勻地淋在木耳和銀耳上，再用鹽、醋、香油調味即可。

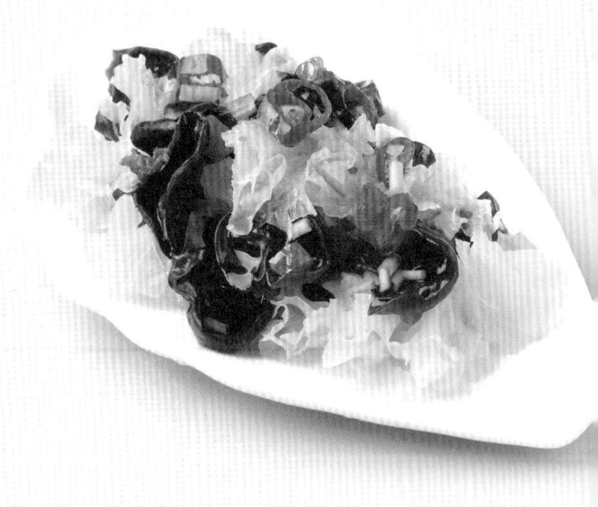

- 熱量 18大卡
- 醣類 4.1公克
- 蛋白質 1公克
- 脂肪 0.2公克

- 熱量 66大卡
- 醣類 3.2公克
- 蛋白質 5.8公克
- 脂肪 3.6公克

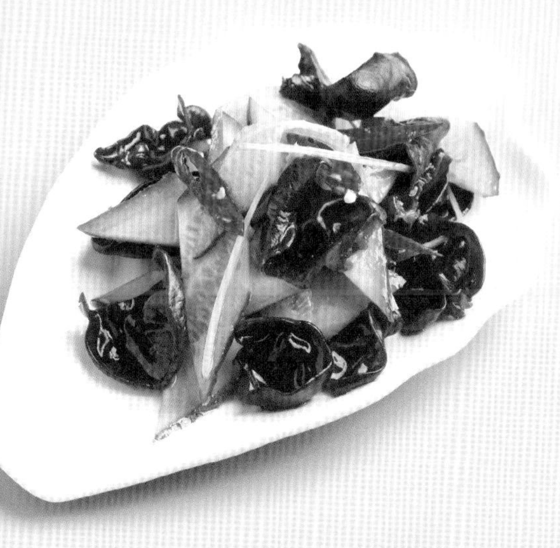

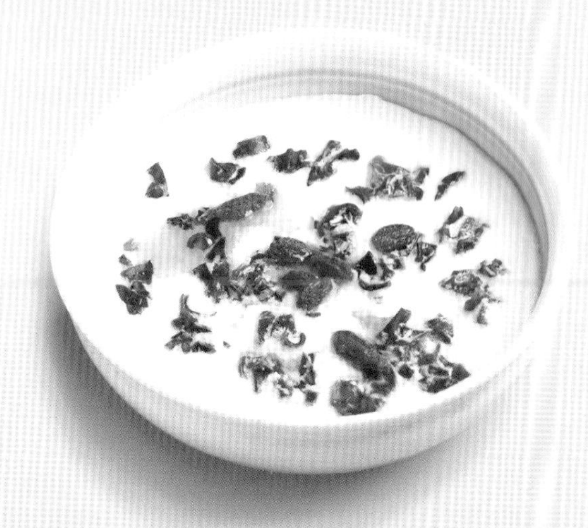

爽口木耳

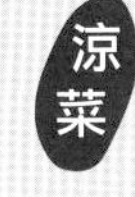

材料 泡發木耳、黃瓜各100公克

調味料 鹽、蒜汁、蔥絲、香油、白糖、紅辣椒段、醋各適量

作法

1. 泡發木耳去蒂，洗淨，撕小朵，汆燙後撈出，沖涼，瀝水；黃瓜洗淨，切片。
2. 將木耳片、黃瓜片、紅辣椒段放入容器中，加入鹽、香油、蒜汁、蔥絲、白糖、醋拌勻即可。

木耳+黃瓜，利尿、降壓

黃瓜低鈉，木耳富含膳食纖維和鐵，兩者搭配食用，降壓效果好。

木耳蒸蛋

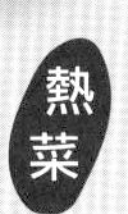

材料 泡發木耳50公克，雞蛋2個（約120公克），枸杞子5公克

調味料 醬油、香油各2公克

作法

1. 泡發木耳洗淨，切碎；雞蛋打散，加入適量冷開水攪拌均勻，將切碎的木耳放入蛋液中。
2. 鍋內加水煮滾，將備好的蛋液隔水蒸10分鐘，關火。
3. 將洗淨的枸杞子放在蒸蛋上，淋入醬油、香油即可。

蒸蛋的時候，鍋蓋不要蓋緊

可用筷子隔開一條縫，這樣蒸出的蛋更鮮、更嫩滑。

木耳燒高麗菜 熱菜

材料 泡發木耳100公克，高麗菜250公克

調味料 蔥花5公克，白糖、鹽各2公克

作法

1. 木耳洗淨，撕成小片；高麗菜揀洗乾淨，撕成小片。
2. 炒鍋置爐火上，倒入適量植物油，待油燒至7分熱時放蔥花炒香，放入木耳和高麗菜片翻炒3分鐘，用鹽、白糖調味即可。

圓白菜有助消化

圓白菜中的膳食纖維可以增進食欲、促進消化、預防高血壓患者出現便祕。

- 熱量 29大卡
- 醣類 5.8公克
- 蛋白質 1.8公克
- 脂肪 0.2公克

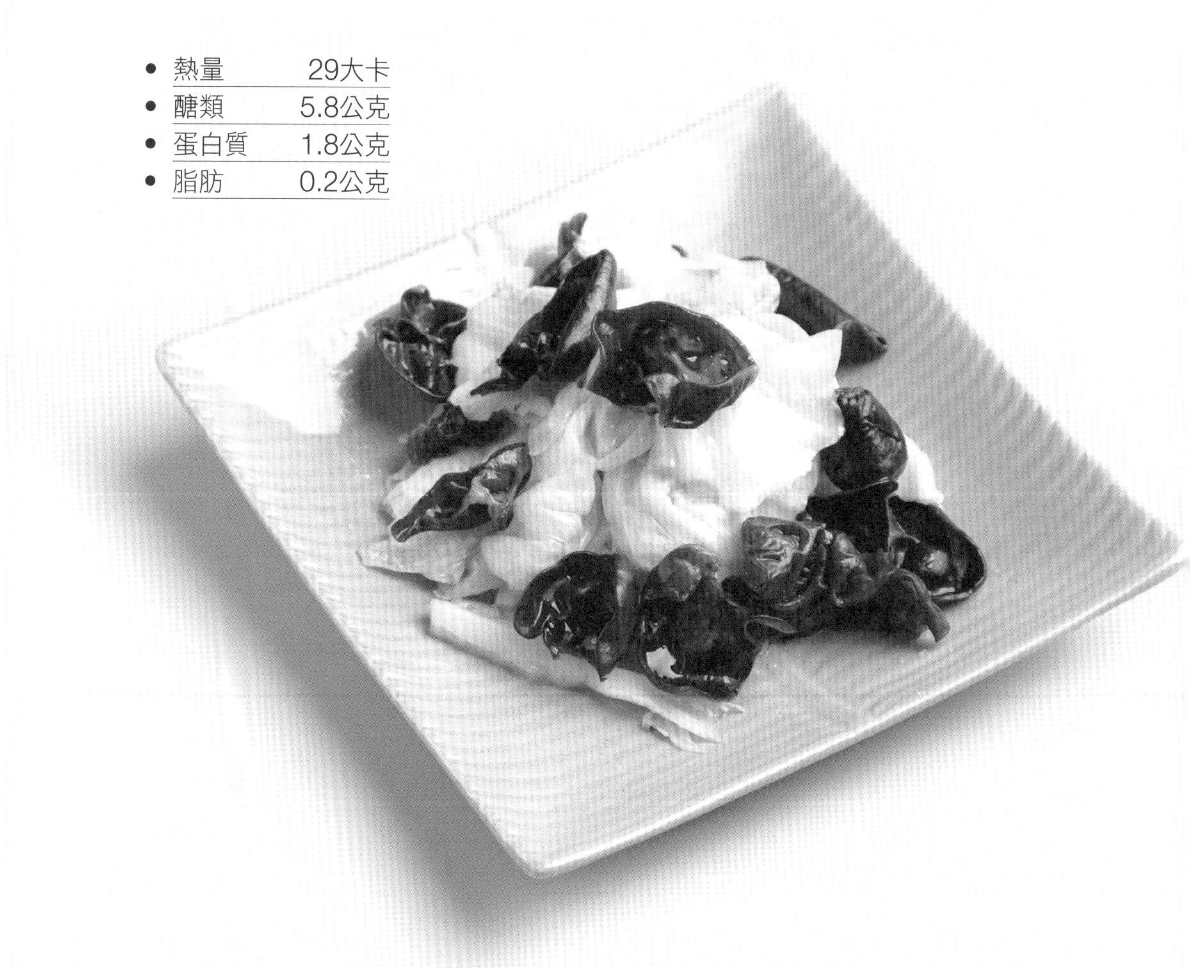

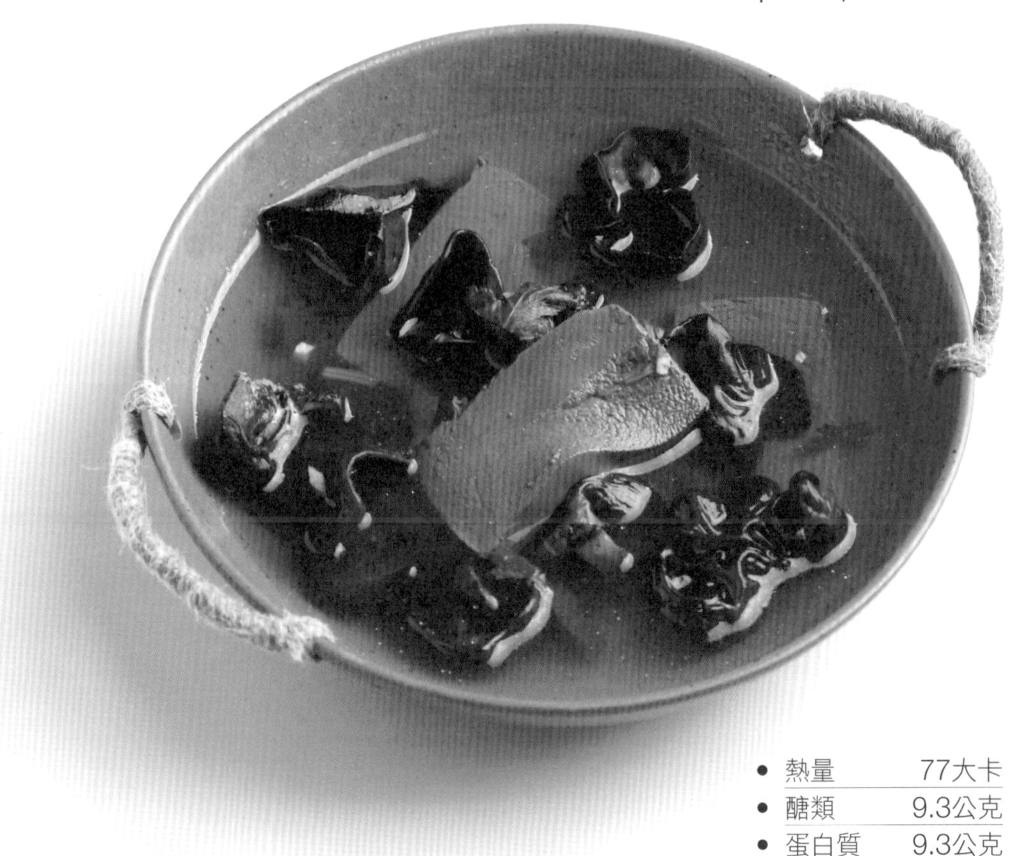

- 熱量 77大卡
- 醣類 9.3公克
- 蛋白質 9.3公克
- 脂肪 0.3公克

木耳鴨血 

材料 鴨血200公克，泡發木耳50公克

調味料 薑末、香菜段各5公克，鹽、胡椒粉各2公克，太白粉、香油各少許

作法

1. 鴨血洗淨，切厚片；泡發木耳洗淨，撕成小片。
2. 鍋置爐火上，加適量清水，煮滾後放入鴨血片、木耳、薑末，再次煮滾後轉中火煮10分鐘，用太白粉勾芡，撒上胡椒粉、香菜段、鹽，淋香油即可。

清潔木耳小方法

泡發木耳表面有一些細小的髒物，可用少許醋、鹽、麵粉或直接用洗米水輕輕搓洗木耳，能很快除去木耳表面的髒物。

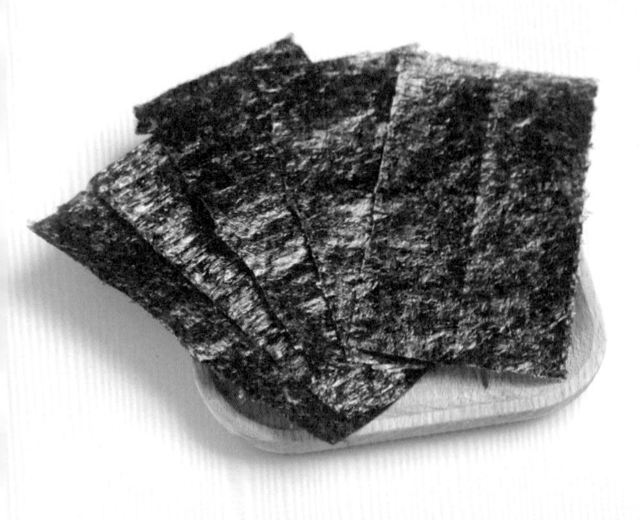

紫菜

補碘，促進排便

熱量：250大卡／100公克可食部分

降血壓營養成分：鈣

建議用量：5～15公克／天

降壓最佳吃法：煮湯

- 熱量 60大卡
- 醣類 3公克
- 蛋白質 4.8公克
- 脂肪 3.6公克

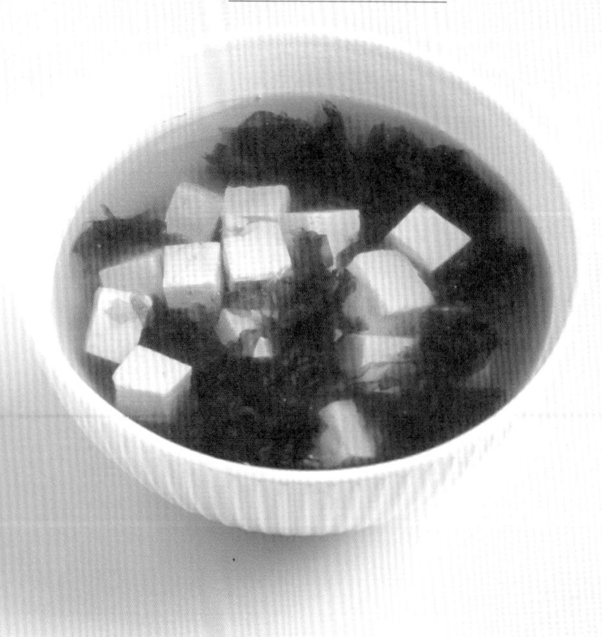

紫菜豆腐湯

材料 紫菜5公克，豆腐200公克

調味料 醬油、香油各3公克，胡椒粉少許

作法

1. 將紫菜撕碎；豆腐洗淨，切塊。
2. 砂鍋中加適量水，煮滾後放入豆腐塊，再次煮滾後放入紫菜，放入醬油、胡椒粉拌勻，淋入香油即可。

紫菜+豆腐，調節代謝

豆腐中的皂角苷會造成碘的缺乏，而紫菜富含碘，二者同食，可使體內碘元素處於平衡狀態。

紫菜包飯 主食

- 熱量 93大卡
- 醣類 13公克
- 蛋白質 5公克
- 脂肪 2.6公克

材料 熟米飯100公克，乾紫菜片適量，黃瓜、胡蘿蔔各50公克，雞蛋1個（約60公克），熟白芝麻少許

調味料 鹽、香油各適量

作法

1. 熟米飯中加鹽、熟白芝麻和香油攪拌均勻；雞蛋煎成蛋皮，取出後切長條；黃瓜洗淨，切條；胡蘿蔔洗淨，去皮，切條，燙熟。
2. 取一張紫菜鋪好，放上米飯，用手鋪平，放上蛋皮條、黃瓜條、胡蘿蔔條捲緊後，切成1.5公分長的段即可。

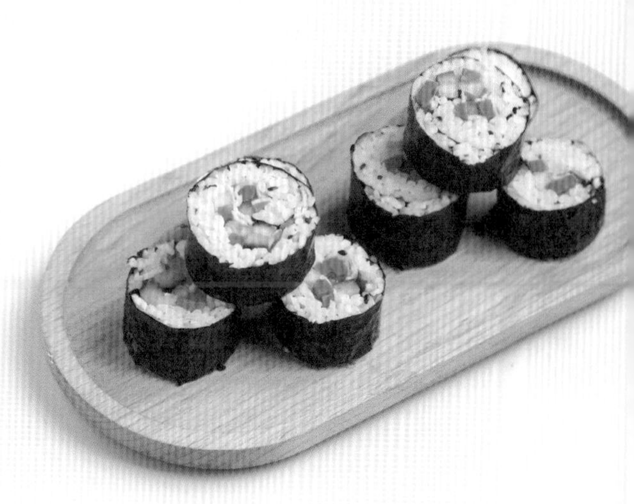

蝦仁紫菜湯麵 主食

- 熱量 432大卡
- 醣類 77.7公克
- 蛋白質 20.5公克
- 脂肪 4.6公克

材料 蝦仁20公克，雞蛋2個（約120公克），乾紫菜10公克，手擀麵300公克

調味料 鹽2公克，蔥花5公克

作法

1. 蝦仁洗淨，去腸泥；乾紫菜泡發，撕碎；將雞蛋打入碗內，攪勻。
2. 鍋置爐火上，放油燒熱，放入蔥花煸出香味。
3. 鍋內倒入適量開水，將手擀麵下入鍋中煮至9分熟。
4. 放入蝦仁，加少許鹽，淋上蛋液，蛋花浮起時，倒入裝有紫菜的湯碗中即可。

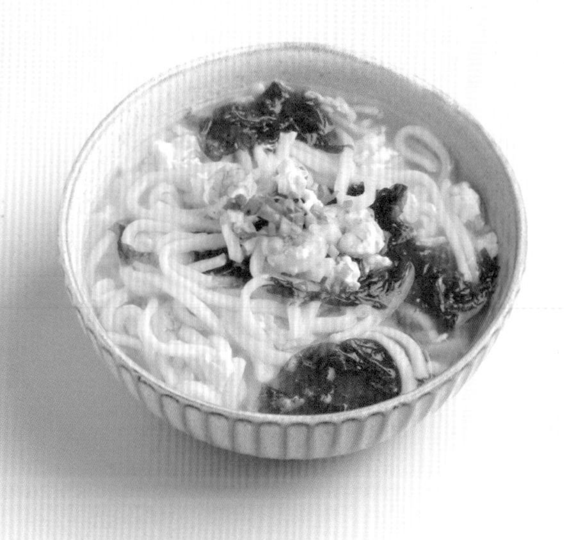

水果類

水果含有豐富的維生素和礦物質，可護血管、降血壓

研究證明，增加水果攝取量有利於身體健康。水果富含人體所需的多種維生素和礦物質，棗子、奇異果、柳丁等含豐富的維生素C，香蕉、蘋果、柚子等含大量鉀，而高鉀水果對高血壓患者很有幫助。

✱ 盡量吃完整的水果

2015年版《美國居民膳食指南》（Dietary Guidelines for Americans）提出健康的飲食模式要納入水果，尤其是吃「完整的水果」。這裡的完整水果主要是指水果要盡量帶皮吃。很多人在吃水果時會把果皮丟棄不吃，其實很多果皮不僅富含維生素C、膳食纖維，還含有抗氧化的花青素和其他多酚類物質，這些有益成分的含量甚至比果肉還多。

例如：蘋果皮中的總多酚含量達307毫克／100公克可食部分，黃酮為184毫克／100公克可食部分，原花青素為105毫克／100公克可食部，這些都是有利於調控血壓的成分；再如西瓜皮，相比西瓜果肉，其糖分少，有很好的清暑熱、除心煩的功效，適於高血壓患者在夏季食用。因此，高血壓患者吃水果最好帶皮一起吃，或是把皮留下來曬乾，泡茶或煮水飲用，如蘋果皮、梨皮、橘皮等；也可以與果肉一起榨汁飲用，或是做成菜食用。

✱ 新鮮當季水果優先

吃水果時還有一個原則，那就是優先選擇新鮮當季水果。「新鮮」這一點不難理解，因為新鮮的水果能保留更多的營養成分，口感也更好。現在非當季水果愈來愈多，相對於這些水果，當季水果經過充分日曬，如：夏季的桃、秋末冬初的鮮棗等，無論口感還是營養，都會更優。

每天吃200～350公克水果

《中國居民膳食指南（2016）》建議每人每天吃水果200～350公克。水果大部分是可以直接食用的，其所含的碳水化合物通常比蔬菜高，同時含有各種有機酸、豐富的維生素和礦物質，以及有抗氧化功效的植物化學物。一般來說，成熟度高的水果所含的營養成分要高於未成熟的水果。

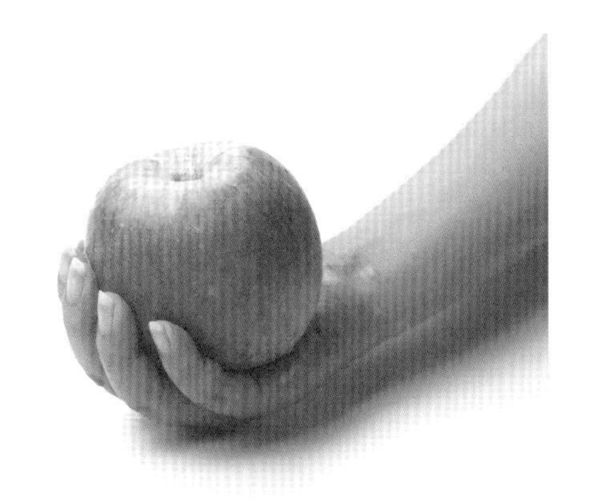
成人一隻手可握住的蘋果≒260公克

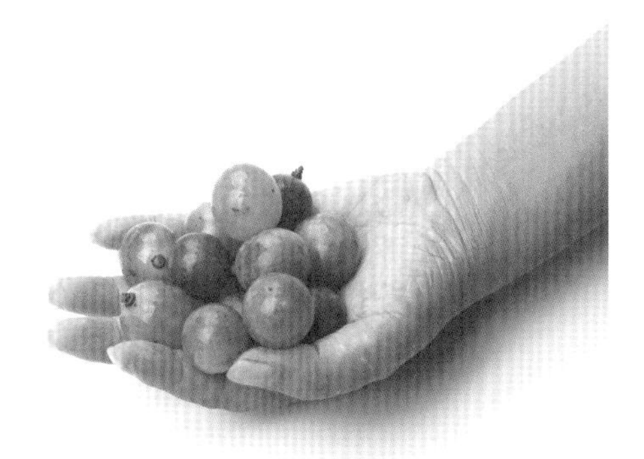
成人單手可托住的葡萄（約14～15顆）≒100公克

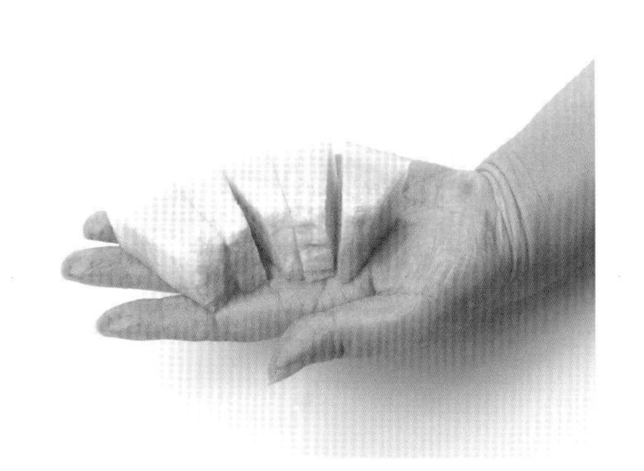
成人單手可托住的哈密瓜塊≒100公克

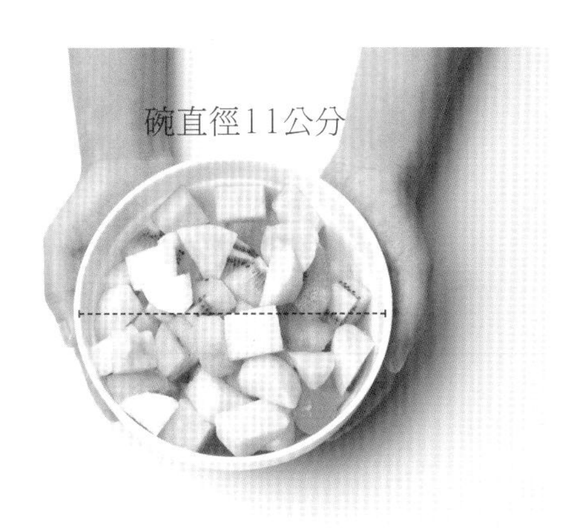

滿滿一碗水果塊≒200公克

蘋果

軟化血管，降血壓

熱量：54大卡／100公克可食部分

降血壓營養成分：鉀、膳食纖維

建議用量：1～2個／天

降壓最佳吃法：生食、榨汁

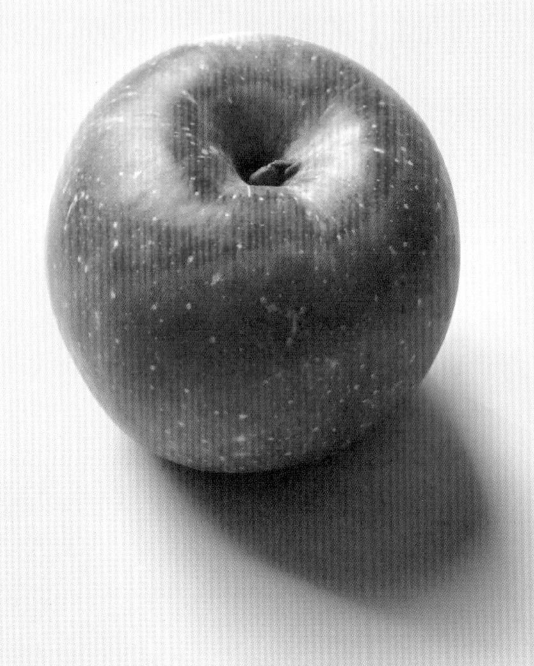

- 熱量 112大卡
- 醣類 15公克
- 蛋白質 7.4公克
- 脂肪 3.3公克

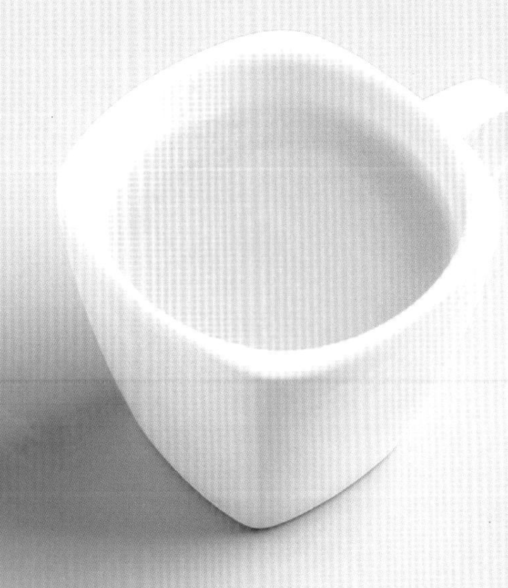

香蕉蘋果豆漿

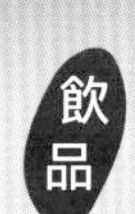

材料 黃豆60公克，香蕉80公克，蘋果50公克

作法

1. 黃豆用清水浸泡8～12小時，洗淨；蘋果洗淨，去皮、去核，切小塊；香蕉去皮，切小塊。
2. 將上述食材倒入全自動豆漿機中，加水至上下水位線之間，按下「豆漿」鍵，煮至豆漿機提示豆漿做好即可。

蘋果+香蕉，補鉀、降血壓

蘋果和香蕉都含有豐富的鉀和膳食纖維，有軟化血管、降血壓的作用。

蘋果蓮藕汁 飲品

材料 蘋果1個（約150公克），蓮藕50公克

調味料 蜂蜜適量

作法

1. 蘋果洗淨，去皮、去核，切小塊；蓮藕洗淨，切小塊。
2. 將上述材料放入果汁機中，加入飲用水攪打，打好後倒入杯中，加入蜂蜜調勻即可。

蘋果+蓮藕，降壓效果佳

蘋果可促進鈉的排出，蓮藕中的黏蛋白和膳食纖維可減少脂類吸收，一起吃降壓效果更優。

- 熱量 39大卡
- 醣類 9.5克
- 蛋白質 0.4克
- 脂肪 0.1克

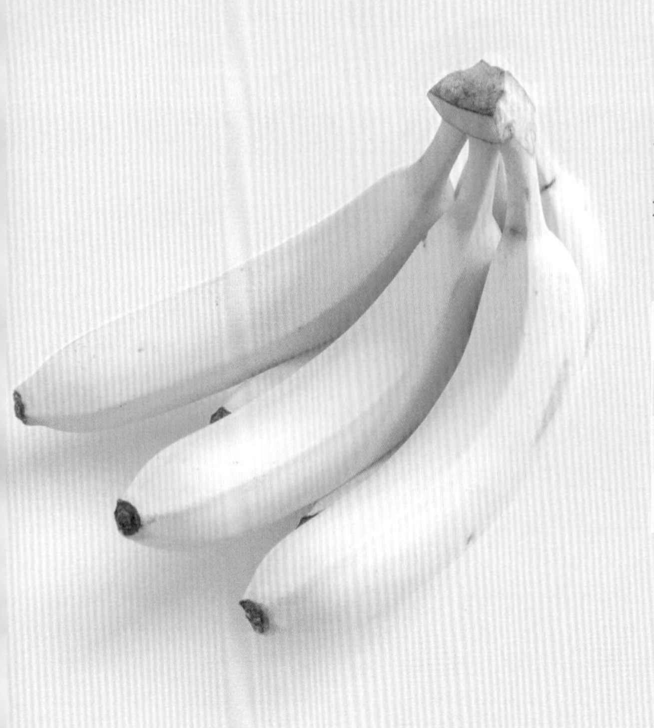

香蕉

補鉀，降血壓

熱量：93大卡／100公克可食部分
降血壓營養成分：鉀、膳食纖維
建議用量：1根／天
降壓最佳吃法：生食、煮粥、榨汁

- 熱量 110大卡
- 醣類 20公克
- 蛋白質 2.8公克
- 脂肪 2.3公克

香蕉蘋果奶昔

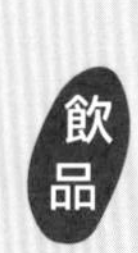

材料 香蕉、蘋果各150公克，牛奶200公克

調味料 蜂蜜適量

作法

1. 香蕉去皮，切小塊；蘋果洗淨，去皮和子，切小塊。
2. 將香蕉塊、蘋果塊和牛奶一起放入果汁機中，加入適量飲用水攪打均勻，加入蜂蜜調勻即可。

香蕉有降壓、助眠作用

睡前吃一根香蕉，或者用香蕉皮煮水喝，有助於降壓、安神助眠。

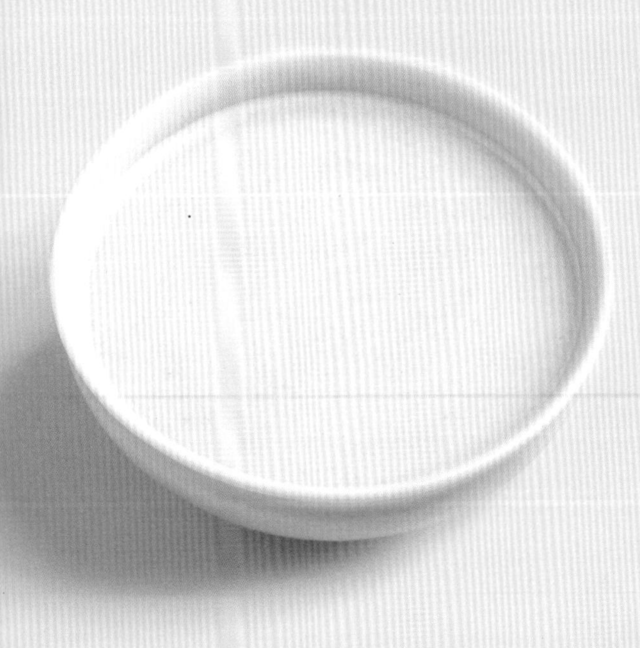

香蕉奶香麥片粥

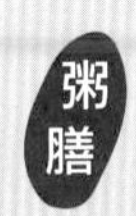

- 熱量 204大卡
- 醣類 34.6公克
- 蛋白質 7.5公克
- 脂肪 4.4公克

材料 香蕉、燕麥片各100公克，牛奶200公克，葡萄乾10公克

作法

1. 香蕉去皮，切小丁；葡萄乾洗淨備用。
2. 鍋內倒入適量清水煮滾，放入燕麥片，大火滾後轉小火煮至粥稠，放涼至溫熱，淋入牛奶，放香蕉丁、葡萄乾即可。

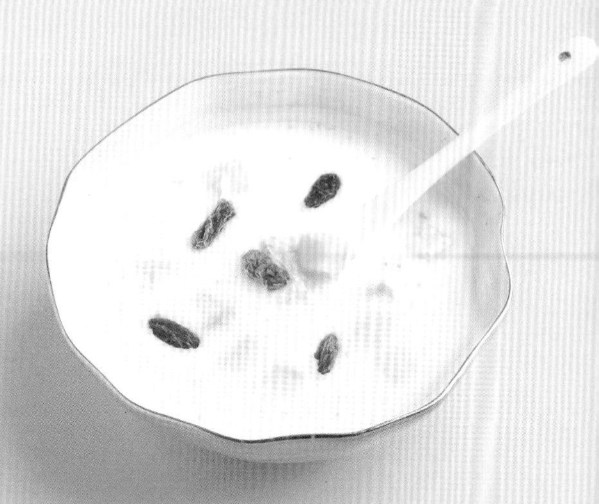

香蕉+牛奶，降壓效果加倍

香蕉富含鉀，可使過多的鈉離子排出體外，讓血壓降低；牛奶富含鈣，鈣也有利於控制血壓，兩者搭配使降壓的功效更優。

香蕉百合銀耳湯

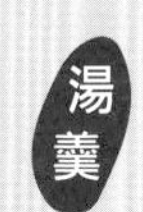

- 熱量 141大卡
- 醣類 33.1公克
- 蛋白質 2.6公克
- 脂肪 0.1公克

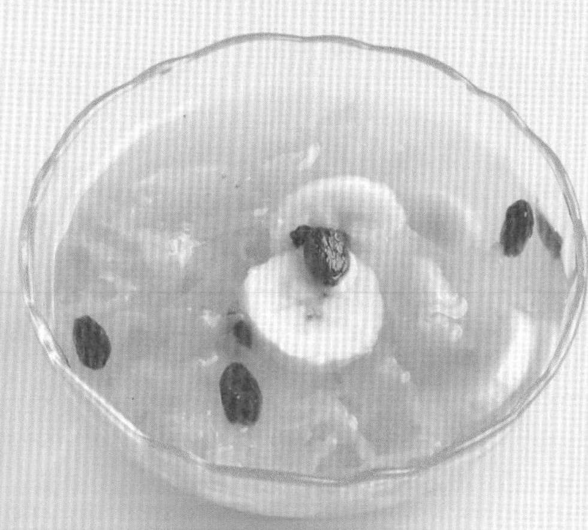

材料 香蕉100公克，乾銀耳10公克，鮮百合50公克，枸杞子5公克

作法

1. 銀耳用清水泡透，去雜質並洗淨，撕成小朵，加水放蒸籠蒸半小時；百合剝開洗淨，去蒂；香蕉去皮，切成小片。
2. 將各材料放入燉盅或鍋中，加適量清水，小火燉半小時即可。

乾百合也可代替

沒有新鮮百合也可用乾百合代替，但要記得提前泡發。

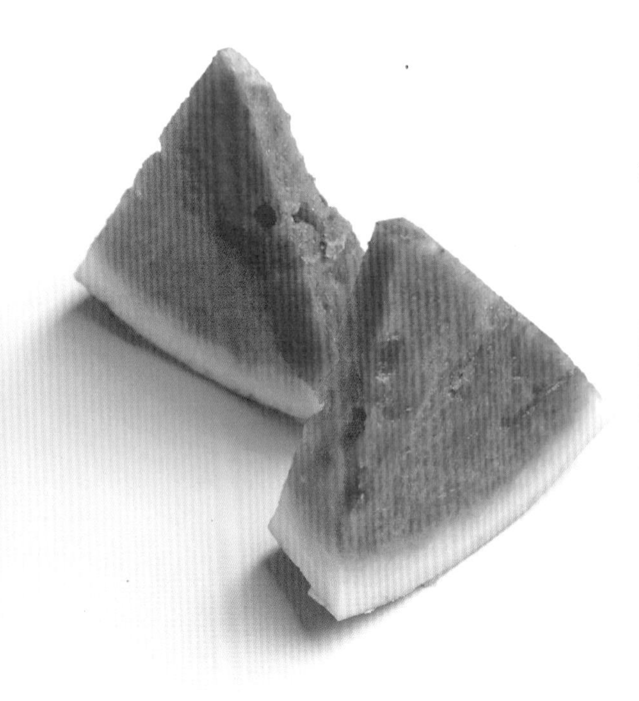

西瓜

利尿消腫

熱量：26大卡／100公克可食部分

降血壓營養成分：鉀

建議用量：100～200公克／天

降壓最佳吃法：榨汁、生食

- 熱量 27大卡
- 醣類 5.5公克
- 蛋白質 0.8公克
- 脂肪 0.2公克

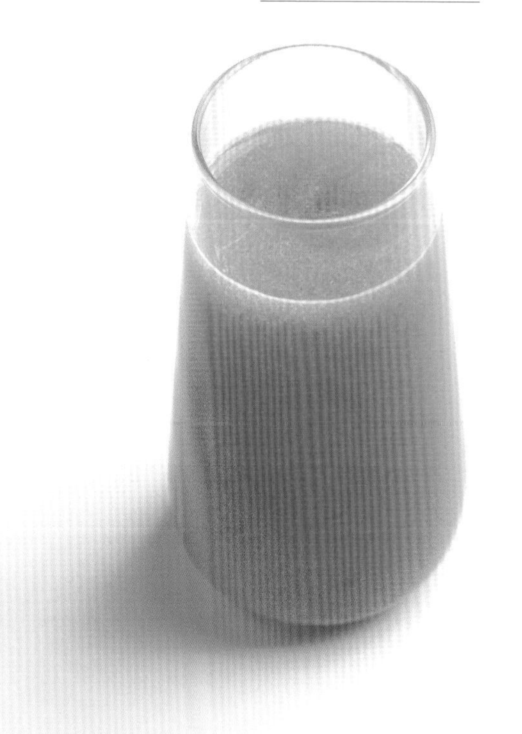

西瓜黃瓜汁

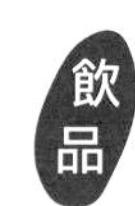

材料 西瓜200公克，黃瓜150公克，檸檬半個

作法

1. 西瓜去皮、去子，切成小塊；黃瓜洗淨，去皮，切成小塊；檸檬擠汁備用。
2. 將西瓜塊、黃瓜塊倒入榨汁機中，攪打均勻後倒入杯中，加入檸檬汁攪勻即可。

西瓜+黃瓜，利尿降壓

西瓜能利尿消腫，黃瓜中富含鉀元素，可促進體內鹽的代謝。西瓜與黃瓜搭配榨汁，可利尿消腫、降血壓。

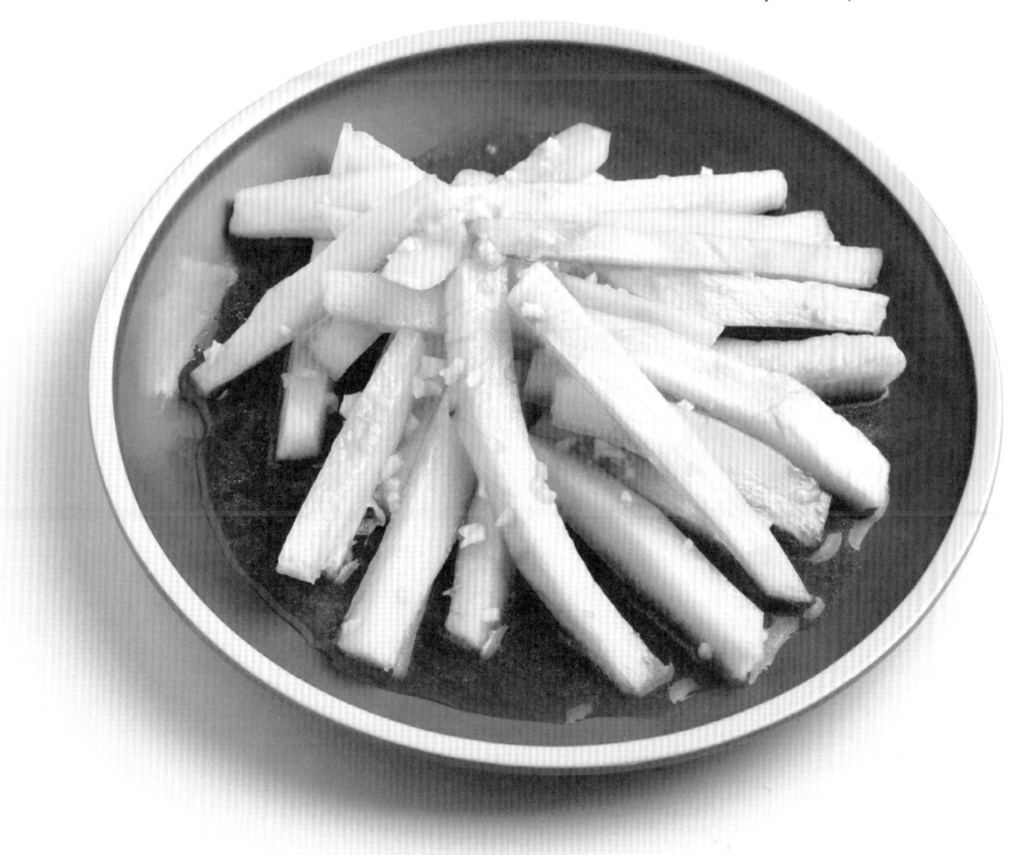

涼拌西瓜翠衣

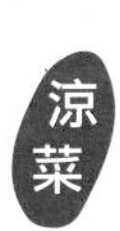

• 熱量	9大卡
• 醣類	1.9公克
• 蛋白質	0.2公克
• 脂肪	0.3公克

材料 西瓜皮100公克

調味料 蒜泥、醋、香油、白糖各適量，鹽1公克

作法

1. 將西瓜皮洗淨，切成長條。
2. 將蒜泥放入小碗中，加適量冷開水，調入鹽、醋、白糖和香油。
3. 將西瓜皮倒入大碗中，淋上調好的醬汁，攪拌均勻後再放置5分鐘即可食用。

西瓜皮降壓功效佳

西瓜皮有很好的清熱利尿作用，有助於降血壓。

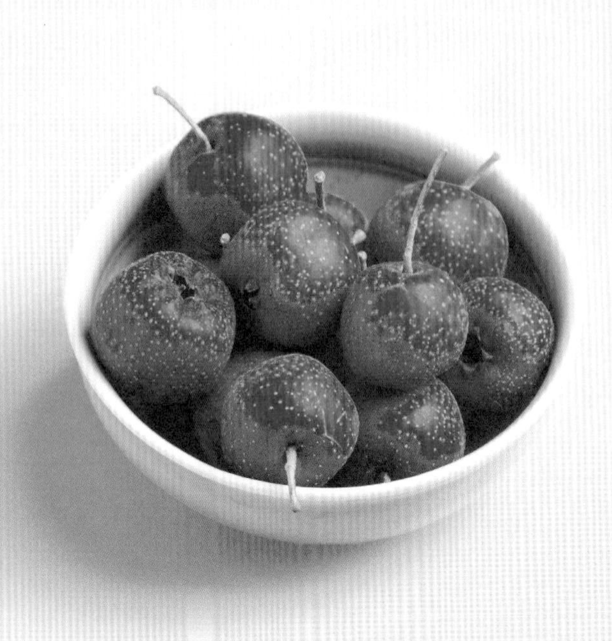

山楂

利尿降壓

熱量：102大卡／100公克可食部分

降血壓營養成分：有機酸、鉀

建議用量：40公克／天

降壓最佳吃法：燉煮、煮粥

- 熱量 99大卡
- 醣類 8.4公克
- 蛋白質 8.2公克
- 脂肪 3.8公克

山楂燒豆腐

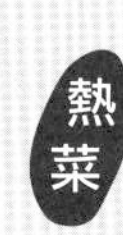

材料 新鮮山楂50公克，豆腐300公克

調味料 蔥花、薑末各10公克，鹽2公克，太白粉少許

作法

1. 山楂用清水浸泡5分鐘，洗淨，去蒂、去核；豆腐洗淨，切小塊。
2. 鍋置爐火上，倒油燒至7分熱，炒香蔥花、薑末，放入豆腐塊翻炒均勻，加少量清水大火煮滾，轉小火燒5分鐘，放入山楂略炒，加鹽調味，勾芡即可。

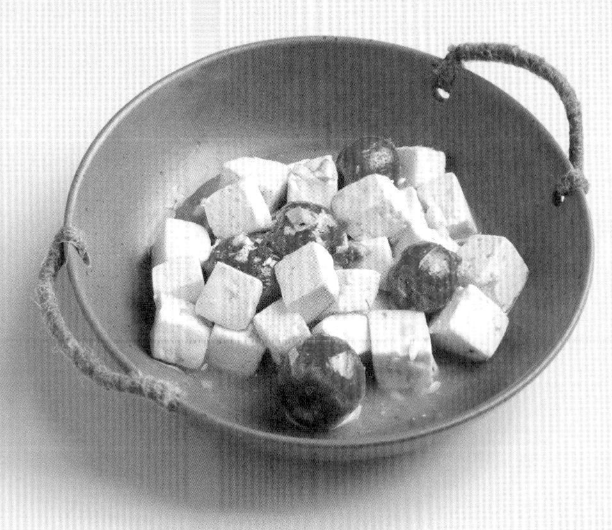

可根據口味適量放糖

如果覺得山楂的味道較酸，可以加少許白糖調味，但量不宜太多。

- 熱量 116大卡
- 醣類 7.7公克
- 蛋白質 17公克
- 脂肪 2.1公克

山楂牛肉湯 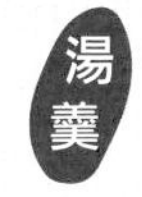

材料 新鮮山楂80公克，牛肉（瘦）250公克

調味料 蔥花5公克，花椒粉2公克，鹽3公克

作法

1. 山楂洗淨，去蒂、去核；牛肉洗淨，切塊，放入滾水汆燙去血水。
2. 炒鍋倒入植物油燒至7分熱，下蔥花、花椒粉炒出香味，放入牛肉翻炒均勻。
3. 倒入開水和山楂，用小火燉熟，用鹽調味即可。

山楂可利尿、擴張血管，輔助降血壓

山楂含有的山楂酸、檸檬酸、鉀，能利尿、擴張血管，能輔助降血壓的作用。

- 熱量 83大卡
- 醣類 19公克
- 蛋白質 1.5公克
- 脂肪 0.2公克

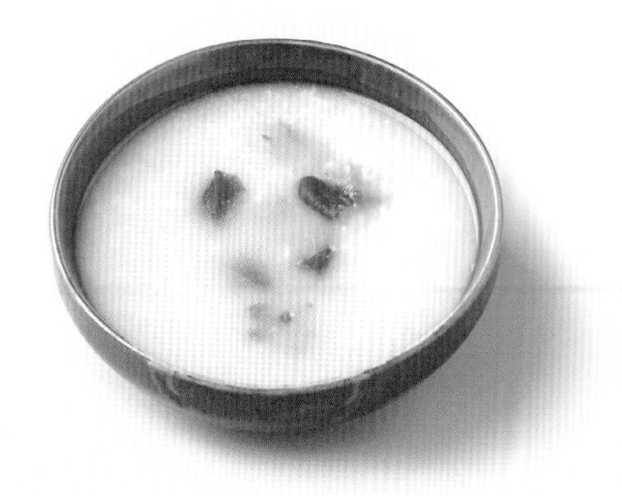

山楂消脂粥 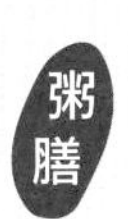

材料 白米60公克，新鮮山楂40公克

調味料 冰糖5公克

作法

1. 新鮮山楂洗淨，去蒂、去核；白米淘洗乾淨，浸泡30分鐘。
2. 鍋內放入山楂和適量清水煎煮成濃汁，連同山楂倒入湯鍋中，再加適量清水煮滾，再放入白米煮至米粒熟爛，加冰糖煮化即可。

山楂可健脾開胃，促進消化

山楂有消食化積的功效。經常吃點山楂可以調理厭食、積食等問題。

二豆山楂湯 湯羹

材料 紅豆、綠豆各100公克，山楂5公克，紅棗10公克

作法

1. 將紅豆、綠豆洗淨，用冷水浸泡4小時，撈出備用；紅棗和山楂洗淨後，去核。
2. 將所有材料一起放入鍋中，加入適量冷水，大火燒開，轉小火煮至豆類熟爛即可。

最好不要用鐵鍋煮

因為山楂含果酸較高，遇鐵後會產生一種低鐵化合物，使湯色發黑。

- 熱量 244大卡
- 醣類 48.2公克
- 蛋白質 14.1公克
- 脂肪 0.6公克

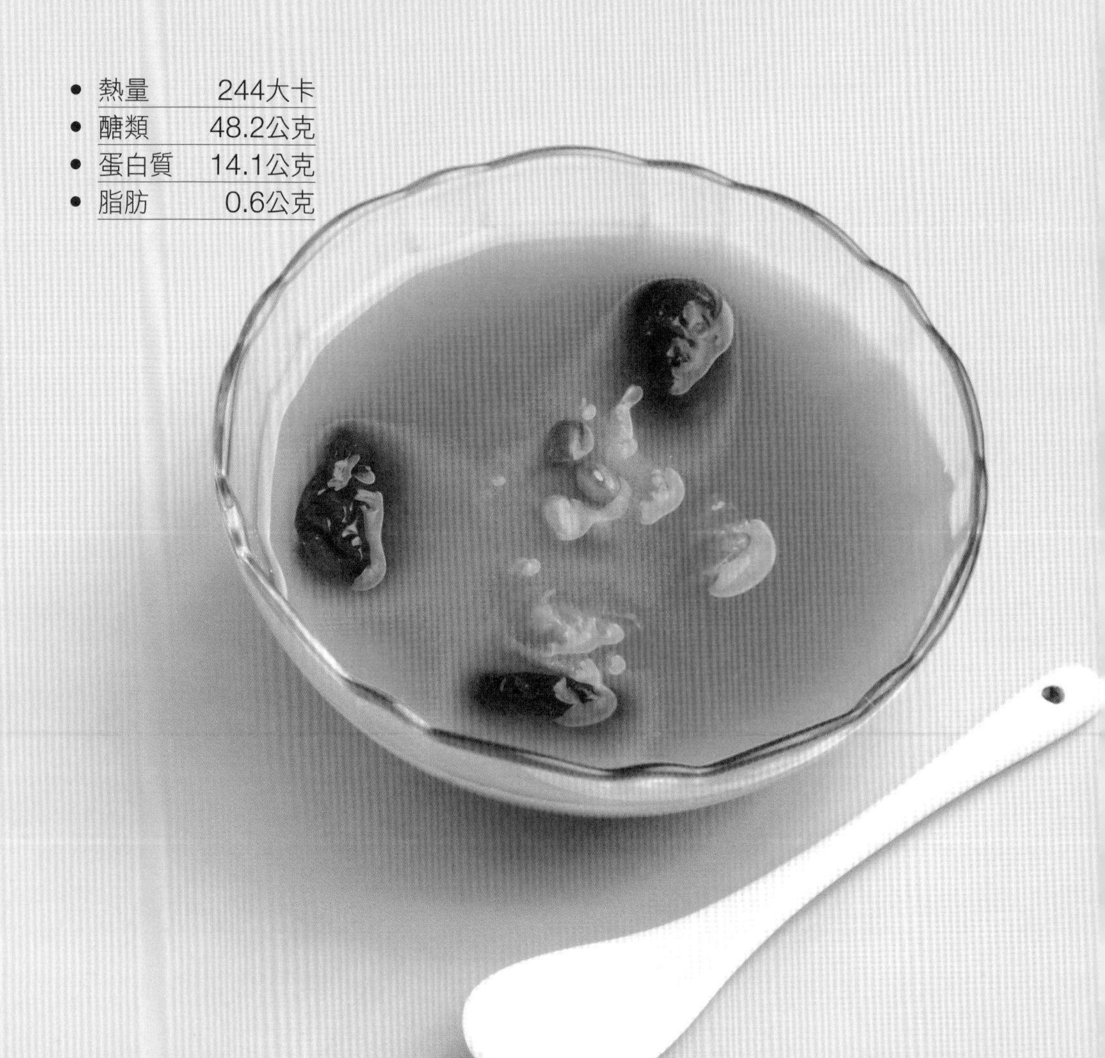

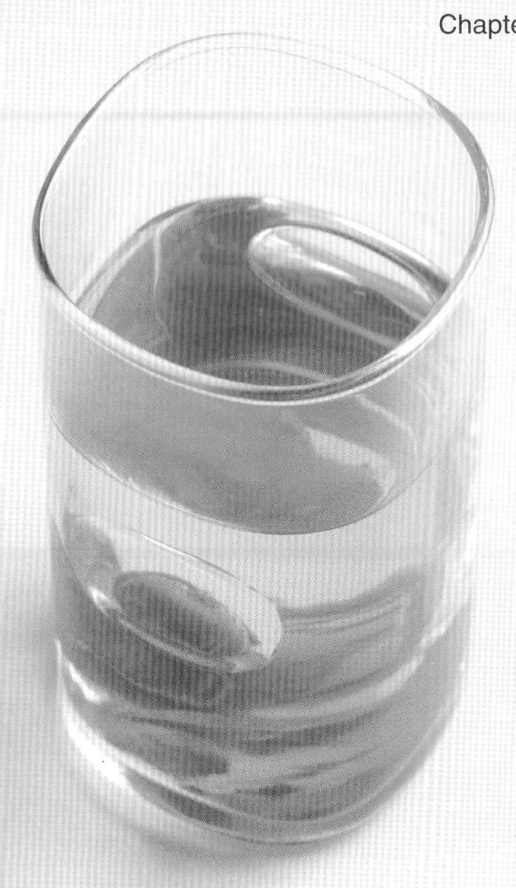

- 熱量 12大卡
- 醣類 1公克
- 蛋白質 0.8公克
- 脂肪 0.2公克

山楂荷葉茶

材料 山楂、荷葉各10公克
調味料 冰糖適量
作法

1. 把所有材料一起放入砂鍋中，加入適量清水，用中火煎30分鐘。
2. 在煎汁中加入冰糖調味即可。

山楂+荷葉，減脂又開胃

山楂含大量維生素C、黃酮類物質等，可降低血清膽固醇濃度，有助於血管健康；荷葉中含生物鹼、黃酮類物質以及豐富的多醣，具有降血脂等作用。

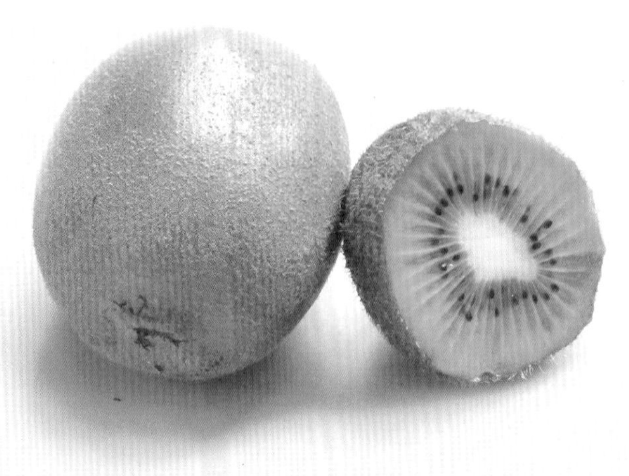

奇異果

通便利尿

熱量：61大卡／100公克可食部分

降血壓營養成分：維生素C、鉀

建議用量：50～100公克／天

降壓最佳吃法：生食、煮湯、榨汁

• 熱量	35大卡
• 醣類	7.2公克
• 蛋白質	0.8公克
• 脂肪	0.4公克

黃瓜奇異果汁

材料 黃瓜100公克，葡萄柚50公克，奇異果80公克，檸檬40公克

作法

1. 黃瓜洗淨，切小塊；奇異果洗淨，去皮，切小塊；葡萄柚、檸檬去皮和子，切小塊。
2. 將上述材料和適量飲用水一起放入果汁機中，攪打均勻即可。

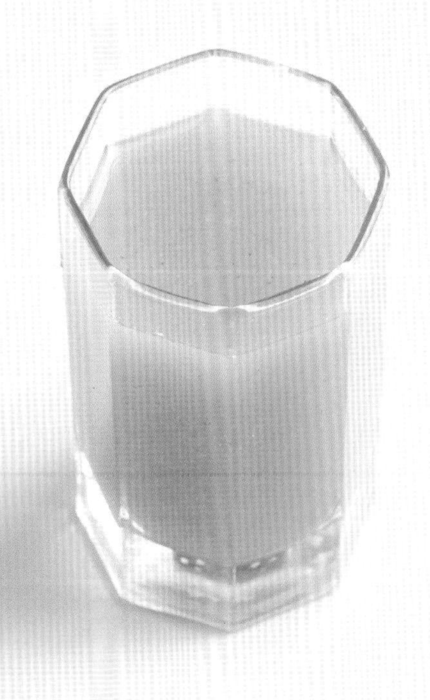

奇異果宜和富含鐵的食物一起食用

因為奇異果富含的維生素C能促進食物中鐵的吸收，所以適合與含鐵豐富的食物一起吃。

奇異果銀耳羹

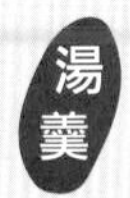

- 熱量 49大卡
- 醣類 11.6公克
- 蛋白質 1.5公克
- 脂肪 0.4公克

材料 奇異果100公克，乾銀耳20公克，蓮子10公克

調味料 冰糖適量

作法

1. 奇異果去皮，切丁；蓮子洗淨；銀耳用水泡發，去蒂，撕成小朵。
2. 鍋內放水，加入銀耳，大火煮滾，加入蓮子，轉中火熬煮40分鐘。
3. 加入適量冰糖，倒入奇異果丁，再攪拌均勻即可。

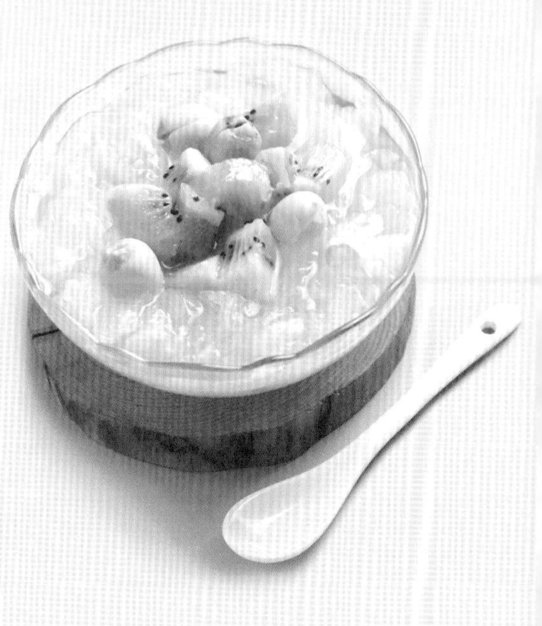

奇異果+銀耳，保護血管

這道羹湯富含膳食纖維、維生素C、鎂等營養素，能夠幫助高血壓患者提高免疫力、保護血管健康。

雞蛋水果沙拉

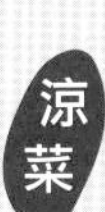

- 熱量 55大卡
- 醣類 6.8公克
- 蛋白質 3公克
- 脂肪 2公克

材料 奇異果100公克，芒果50公克，雞蛋1個（約60公克），原味優酪乳適量

作法

1. 雞蛋煮熟，去殼，切成小塊；奇異果洗淨，去皮，切丁；芒果洗淨，去核，切丁。
2. 取盤，放入雞蛋丁、奇異果丁、芒果丁。
3. 淋上原味優酪乳，拌勻即可。

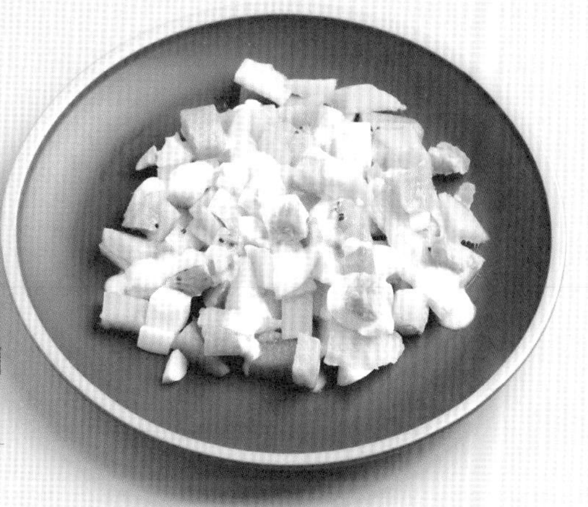

用優酪乳取代沙拉醬，可降低膽固醇和脂肪攝取

優酪乳裡面含有乳酸，熱量比一般沙拉醬低，用優酪乳替代沙拉醬，有助於降血脂。

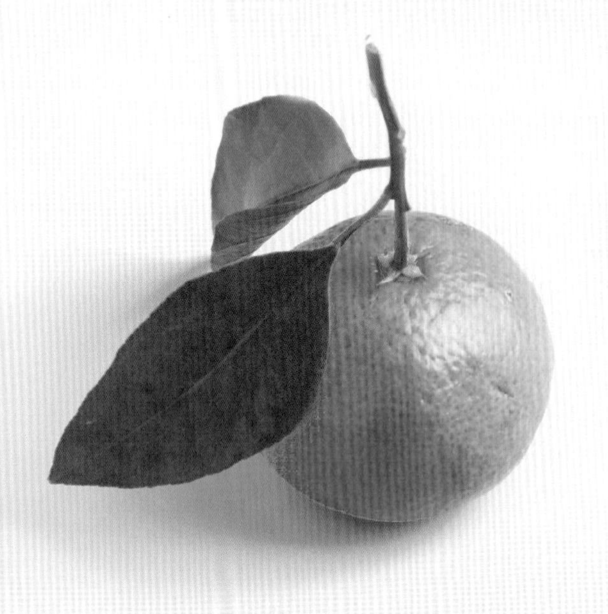

橘子

明目，抗氧化

熱量：51大卡／100公克可食部分

降血壓營養成分：維生素C、鉀

建議用量：1個／天

降壓最佳吃法：榨汁、生食

- 熱量 62大卡
- 醣類 14.7公克
- 蛋白質 0.8公克
- 脂肪 0.2公克

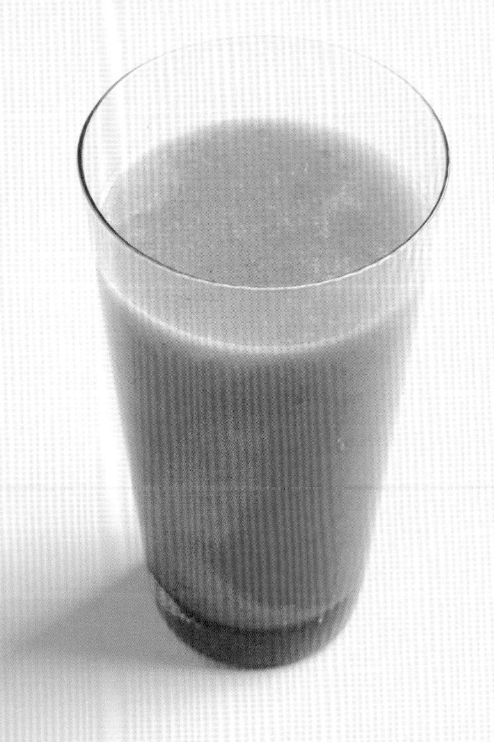

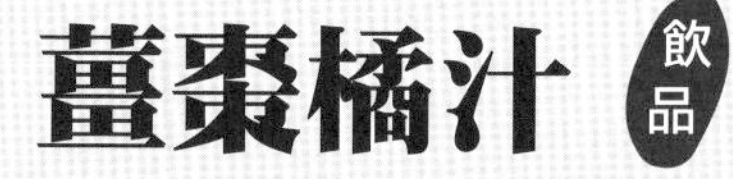

材料 橘子200公克，紅棗30公克
調味料 薑末10公克
作法

1. 橘子去皮、去子，切成小塊；紅棗洗淨，切開，去核。
2. 將上述材料放入果汁機，加適量飲用水打成汁即可。

富含維生素C和鉀，有助降壓

橘子中富含維生素C和鉀等多種降壓營養素，經常喝橘汁能起到降血壓的作用。

橘杞銀耳羹 湯羹

材料 橘子100公克，乾銀耳15公克，枸杞10公克

調味料 冰糖適量

作法

1. 銀耳用清水泡發，揀洗乾淨，撕成小朵；橘子去皮，分瓣。
2. 鍋置爐火上，放入銀耳和適量清水，大火煮開後轉小火煮至湯汁略稠，加入橘子瓣、枸杞煮2分鐘，再放入冰糖煮化即可。

橘子+銀耳，潤肺止咳、促排便

橘子與銀耳搭配，可促進排便，還有潤肺止咳的作用。

熱量	39大卡
醣類	9.5公克
蛋白質	1.2公克
脂肪	0.2公克

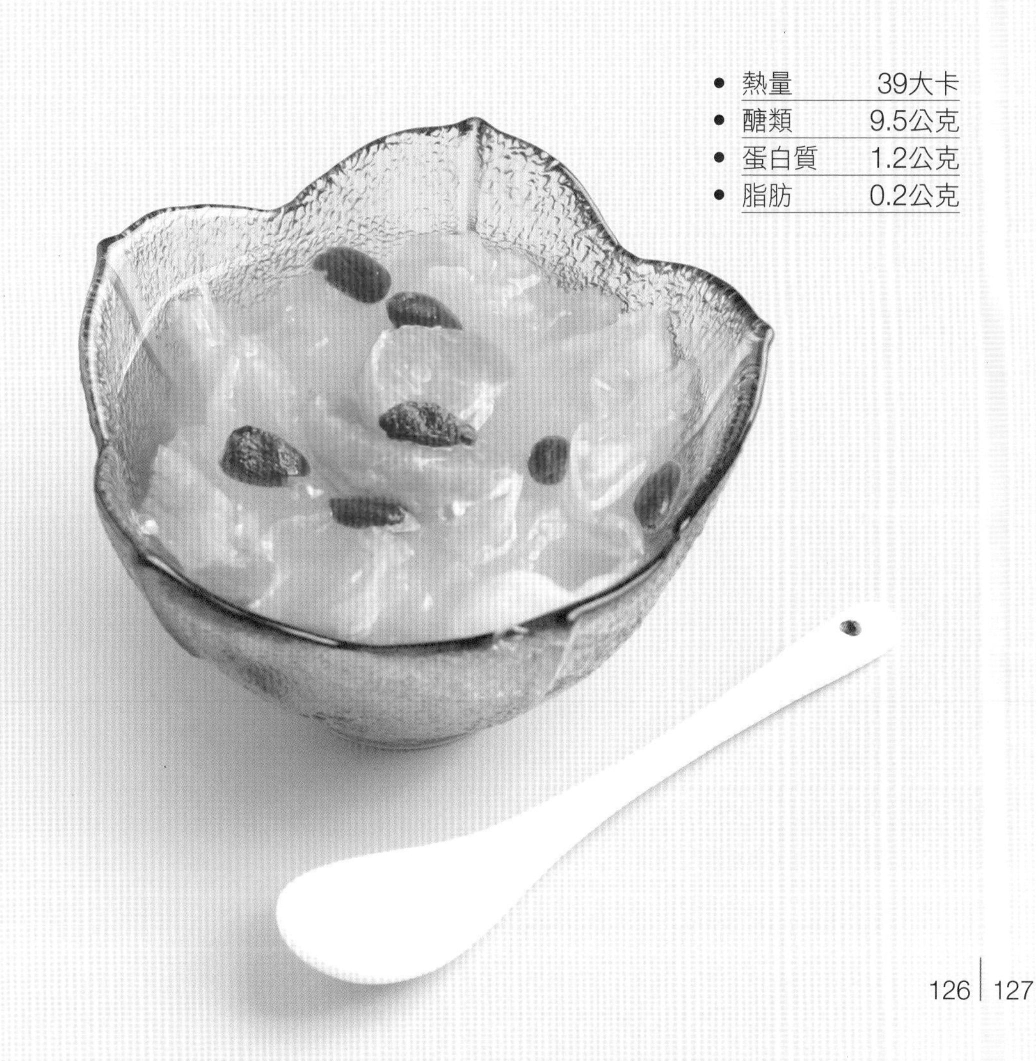

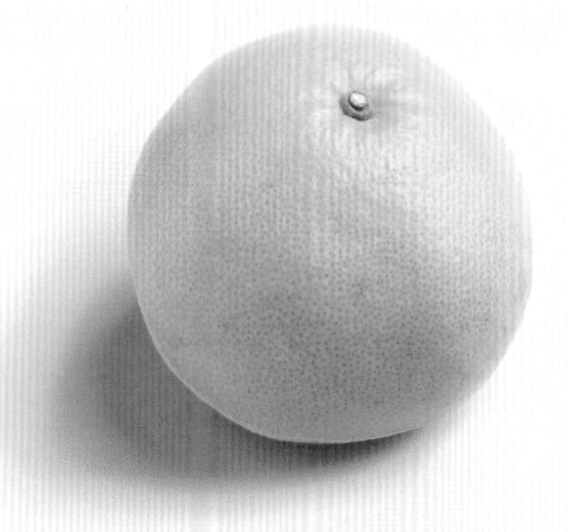

柚子

補鉀，降血壓

熱量：42大卡／100公克可食部分

降血壓營養成分：鉀

建議用量：50公克／天

降壓最佳吃法：生食、榨汁

- 熱量 48大卡
- 醣類 7.5公克
- 蛋白質 2.5公克
- 脂肪 1公克

香拌柚塊

材料 柚子200公克，紅椒、豆腐絲各25公克

調味料 鹽1公克，香油5公克，香菜段10公克

作法

1. 柚子去皮，果肉切塊；紅椒洗淨，去蒂、去子，切絲；豆腐絲洗淨，切段，放入滾水中燙透，撈出，放涼，瀝乾水分。
2. 柚子肉、香菜段、紅椒絲、豆腐絲放入盤中，加鹽和香油拌勻即可。

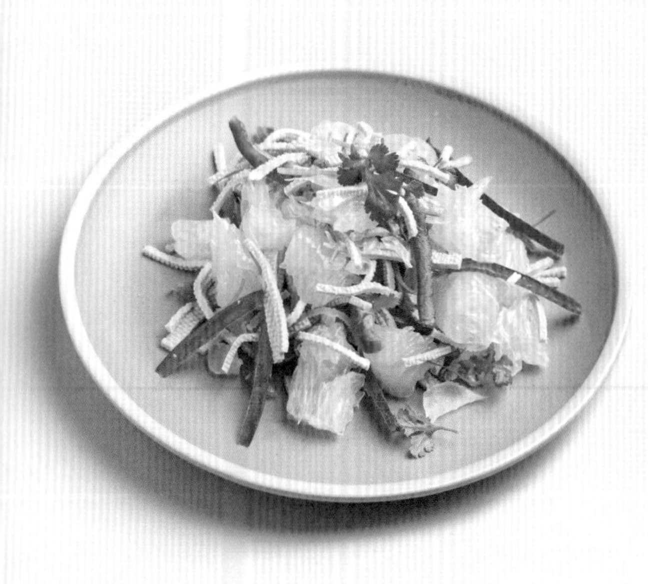

柚子+豆腐絲，穩定血壓

柚子富含鉀，豆腐富含鈣，鉀、鈣能使人體排出多餘的鈉，有利於穩定血壓。還富含膳食纖維，有促進排便的作用。

柚子燉雞 熱菜

- 熱量 446大卡
- 醣類 9.6公克
- 蛋白質 48.8公克
- 脂肪 23.6公克

材料 春雞1隻（約750公克），柚子200公克

調味料 薑片、蔥段各5公克，鹽3公克，料理酒6公克

作法

1. 將柚子去皮留肉；春雞宰殺後除毛、去內臟，滾水燙熟，洗去血沫。
2. 把柚子肉放入雞腹中，放入鍋中，加入蔥段、薑片、料理酒和適量水，燉熟，加鹽調味即可。

蜂蜜柚子茶 飲品

- 熱量 156大卡
- 醣類 35.4公克
- 蛋白質 2.7公克
- 脂肪 0.8公克

材料 柚子1個（1000公克），蜂蜜15公克

調味料 冰糖適量

作法

1. 將柚子的果肉剝出，去除薄皮及子，用勺子搗碎。
2. 將柚子皮、果肉和冰糖放入鍋中，加水煮開，轉為小火，不停攪拌，熬至湯汁黏稠、柚皮金黃透亮，盛出放涼，加入蜂蜜調味即可。

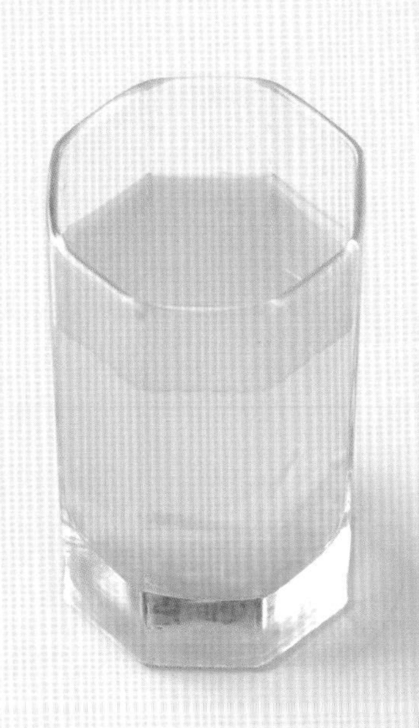

柚子+蜂蜜，清熱又利尿

柚子含糖量不高，味道較酸，與蜂蜜搭配製作蜂蜜柚子茶，可提升口感。柚子富含鉀和膳食纖維，適合高血壓患者食用。但需要注意的是，柚子中含有抑制藥物作用的物質，會增加降壓藥的不良反應。所以剛吃完藥不宜食用。

肉蛋奶類

精準掌握每天的進食量

為了控制血壓，高血壓患者要少吃點肉。那麼這個「少吃點」到底是多少呢？

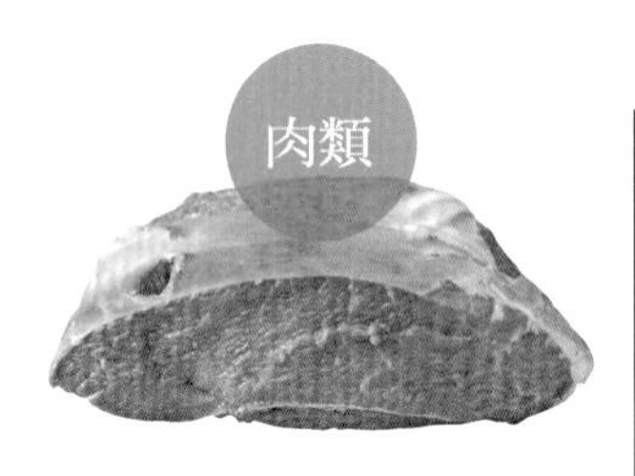

畜肉＋禽肉＝40～75公克。切一塊與食指厚度相同、與食指、中指、無名指三指併攏的長度和寬度相當的瘦肉，約75公克。

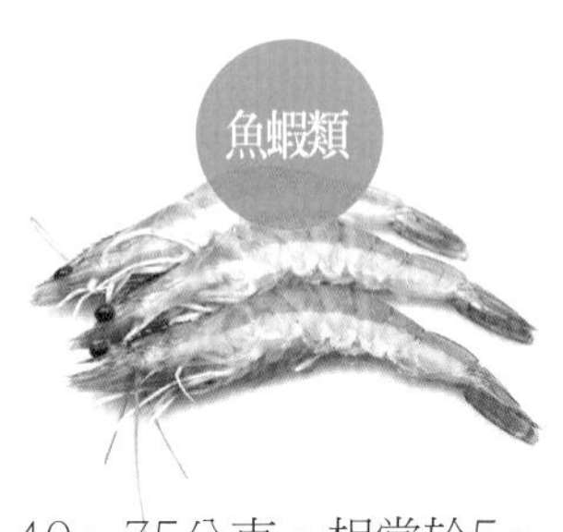

40～75公克，相當於5～7隻蝦。

50～60公克，相當於1個雞蛋。

✱ 白肉是首選

血壓高的人，只要選擇正確的食材和正確的烹調方式，適當吃點肉是可以的。首選魚蝦類、去皮禽肉，然後是畜肉，畜肉以瘦肉為好，不建議選擇肥肉。另外，要遠離午餐肉、臘肉、香腸、鹹豬肉等高鹽、高脂的加工肉類，這些肉製品對血壓控制不利。

✱ 高血壓患者可每天吃1個雞蛋

雞蛋中含有較高的膽固醇，很多人因此不敢吃雞蛋。對於無合併高血脂的高血壓患者來說，雞蛋的攝取量不必限制過嚴，每天吃1個雞蛋完全是合理的。但伴有高血脂的高血壓患者，還是應該適當限制雞蛋的食用量，可隔天1個或每週3～4個全蛋。

✱ 用菜葉幫忙去燉湯裡的油膩

濃湯的上層通常浮著一層油，讓人感到油膩。那麼湯上的油可否輕鬆去除呢？一般人會在燉肉湯時或湯燉好後，用勺子或其他工具撈去上面的一層油。如果湯上的油不容易撈淨，有一個簡單的辦法，取圓盤狀的紫菜，輕輕揭起一層，並盡量保證其完整。待湯快燉好時，將火開到最小，然後把紫菜平放在鍋裡，待其吸飽了湯上的油，開始慢慢下沉時，用漏勺迅速將其撈出來，湯麵上的油就大部分都能去除了。

✱ 每天喝300公克左右的牛奶

牛奶及乳製品中不僅富含鈣，還可以補充優質蛋白質，建議高血壓患者每天攝取相當於新鮮牛奶300公克的奶類及乳製品。

✱ 乳糖不耐症的高血壓患者可以選擇喝優酪乳

優酪乳是由牛奶發酵而來，牛奶中的大部分乳糖在發酵過程中被水解，因此相對牛奶而言，優酪乳更適合乳糖不耐症的人。

喝優酪乳的注意事項		
	建議飯後飲用	優酪乳最好在飯後飲用，因為空腹時胃液酸度較高，如果這時喝優酪乳，優酪乳中的有益菌會被胃酸殺死，其營養價值大大降低。而飯後胃酸已經被稀釋，這時喝優酪乳可發揮更好地作用，特別是在飯後2小時內飲用效果最佳。
	不可加熱	優酪乳中的乳酸菌不耐高溫，因此優酪乳不能加熱，否則會沒有作用，保存時也一定要冷藏。
	選擇無糖原味	優酪乳最好選擇無糖的原味優酪乳，以避免升高血糖。
	濃稠度與營養無關	優酪乳的濃稠度與營養沒有關係，只與製作方法有關，所以不要迷信優格較營養。

牛肉（瘦）

富含鋅和蛋白質，有利穩定血壓

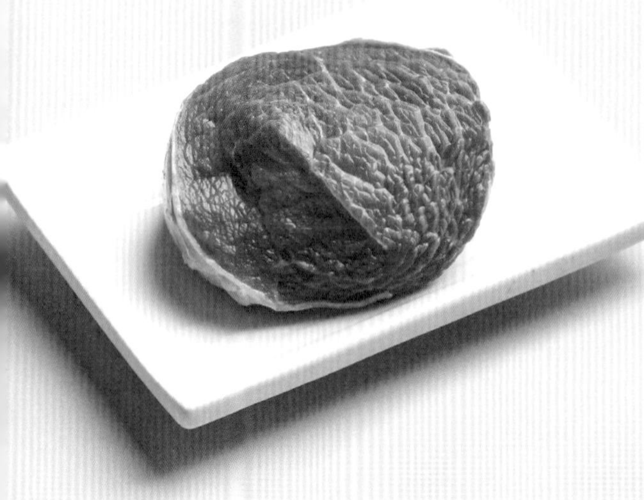

熱量：106大卡／100公克可食部分

降血壓營養成分：優質蛋白質、鋅

建議用量：40～75公克／天

降壓最佳吃法：燉煮、做餡

牛肉餡餅 主食

- 熱量 279大卡
- 醣類 28.1公克
- 蛋白質 33.5公克
- 脂肪 4.1公克

材料 麵粉400公克，牛肉200公克，大白菜250公克，蔥花50公克

調味料 醬油、鹽各適量

作法

1. 牛肉洗淨，剁成末，加醬油、鹽調味；白菜洗淨，切成細末，拌入牛肉末中，加入蔥花拌勻製成餡。
2. 麵粉用冷水和勻，揉勻，再抹少許植物油，揉勻，靜置10～20分鐘。
3. 將麵團分成若干直徑為2公分的小段，按扁後用擀麵棍擀成皮。
4. 取麵皮包餡，並捏合成餡餅。
5. 平底鍋以大火燒熱，放餡餅入鍋略按扁，烘一會兒，倒入適量的植物油，烙至兩面金黃即可。

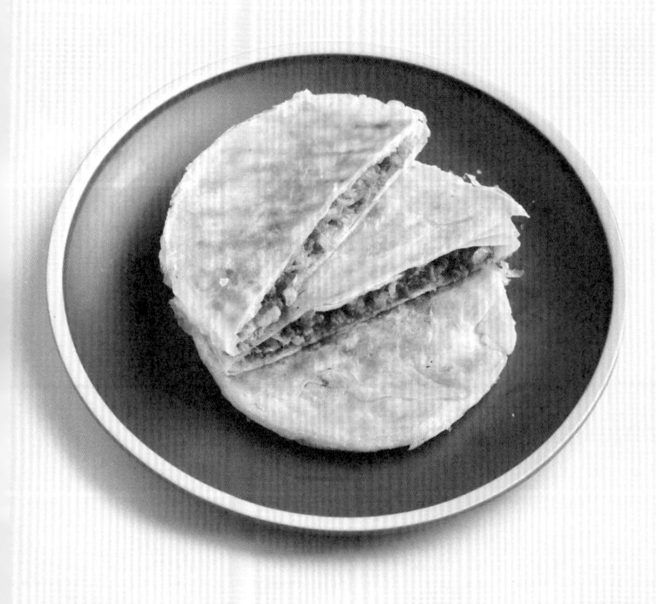

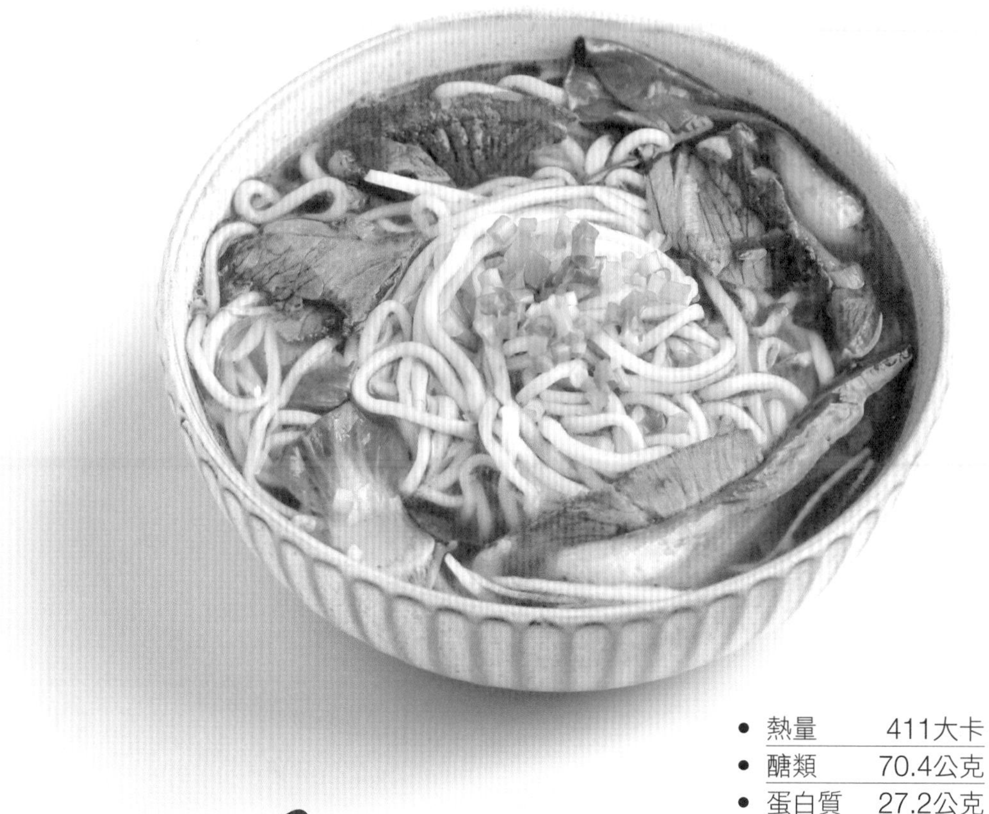

- 熱量 411大卡
- 醣類 70.4公克
- 蛋白質 27.2公克
- 脂肪 2.9公克

牛肉麵 主食

材料 拉麵300公克，牛肉（瘦）250公克，油菜200公克，白蘿蔔100公克

調味料 料理酒10公克，鹽3公克，辣椒油、花椒各4公克，蔥花、薑絲各6公克

作法

1. 牛肉放入滾水中汆燙5分鐘撈出，沖淨血污，切成厚片；白蘿蔔洗淨，切薄片。
2. 碗中加料理酒、花椒及清水700公克。
3. 將牛肉片放入作法2的碗中，放蒸鍋內，大火蒸2小時。
4. 至牛肉熟爛取出，再用乾淨紗布將湯汁過濾成牛肉清湯備用。
5. 鍋置爐火上，倒入清水，煮滾後放入拉麵，煮6分鐘至熟，撈出裝碗。
6. 上面放上蒸好的牛肉片，將油菜燙過後擺在碗邊。
7. 將牛肉清湯煮滾，加入白蘿蔔片、鹽、蔥花、薑絲略煮，調好口味，倒在麵碗內，加辣椒油拌勻即可。

- 熱量 167大卡
- 醣類 4.7公克
- 蛋白質 29.6公克
- 脂肪 3.5公克

金針牛肉 熱菜

材料 牛肉（瘦）400公克，金針菇150公克

調味料 紅辣椒15公克，太白粉水10公克，太白粉8公克，鹽2公克

作法

1. 牛肉洗淨，切薄片，用太白粉、鹽拌勻；金針菇洗淨，去根；紅辣椒洗淨，切成碎。
2. 鍋置爐火上，倒油燒至6分熱，爆香紅辣椒碎。
3. 加入水、牛肉片和金針菇，炒至將熟，放入鹽調味，用太白粉水勾芡即可。

切牛肉有妙招

牛肉的纖維組織較粗，切牛肉時，刀要與肉的紋理垂直，這樣切出來的肉不僅容易入味，也更容易嚼爛。

- 熱量 456大卡
- 醣類 3.3公克
- 蛋白質 23.4公克
- 脂肪 39.2公克

蘿蔔燉牛腩 熱菜

材料 牛腩400公克，白蘿蔔250公克

調味料 料理酒、醬油各5公克，蔥末、薑片各10公克，鹽2公克，八角2個，胡椒粉少許

作法

1. 牛腩洗淨，切塊，汆燙，撈出；白蘿蔔洗淨，去皮，切塊。
2. 砂鍋置爐火上，放入牛腩塊、醬油、料理酒、薑片、八角和適量清水，大火煮滾後轉小火燉2小時。
3. 加入白胡蘿蔔塊，繼續燉至熟爛，放入鹽、胡椒粉拌勻，再撒上蔥末即可。

馬鈴薯牛肉湯 湯羹

材料 馬鈴薯200公克，牛肉（瘦）150公克

調味料 蔥花、薑末、鹽、醬油各適量

作法

1. 馬鈴薯洗淨，去皮，切塊；牛肉洗淨，切塊，放入滾水中汆燙去血水。
2. 鍋置爐火上，倒入適量植物油，待油燒至7分熱，下蔥花和薑末炒香，放入牛肉塊煸熟。
3. 倒入馬鈴薯塊翻炒均勻，加入適量清水煮至馬鈴薯塊熟透，用鹽、醬油調味即可。

牛肉+馬鈴薯，暖胃強體

牛肉與馬鈴薯搭配食用，可提供豐富的鋅、鉀、蛋白質等營養，還有暖胃強體的作用。

- 熱量 107大卡
- 醣類 12.5公克
- 蛋白質 11.8公克
- 脂肪 1.3公克

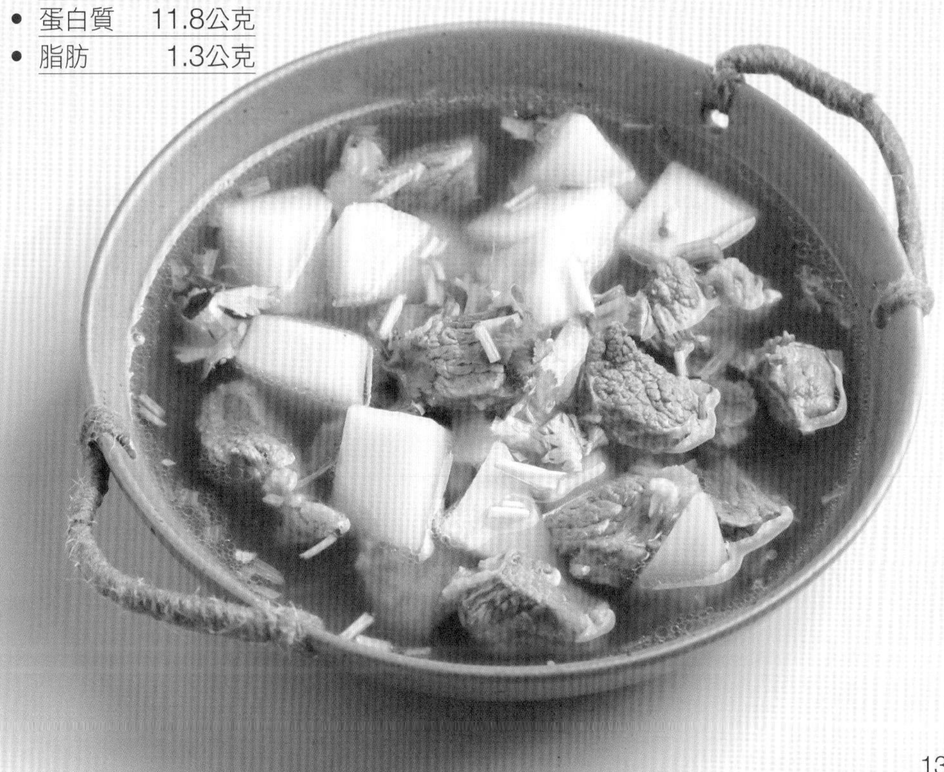

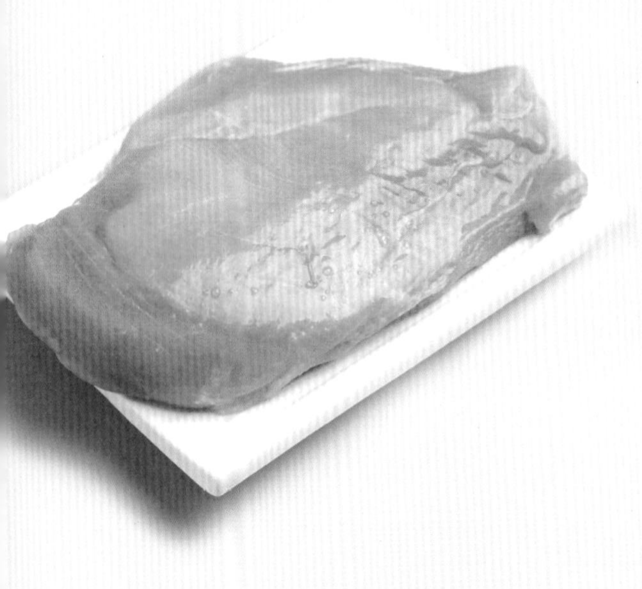

雞肉

改善血管彈性

熱量：167大卡／100公克可食部分

降血壓營養成分：蛋白質

推薦用量：40～75公克／天

降壓最佳吃法：蒸、燉煮

熱量	99大卡
醣類	3.3公克
蛋白	13.8公克
脂肪	3.4公克

豌豆拌雞絲

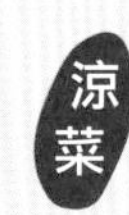

材料 雞胸肉200公克，豌豆100公克

調味料 蒜蓉10公克，鹽2公克，香油3公克，醋少許

作法

1. 將雞胸肉沖洗乾淨，煮熟冷卻，撕成細絲，用鹽水浸泡半小時，撈出瀝乾水分；豌豆洗淨後切絲，放入滾水中燙熟。
2. 將雞絲、豌豆放入盤中，再放入蒜蓉、鹽、香油、醋拌勻即可。

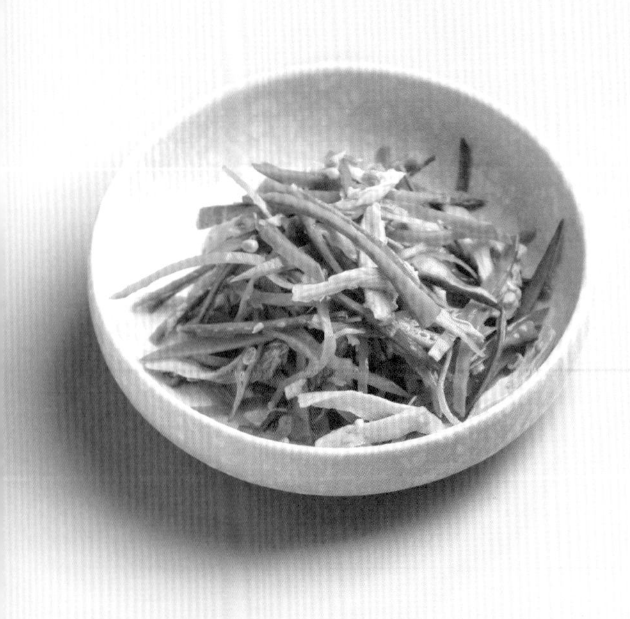

豌豆須完全煮熟後再食用

豌豆宜選擇大小均勻、色澤翠綠者，且烹飪時必須完全煮熟後再吃，否則可能引發中毒。

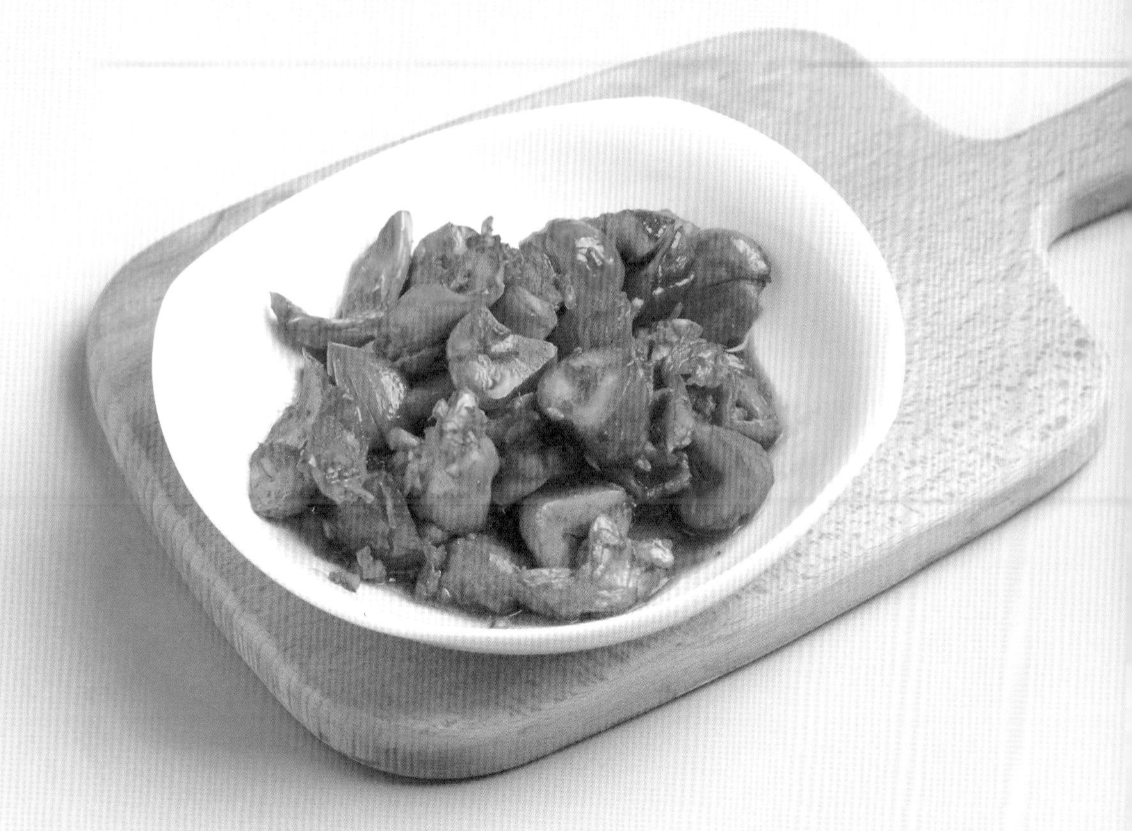

- 熱量 263大卡
- 醣類 30.8公克
- 蛋白質 13.9公克
- 脂肪 9.7公克

栗子燒雞 熱菜

材料 雞腿肉、栗子各200公克

調味料 鹽2公克，薑末、蒜末、醬油各適量

作法

1. 雞腿肉洗淨，切成小丁；栗子煮熟，取肉對半切開。
2. 油燒熱後，爆香薑末、蒜末，放入雞丁快速翻炒；待雞丁變色後，加入栗子快速翻炒，放入醬油，繼續翻炒至所有食材熟透，起鍋前再加入鹽即可。

吃雞肉時如何減少脂肪攝取

吃雞肉的時候為了減少脂肪的攝取，可以去掉雞皮以及皮下脂肪層，吃起來更健康。

馬鈴薯蒸雞塊

- 熱量 166大卡
- 醣類 18.3公克
- 蛋白質 16.6公克
- 脂肪 3.2公克

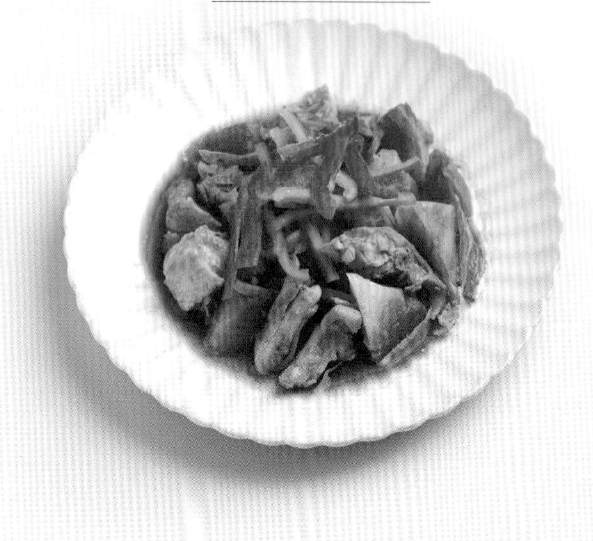

材料 土雞200公克，馬鈴薯300公克，青椒、紅椒各20公克

調味料 薑片5公克，老抽、豆瓣醬、在來米粉各10公克，胡椒粉適量

作法

1. 土雞剁成小塊，用薑片、老抽醃漬1小時，放入大碗中，加豆瓣醬、在來米粉和少量植物油拌勻；馬鈴薯洗淨，去皮，切成滾刀塊；青椒、紅椒洗淨，去子後切絲。
2. 將雞塊在下、馬鈴薯塊在上放入大碗中，放入蒸籠蒸30分鐘，熟後反扣在盤中，撒上適量胡椒粉、青椒絲、紅椒絲即可。

紅棗蓮子雞湯

- 熱量 74大卡
- 醣類 4.7公克
- 蛋白質 7公克
- 脂肪 3.2公克

材料 雞肉100公克，紅棗10公克，蓮子5公克，枸杞4公克

調味料 鹽適量

作法

1. 枸杞洗淨；紅棗洗淨，去核；雞肉洗淨，切塊；蓮子洗淨，用水浸泡4小時。
2. 把以上材料放入水中，大火煮滾，撈去浮沫，改小火煮至雞肉軟爛，加鹽調味即可。

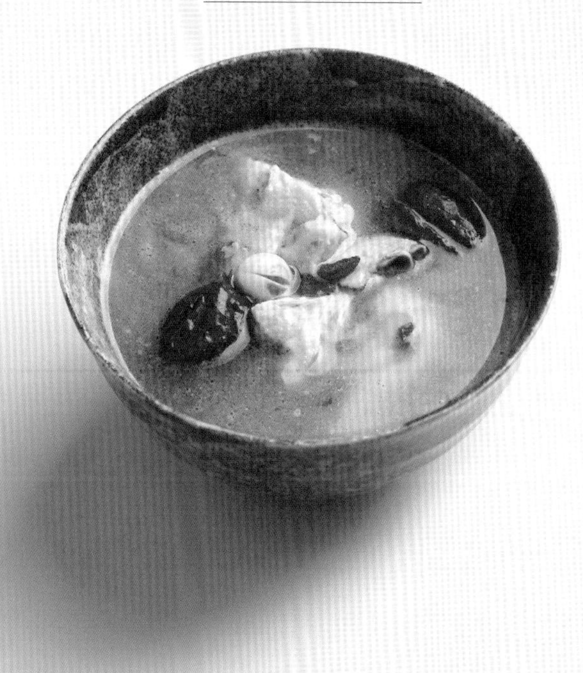

不同部位的雞肉營養成分有差異

雞胸肉的脂肪含量很低，還含有大量維生素；雞翅含有較多脂肪，想減肥的人宜少吃；雞肝中的膽固醇含量很高，膽固醇高的人不要吃；雞皮中的脂肪和膽固醇含量較高，高血壓患者要去皮食用。

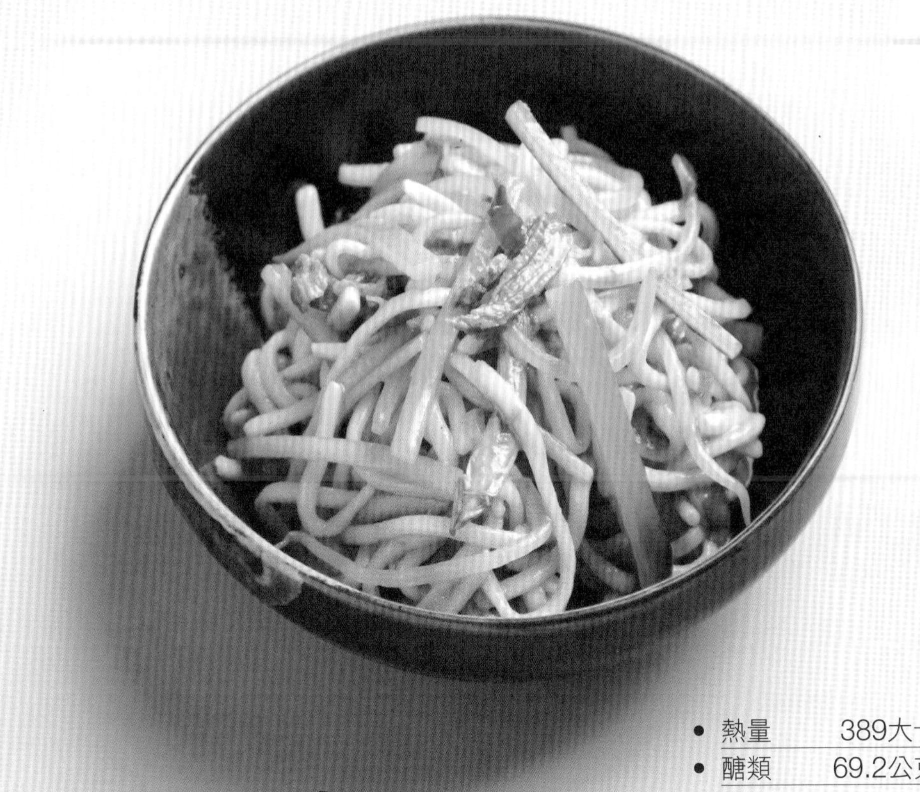

- 熱量 389大卡
- 醣類 69.2公克
- 蛋白質 20.4公克
- 脂肪 3.3公克

雞絲涼麵

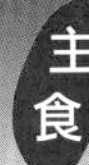

材料 手擀麵300公克，綠豆芽250公克，黃瓜、雞胸肉各150公克

調味料 蔥花、薑末、醬油、蒜末各5公克，鹽2公克，白糖8公克，醋10公克，香油適量

作法

1. 手擀麵用滾水煮至斷生（約8分熟），撈出，放涼，見麵條表面無水分時，淋上香油，用筷子撥動，以防麵條黏住。
2. 雞胸肉洗淨，切大塊，放入滾水中煮熟，撈出放涼後撕成絲；綠豆芽洗淨，滾水燙至斷生（約8分熟），放涼；黃瓜洗淨，切絲。
3. 將蔥花、薑末、醬油、蒜末、鹽、白糖、醋放入碗中拌勻製成醬汁。
4. 將麵條盛入碗中，放上雞絲、綠豆芽、黃瓜絲，淋上拌勻的醬汁即可。

除雞肉腥味的小技巧

雞肉通常會有一些腥味，烹調前可以把雞肉放在料理酒中浸泡1小時左右，可以有效去除腥味。

鴨肉

清熱利尿

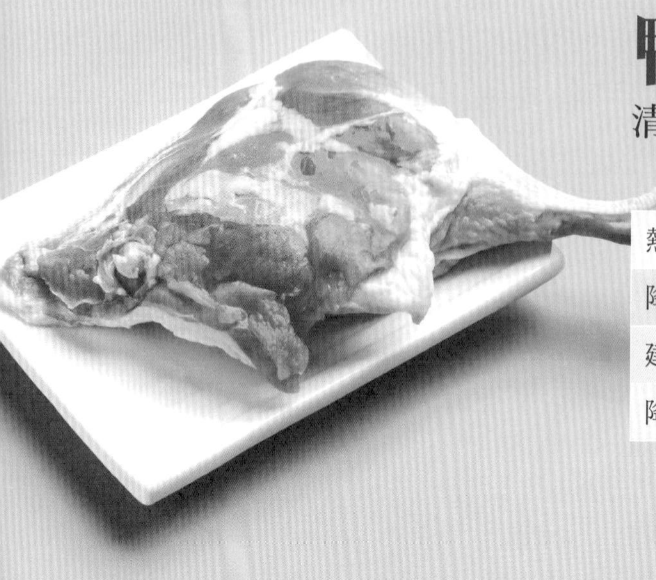

熱量：240大卡／100公克可食部分
降血壓營養成分：鉀、蛋白質
建議用量：40～75公克／天
降壓最佳吃法：蒸、燉煮

- 熱量 91大卡
- 醣類 2公克
- 蛋白質 5.7公克
- 脂肪 6.7公克

鴨肉拌黃瓜 涼菜

材料 鴨肉100公克，黃瓜200公克

調味料 蒜末、鹽各適量，香油3公克

作法

1. 鴨肉洗淨，煮熟，撕成絲；黃瓜洗淨，切成絲。
2. 取盤，放入鴨絲和黃瓜絲，加鹽、蒜末和香油拌勻即可。

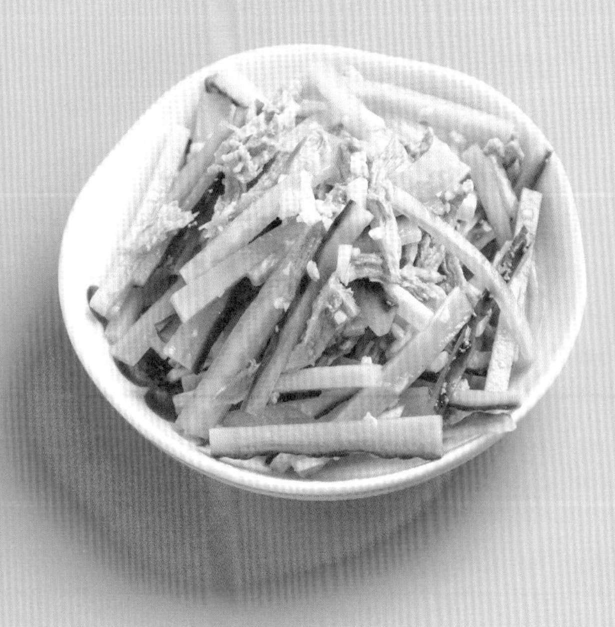

鴨肉製作去油不可少

經過水煮這道程序，鴨肉大部分油脂已溶入水中，適合高血壓患者食用。

芋頭燒鴨

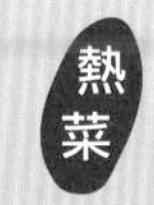

- 熱量 174大卡
- 醣類 12.2公克
- 蛋白質 9.2公克
- 脂肪 10公克

材料 鴨肉塊150公克，芋頭200公克

調味料 蔥段、薑片、蒜瓣各10公克，鹽、料理酒、白糖各2公克，老抽6公克，胡椒粉少許

作法

1. 鍋內加適量冷水，放入鴨肉塊、薑片和少許料理酒，煮滾後撈出洗淨；芋頭蒸熟後去皮切塊。
2. 油鍋燒熱，加蔥段、蒜瓣爆香，倒入鴨肉塊，加老抽、料理酒、胡椒粉、白糖翻炒，倒水燒開後，改小火燉20分鐘，加入芋頭塊燜至入味，放入鹽調味即可。

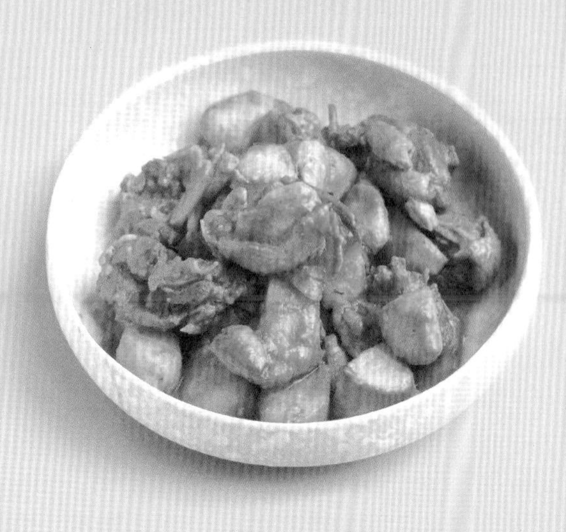

蓮藕鴨肉湯

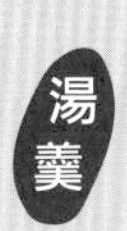

- 熱量 144大卡
- 醣類 5.6公克
- 蛋白質 8.4公克
- 脂肪 9.9公克

材料 鴨肉150公克，蓮藕100公克

調味料 薑片、蔥段各適量，鹽2公克

作法

1. 鴨肉洗淨，切小塊，燙一下；蓮藕洗淨，去皮，切成片。
2. 鍋置爐火上，倒入適量清水，放入鴨肉塊、蓮藕片、薑片、蔥段，大火煮滾，轉小火煮2小時，撈去浮油，加鹽調味即可。

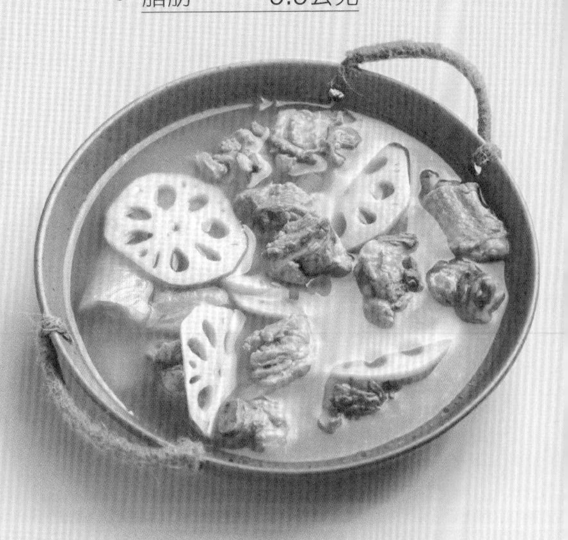

鴨肉+蓮藕，營養互補

鴨肉富含蛋白質，蓮藕富含碳水化合物，二者在營養上互補。選用去皮及皮下脂肪的鴨肉與蓮藕搭配，更適合高血壓患者。

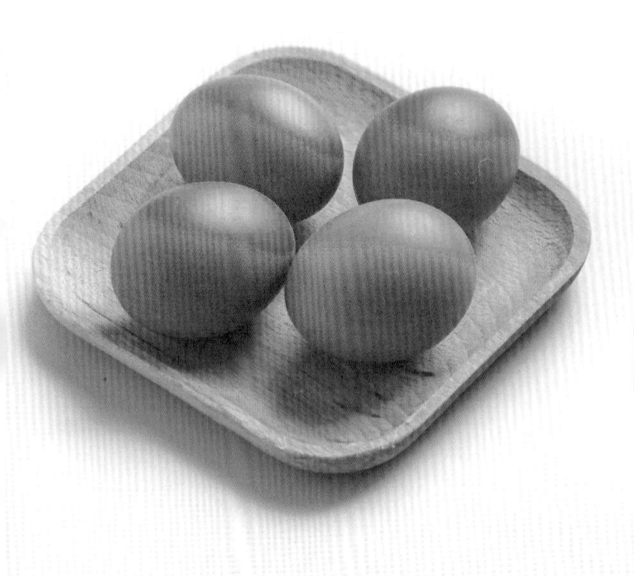

雞蛋

改善血液循環和血壓狀態

熱量：144大卡／100公克可食部分

降血壓營養成分：蛋白質、卵磷脂

建議用量：1個／天

降壓最佳吃法：炒、蒸煮

- 熱量 99大卡
- 醣類 8.6公克
- 蛋白質 9.3公克
- 脂肪 4.2公克

韭菜炒蛋

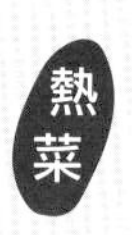

材料 韭菜250公克，雞蛋2個（約120公克）

調味料 鹽1公克

作法

1. 雞蛋打散；韭菜揀洗淨，切成末，加入蛋液和少量鹽，拌勻。
2. 鍋裡倒入油，雞蛋成塊即可裝盤。

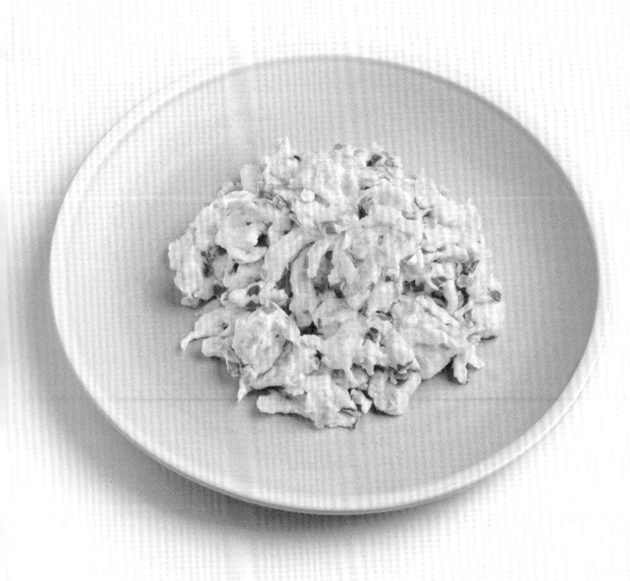

簡單易做，口味獨特

韭菜炒蛋是經典家常菜；韭菜富含膳食纖維和鉀、鎂等元素，雞蛋富含蛋白質和磷脂。兩者搭配食用，取長補短。此菜簡單易做，適合高血壓患者食用。但需要注意，炒雞蛋一定要少放油，可以使用不沾鍋烹調。

香菇蒸蛋

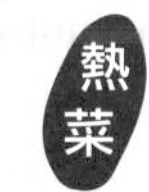

- 熱量 62大卡
- 醣類 2.1公克
- 蛋白質 5.7公克
- 脂肪 3.5公克

材料 雞蛋2個（約120公克），乾香菇2朵

調味料 鹽2公克，香油適量

作法

1. 將乾香菇泡發，瀝乾，去蒂，切細絲。
2. 雞蛋打散，加適量水、香油和香菇絲攪勻，加少許鹽調味，放入蒸鍋中蒸8～10分鐘即可。

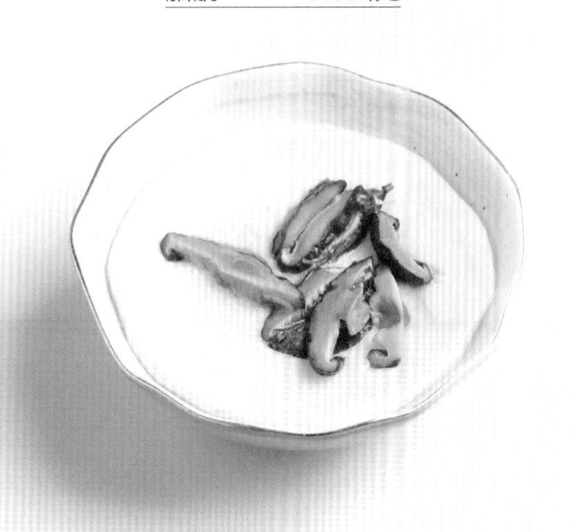

香菇+雞蛋，提高免疫力

此菜富含鐵、蛋白質等營養物質，有潤燥、提高免疫力的作用。

番茄蛋花湯

- 熱量 39大卡
- 醣類 2.6公克
- 蛋白質 3.1公克
- 脂肪 1.9公克

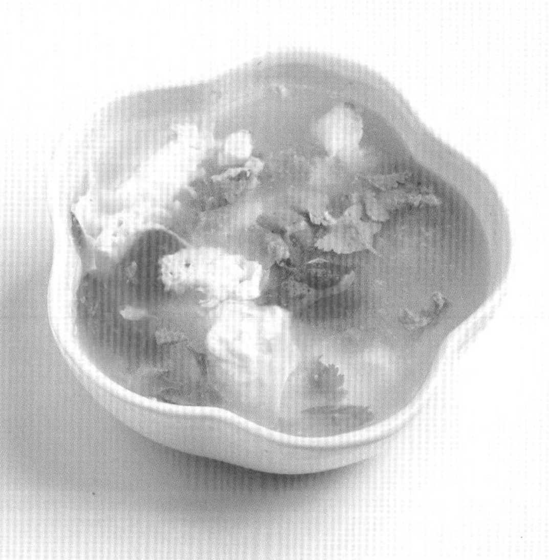

材料 番茄150公克，雞蛋1個（約60公克）

調味料 鹽2公克，香油1公克，香菜段3公克

作法

1. 雞蛋打入碗中，打散成蛋液；番茄洗淨，去蒂，切成小塊。
2. 鍋置火上，加入清水大火煮滾，放入番茄塊煮1分鐘，淋入蛋液攪勻，下入香菜段，淋香油、加鹽調味即可。

雞蛋+番茄，開胃又促進食欲

雞蛋營養全面，富含蛋白質；番茄富含多種維生素和礦物質。二者搭配食用，能開胃促進食欲。

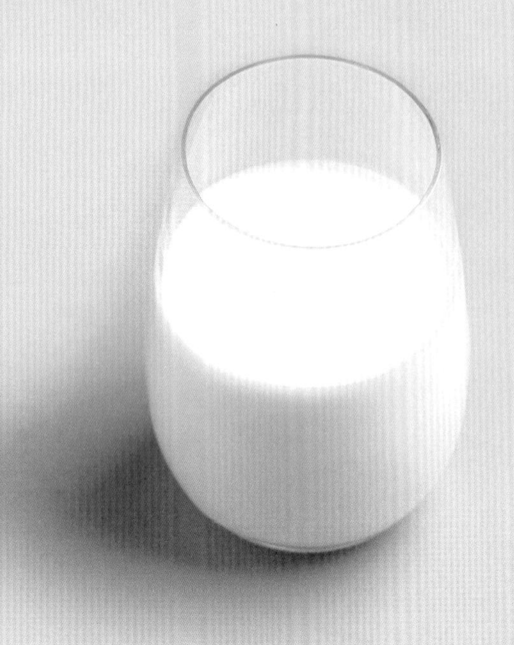

牛奶

補鈣，穩血壓

熱量：54大卡／100公克可食部分

降血壓營養成分：優質蛋白質

建議用量：200～300公克／天

降壓最佳吃法：佐餐食用或作為點心

熱量	226大卡
醣類	3.4公克
蛋白質	35.5公克
脂肪	7.4公克

牛奶蒸蛋

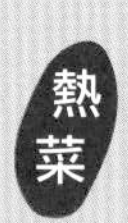

材料 雞蛋、蝦仁各2個，鮮牛奶200公克

調味料 鹽、香油各適量

作法

1. 雞蛋打入碗中，加鮮牛奶攪勻，再放鹽攪勻；蝦仁洗淨。
2. 雞蛋液入蒸鍋，大火蒸約2分鐘，此時蛋羹已略成形，將蝦仁擺放上面，改中火再蒸5分鐘，出鍋後淋上香油即可。

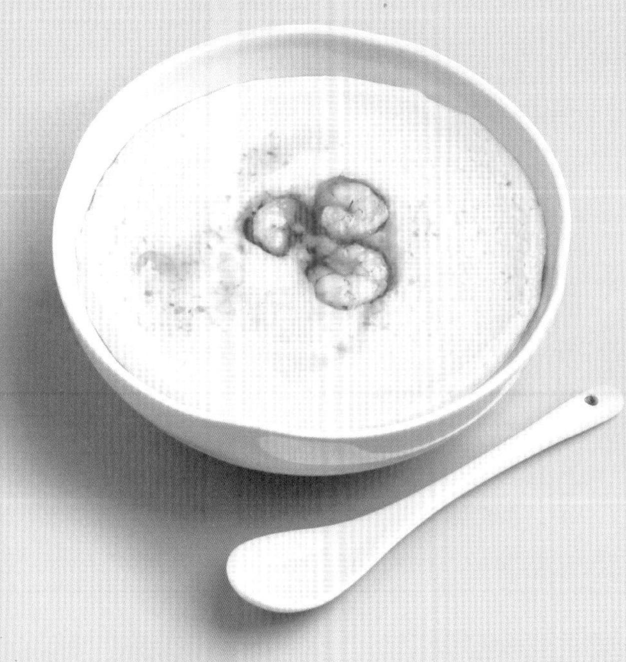

建議與蔬菜搭配食用

牛奶與雞蛋、蝦仁都屬於高蛋白食物，搭配在一起味道不錯，但是沒有達到營養互補的功效。所以在食用這道菜時，建議搭配蔬菜一起食用，使營養更加全面且均衡。

花生核桃豆奶 飲品

材料 牛奶250公克，黃豆50公克，花生米、核桃仁各10公克

調味料 白糖5公克

作法

1. 黃豆先用清水浸泡8～12小時，洗淨；花生米挑淨雜質，洗淨；核桃仁洗淨。
2. 把花生米、核桃仁和浸泡好的黃豆一同倒入全自動豆漿機中，加水至上下水位線之間，按下「豆漿」鍵，煮至豆漿機提示豆漿做好，依個人口味加白糖調味。待豆漿涼至溫熱，倒入牛奶，攪拌均勻即可。

核桃+牛奶，優化營養

牛奶含優質蛋白質，可提供人體必需胺基酸及其他多種營養成分；核桃含有維生素E、鋅，可軟化血管，兩者一起食用對高血壓患者有益。

- 熱量 151大卡
- 醣類 9.9公克
- 蛋白質 9.7公克
- 脂肪 8.8公克

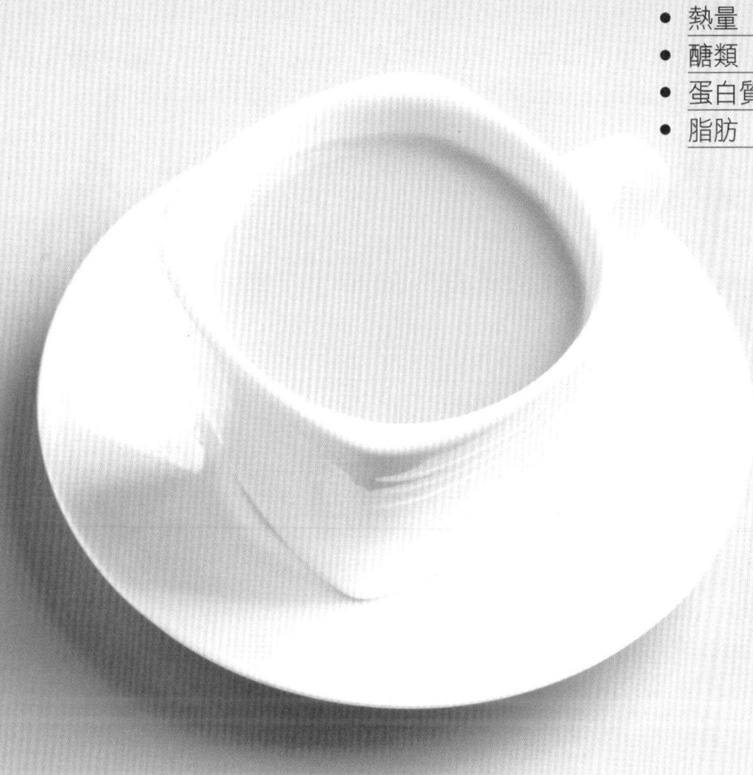

海鮮類

魚類富含不飽和脂肪酸，可預防心腦血管疾病

魚蝦類除了含有易消化吸收的蛋白質外，脂肪含量普遍較低，並且以豐富的不飽和脂肪酸為主，對心血管疾病患者大有益處。吃魚蝦類食物，除了補充營養外，還可以提供優質的脂肪酸。每天推薦攝取量為40～75公克。

✱ 每週至少吃一次魚，尤其是深海魚

魚類蛋白質含量高、品質好，還含有多種不飽和脂肪酸，可降血脂、改善凝血機制，減少血栓的形成，所以高血壓患者可適當多吃一些魚類，尤其是深海魚類。相較於淡水魚，深海魚不僅富含蛋白質、維生素、礦物質，而且富含卵磷脂和多種不飽和脂肪酸。

✱ 魚類盡量清蒸或清燉

在魚類的作法、吃法上，高血壓患者要注意少脂烹調，最宜採用清蒸和清燉的作法，不僅可減少營養流失，而且味道也很鮮美。

Tips

魚肉去腥小技巧

烹飪魚類時，可適當添加料理酒、蔥、薑、醋、檸檬汁、胡椒粉等調味料，有助於去掉魚腥味。

✻ 健康海鮮推薦

鯽魚

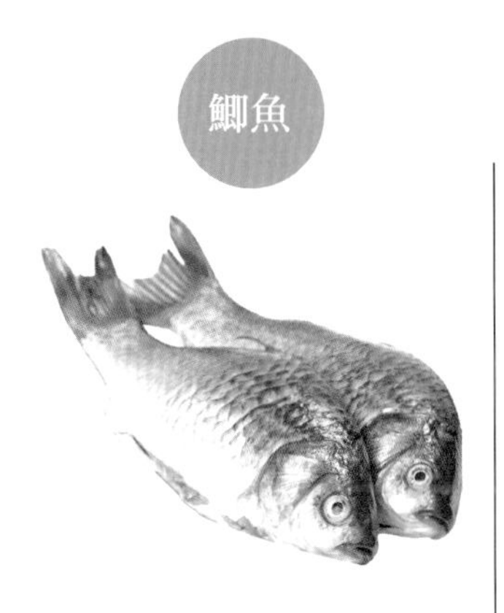

含優質蛋白質，易消化吸收，經常食用可補充營養，增強抵抗力。

白帶魚

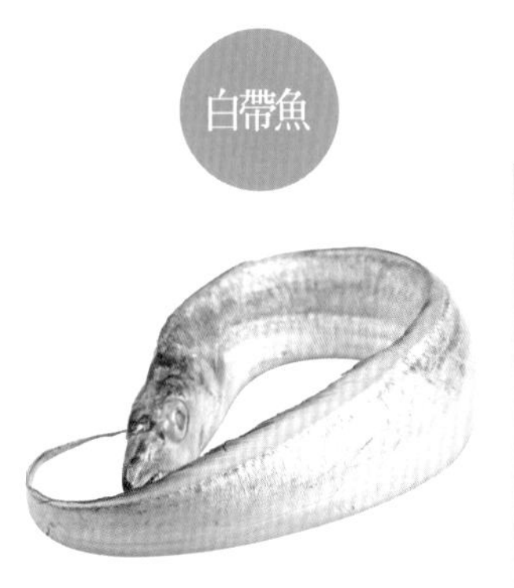

含豐富的鎂，對心血管系統有很好的保護作用，可預防高血壓、心肌梗塞等心血管疾病。白帶魚還含有一種抗癌成分，可降低癌症發生率。

鰻魚

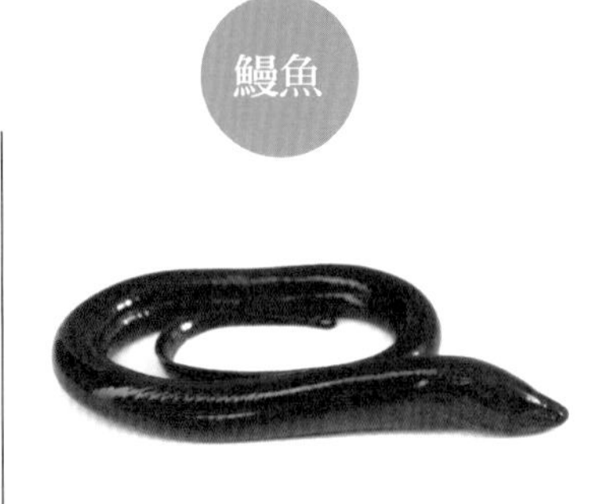

維生素A的含量較高，對眼疾患者有很好的輔助治療功效。鰻魚中含有豐富的DHA和卵磷脂，可以補腦健身，還能調節血糖。

鮭魚

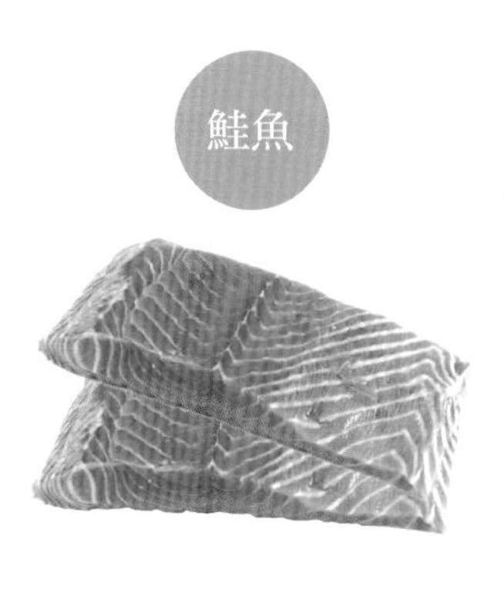

富含蛋白質、不飽和脂肪酸，可以延緩衰老、抗皺潤膚。

草魚

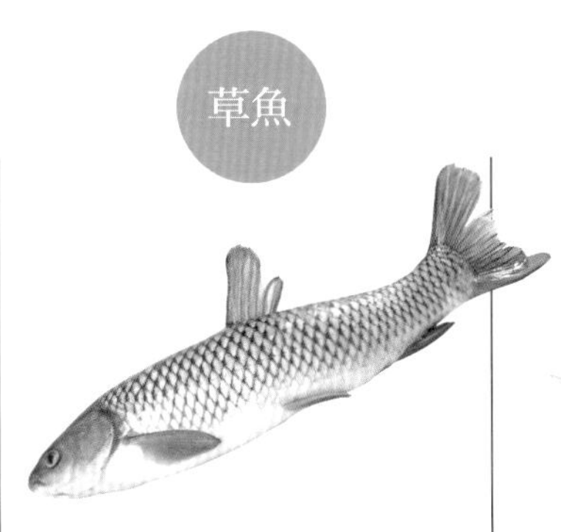

含有豐富的蛋白質、磷、硒等，營養豐富，可以促進血液循環，保護血管。

蝦

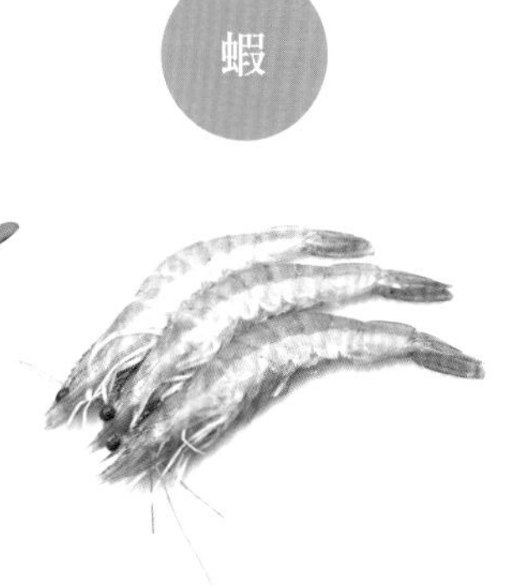

含有豐富的蛋白質、鈣、鋅、鎂等，可以保護血管、預防骨質疏鬆。

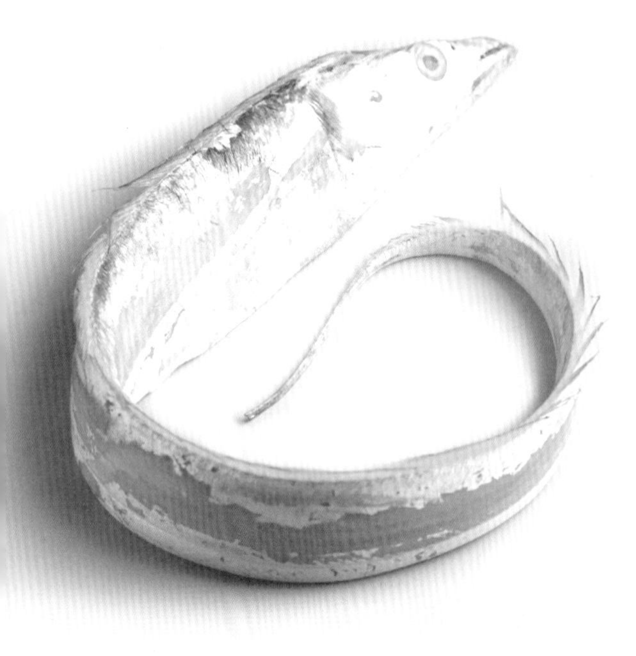

白帶魚

補鋅、鈣

熱量：127大卡／100公克可食部分

降血壓營養成分：優質蛋白質、鎂

建議用量：40～75公克／天

降壓最佳吃法：燜燒

香菇燒白帶魚

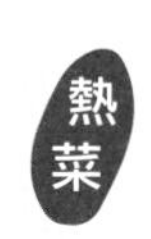

- 熱量 343大卡
- 醣類 9.2公克
- 蛋白質 47.4公克
- 脂肪 13.1公克

材料 白帶魚500公克，鮮香菇3朵，紅椒30公克

調味料 薑末、鹽、料理酒、胡椒粉、醬油、花椒油各適量

作法

1. 將白帶魚洗淨，切段；香菇洗淨，切片；紅椒洗淨，去子，切片。
2. 鍋內油燒熱，放入白帶魚段，用小火煎至微黃，放入薑末，烹入料理酒，加入香菇片及適量水，用中火燜約10分鐘。
3. 加紅椒片，放入鹽、胡椒粉、醬油、花椒油燜透入味即可。

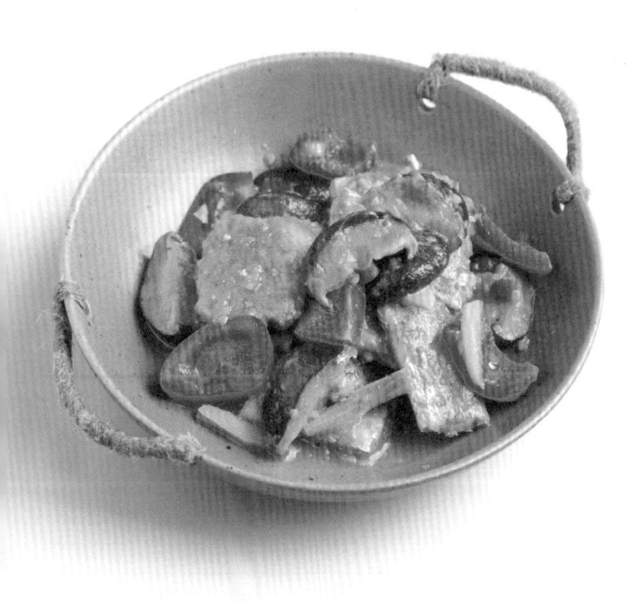

白帶魚去腥減油小妙招

因為白帶魚味腥，且容易碎，提前煎一下可保證魚肉完整性，還能去腥，但最好用不沾鍋煎，減少用油。

紅燒白帶魚 熱菜

材料 白帶魚500公克

調味料 蔥段、薑片、太白粉、料理酒、醬油、白糖、醋各適量，鹽少許

作法

1. 白帶魚洗淨，瀝乾水分，切斷，兩面拍上一層薄薄的太白粉。
2. 在平底鍋中塗少許植物油，小火燒熱，放入帶魚略煎。
3. 另起鍋，倒入油，將煎好的白帶魚放入，放料理酒、醬油、白糖翻炒片刻，加開水醃過白帶魚，放入蔥段、薑片、醋，大火燒開後改中火煮至湯汁漸乾，加入鹽即可起鍋。

- 熱量 8.5公克
- 醣類 0.2公克
- 蛋白質 1.2公克
- 脂肪 0.3公克

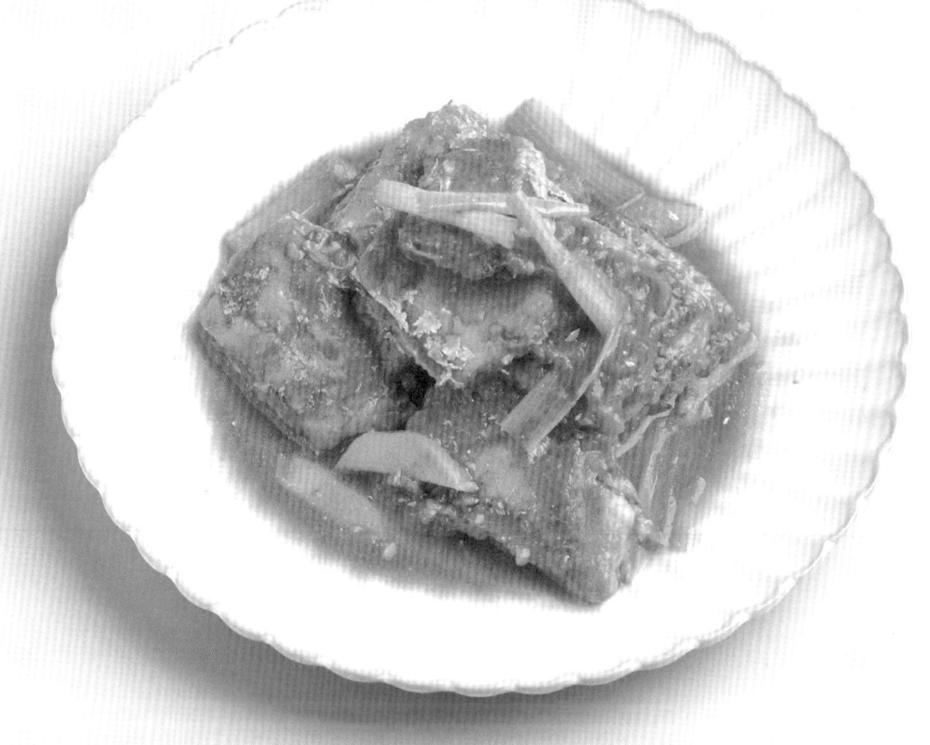

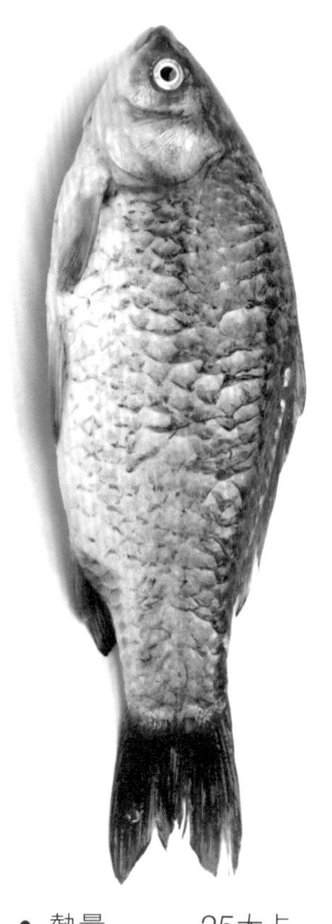

鯽魚

補充優質蛋白質

熱量：108大卡／100公克可食部分

降血壓營養成分：蛋白質、鈣

建議用量：40～75公克／天

降壓最佳吃法：清蒸、燉湯

香菇蒸鯽魚

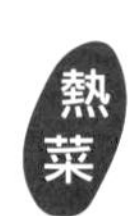

• 熱量	25大卡
• 醣類	6.8公克
• 蛋白質	12.3公克
• 脂肪	1.9公克

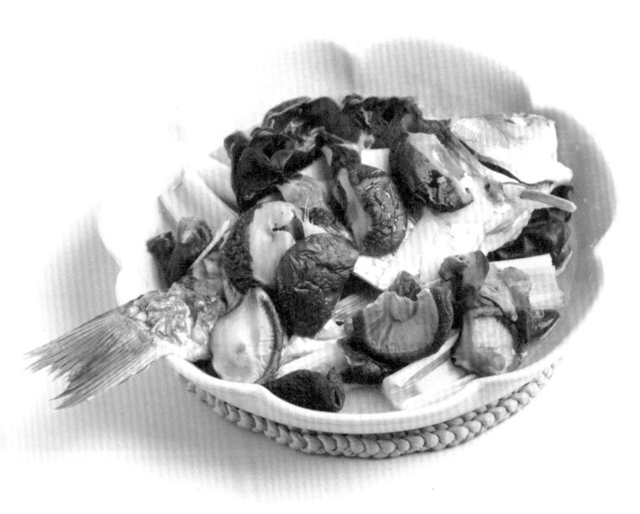

材料 乾木耳15公克，乾香菇4朵，鯽魚1條（約200公克）

調味料 蔥段、薑片各5公克，料理酒10公克，白糖1公克，鹽2公克

作法

1. 乾木耳泡發，洗淨，撕成小片；乾香菇泡發，洗淨，去蒂後切塊。
2. 鯽魚放入碗中，加入薑片、蔥段、料理酒、白糖、鹽、植物油，然後加入木耳、香菇塊，放入蒸籠蒸半小時即可。

香菇+鯽魚，預防便祕又補氣

香菇與鯽魚搭配食用，有潤腸通便和補氣的功效，能預防高血壓患者便祕。

- 熱量 234大卡
- 醣類 34.2公克
- 蛋白質 21.5公克
- 脂肪 2.1公克

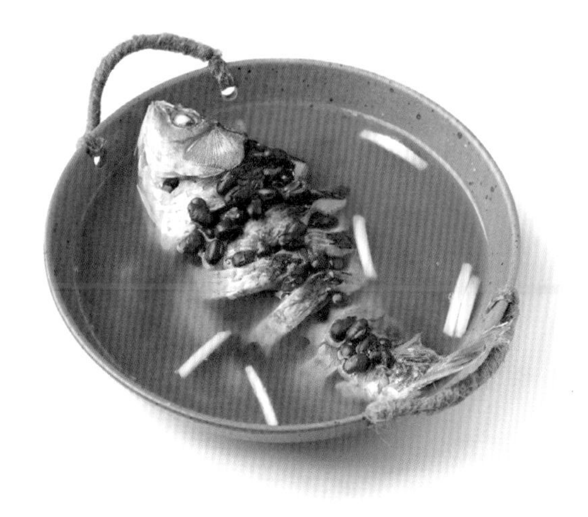

紅豆鯽魚湯

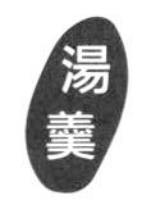

材料 鯽魚1條（約250公克），紅豆50公克

調味料 蔥段、薑片、料理酒、鹽各適量

作法

1. 鯽魚洗淨，用料理酒醃10分鐘；紅豆洗淨，浸泡4～6小時。
2. 紅豆放入鍋中，加水，大火煮開後轉小火煮至紅豆半熟，加入鯽魚、蔥段、薑片，大火煮開後轉小火煮30分鐘，加入鹽調味即可。

不要吃鯽魚卵

鯽魚卵含膽固醇而且普林值較高，高血壓、痛風患者不宜多吃。另外，這道湯鯽魚未經油煎，熱量更低。

- 熱量 100大卡
- 醣類 5.5公克
- 蛋白質 14.4公克
- 脂肪 2.3公克

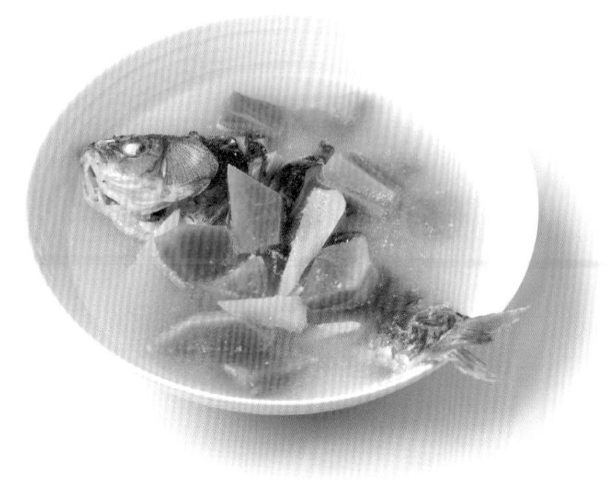

木瓜煲鯽魚

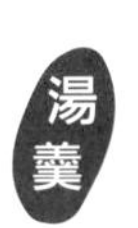

材料 鯽魚1條（約250公克），木瓜100公克

調味料 薑片5公克，鹽2公克

作法

1. 將鯽魚宰殺、洗淨，魚身劃幾刀；木瓜去皮、去子，切小塊。
2. 鍋內倒入植物油，放入鯽魚，小火慢煎後撈出備用。
3. 煲鍋內放適量水煮滾，放入煎好的鯽魚和薑片，燉到湯變乳白色，再放入木瓜塊燉10分鐘，然後加鹽調味即可。

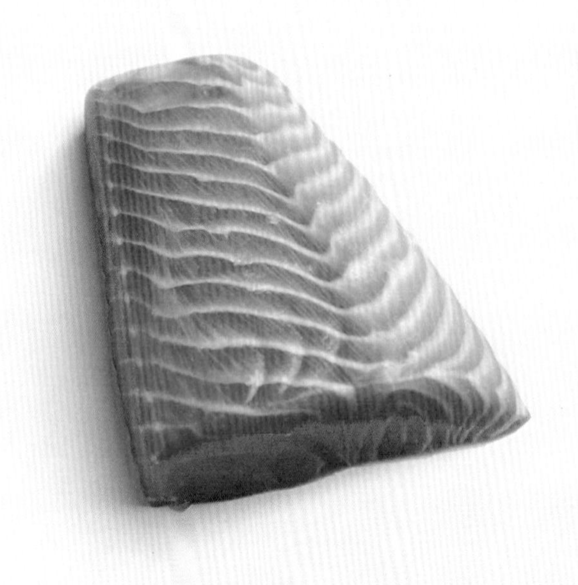

鮭魚

補充DHA

熱量：139大卡／100公克可食部分

降血壓營養成分：ω-3脂肪酸

建議用量：40～75公克／天

降壓最佳吃法：清蒸

- 熱量 139大卡
- 醣類 0公克
- 蛋白質 17.2公克
- 脂肪 7.8公克

清蒸鮭魚

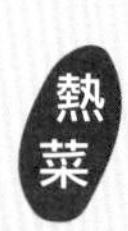

材料 鮭魚肉100公克

調味料 蔥絲、薑絲、鹽、香油、檸檬汁各適量

作法

1. 鮭魚肉洗淨，切段，撒少許鹽，加檸檬汁抓勻。
2. 取盤，放入鮭魚肉，再放上蔥絲、薑絲、香油，送入蒸鍋大火蒸7分鐘即可。

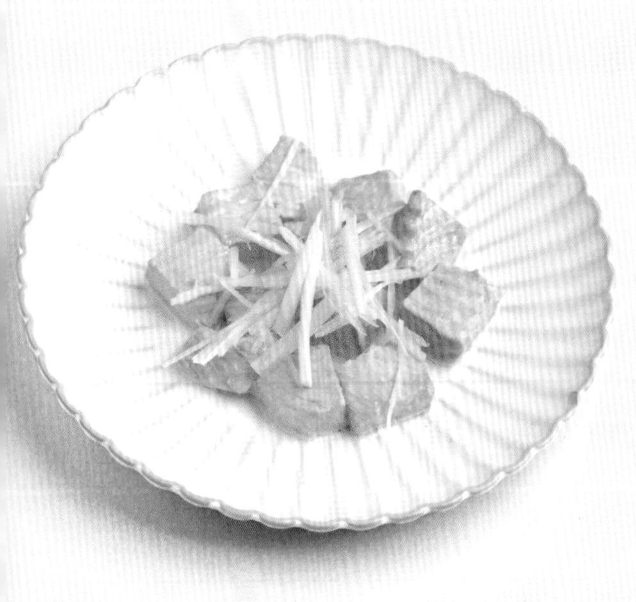

鮭魚+檸檬，營養更易吸收

烹煮鮭魚時放入幾片檸檬或滴入新鮮的檸檬汁，可除腥提味，且檸檬中含有豐富的維生素C，可使營養更易吸收。

鮭魚蒸蛋

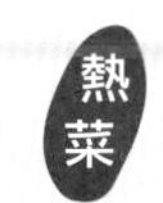

- 熱量 104大卡
- 醣類 1.1公克
- 蛋白質 11公克
- 脂肪 6.1公克

材料 鮭魚100公克，雞蛋2個（120公克）
調味料 醬油5公克，蔥末、香菜末各少許。
作法

1. 雞蛋打入碗中，加入50公克清水打散；鮭魚洗淨，切成粒，倒入蛋液中，攪勻。
2. 將蛋液放入蒸鍋隔水蒸熟，取出，撒上蔥末、香菜末，淋入醬油即可。

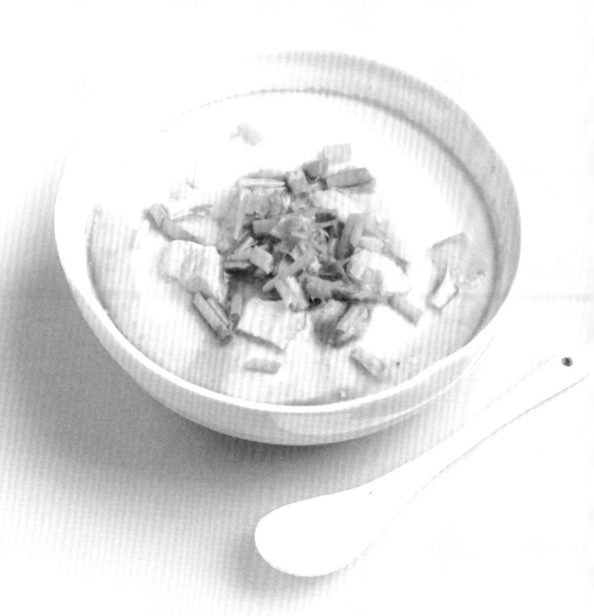

鮭魚烹調至8分熟即可

鮭魚只要烹至8分熟即可，這樣味道既鮮美，又可去除腥味。如果加熱時間過長，肉質會變得乾硬。

鮭魚香菇粥

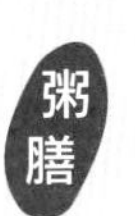

- 熱量 125大卡
- 醣類 17.7公克
- 蛋白質 7.8公克
- 脂肪 2.9公克

材料 白米60公克，鮭魚肉100公克，鮮香菇、胡蘿蔔各50公克
調味料 蔥花、高湯各適量，鹽1公克
作法

1. 香菇去蒂，洗淨，切塊；胡蘿蔔去皮洗淨，切片；白米洗淨，浸泡10分鐘；鮭魚洗淨，切片。
2. 高湯倒入鍋中煮滾，放入白米、香菇塊、胡蘿蔔片一起煮至粥熟，放入鮭魚肉再次煮開，調入蔥花、鹽即可。

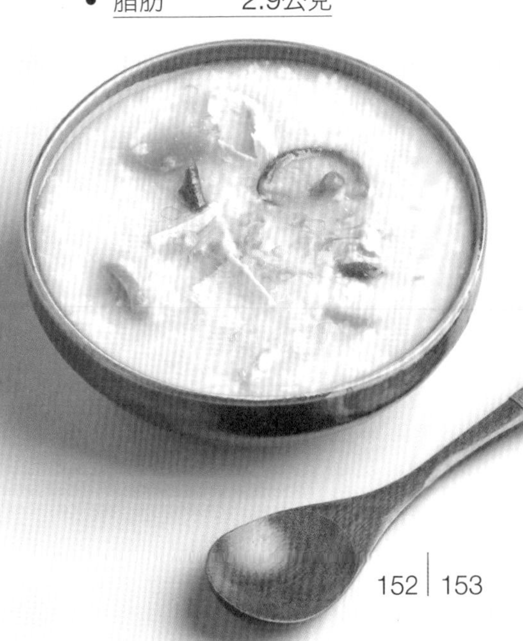

常吃鮭魚，可預防血栓

鮭魚含有較多的ω-3脂肪酸，可有效降血壓、防止血栓。

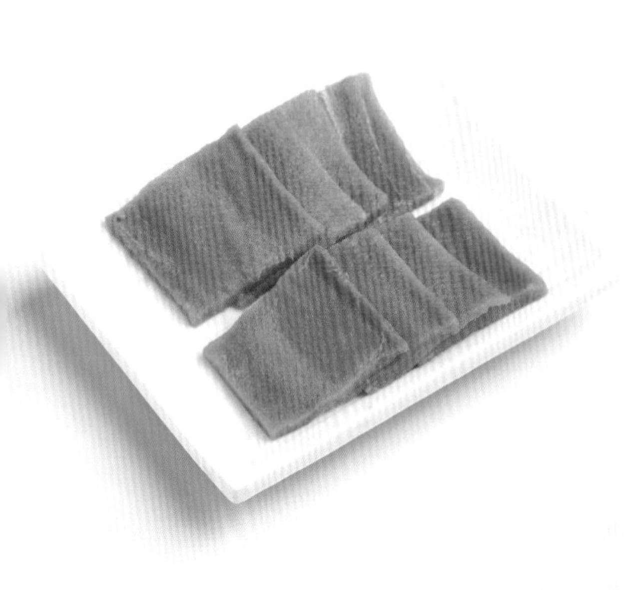

鮪魚

補鈣，調血壓

熱量：198大卡／100公克可食部分

降血壓營養成分：鉀、ω-3脂肪酸

建議用量：40～75公克／天

降壓最佳吃法：略煎

紅燒鮪魚

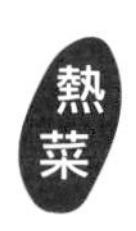

- 熱量 252大卡
- 醣類 0公克
- 蛋白質 36.1公克
- 脂肪 12公克

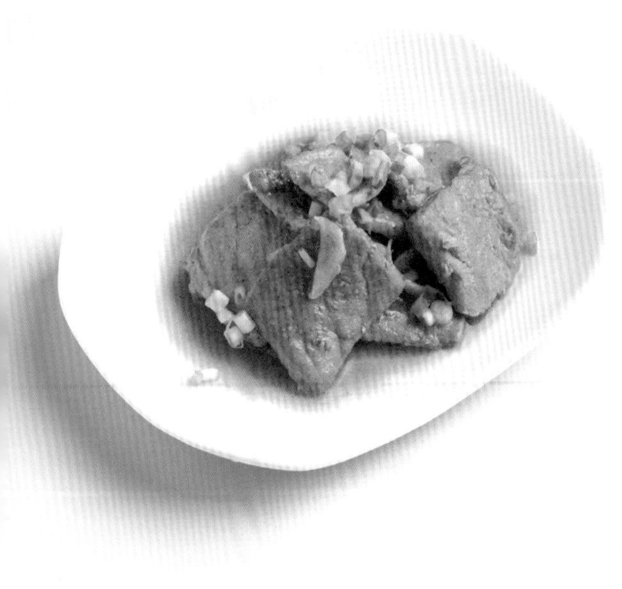

材料 鮪魚400公克

調味料 薑片、蔥花各5公克，鹽1公克，醬油少許

作法

1. 將鮪魚洗淨，切塊。
2. 炒鍋置爐火上，倒入油燒至8分熱，放入鮪魚煎至皮酥，撈起瀝油待用。
3. 鍋內留點油，下入薑片炒香，放入適量水，放入鮪魚煮滾，撈去浮沫，加入醬油，轉小火燒至鮪魚酥爛，轉大火收濃湯汁，撒上鹽、蔥花即可。

鮪魚切製小訣竅

切鮪魚時，用拇指、食指壓住魚塊，斜向切入，可以形成較大的斷面，並防止魚肉碎裂。

鮪魚沙拉 涼菜

材料 鮪魚100公克，紫葉生菜、花葉生菜各25公克，檸檬半個（約50公克），紅椒、黃椒各半個（各約50公克）

調味料 橄欖油適量，黑胡椒碎5公克，鹽2公克

作法

1. 檸檬榨汁；將鮪魚切成厚片，用檸檬汁、鹽和黑胡椒碎醃漬10分鐘；紫葉生菜、花葉生菜分別洗淨，瀝乾；紅椒、黃椒洗淨，去蒂及子，切小塊。
2. 將不沾鍋置於爐火上，倒入少許橄欖油，將醃製好的鮪魚煎至兩面上色即可。
3. 將煎好的鮪魚和處理好的蔬菜裝入盤中，用橄欖油拌勻，撒上鹽調味即可。

烹調時可加入白葡萄酒

烹製鮪魚時，加入少許白葡萄酒或白蘭地，既能去除魚腥味，又能帶出鮪魚本身的鮮甜味道。

- 熱量 77大卡
- 醣類 2.5公克
- 蛋白質 9.8公克
- 脂肪 3.3公克

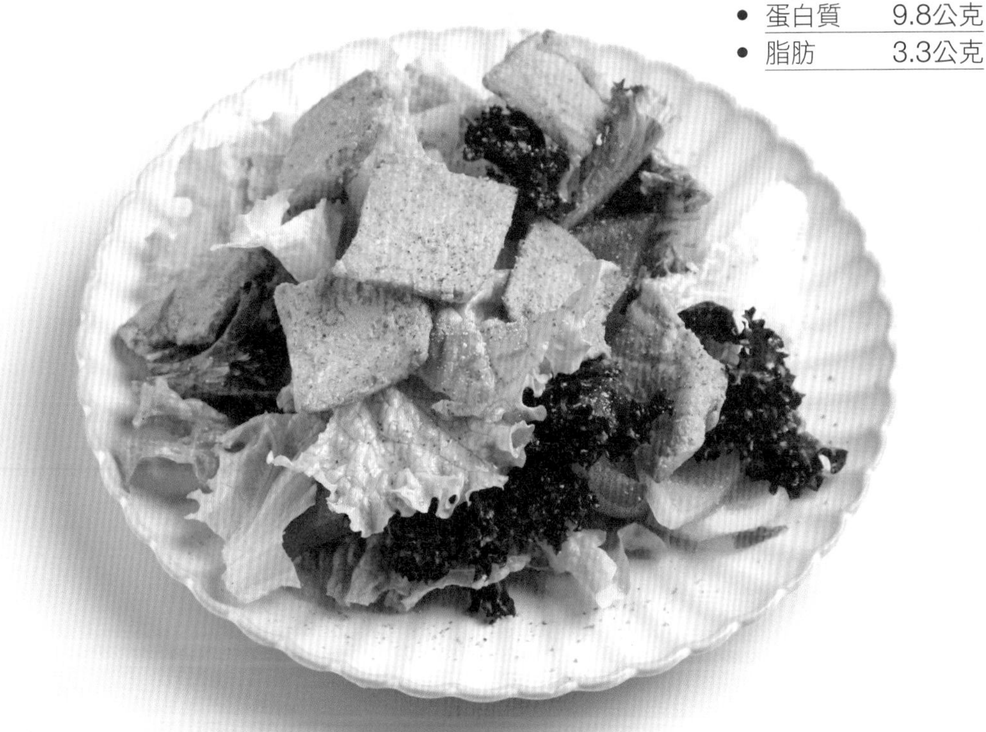

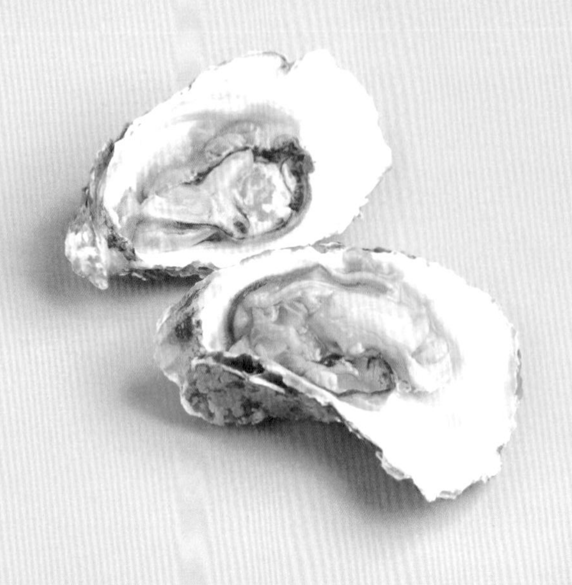

牡蠣

補鋅，穩定血壓

熱量：73大卡／100公克可食部分

降血壓營養成分：鋅

建議用量：40～75公克／天

降壓最佳吃法：蒸煮

清蒸牡蠣

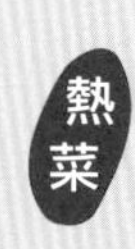

- 熱量 73大卡
- 醣類 8.2公克
- 蛋白質 5.3公克
- 脂肪 2.1公克

材料 新鮮牡蠣300公克

調味料 生抽10公克，香油3公克

作法

1. 新鮮牡蠣刷洗乾淨；生抽加香油調成醬汁。
2. 鍋內放水煮滾，將牡蠣平面朝上、凹面向下放入蒸鍋，蒸至牡蠣開口，關火後再等個3～5分鐘，再出鍋，蘸醬汁食用即可。

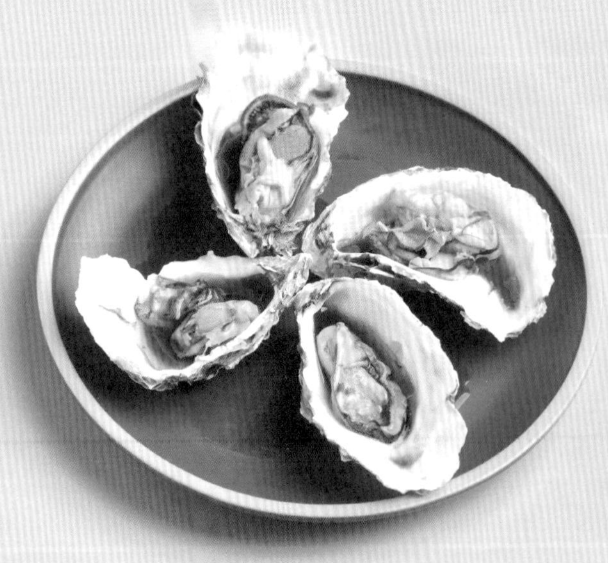

牡蠣煲湯或清蒸，營養價值更高

牡蠣具有高蛋白、低醣、低脂的優點，煮湯或清蒸食用，營養更容易被人體消化吸收。

牡蠣小米粥

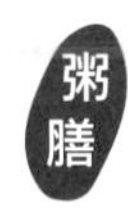

- 熱量 157大卡
- 醣類 31.4公克
- 蛋白質 4.5公克
- 脂肪 1.6公克

材料 小米200公克，牡蠣肉50公克
調味料 鹽1公克
作法

1. 小米洗淨；牡蠣肉洗淨，用鹽水浸泡20分鐘，撈出備用。
2. 鍋中倒入清水，加入小米煮粥。
3. 將牡蠣放入小米粥中，繼續熬煮至牡蠣熟，加鹽調味即可。

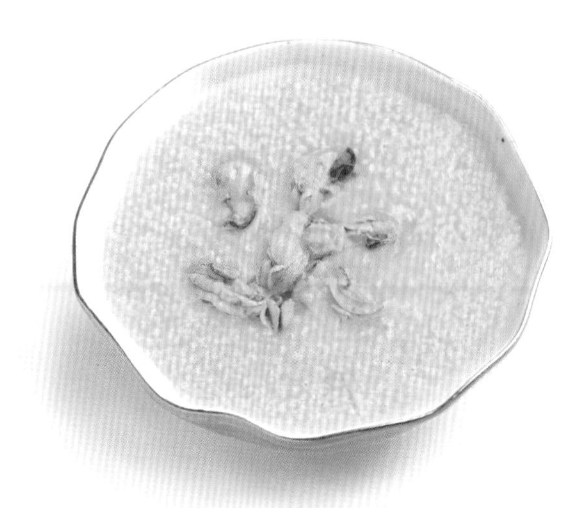

牡蠣豆腐湯

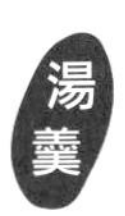

- 熱量 108大卡
- 醣類 6.1公克
- 蛋白質 8.4公克
- 脂肪 6公克

材料 牡蠣肉100公克，豆腐300公克
調味料 胡椒粉、蔥末、薑片各適量，鹽2公克
作法

1. 牡蠣肉用少許鹽抓洗去雜質，清洗乾淨，瀝乾水分；豆腐洗淨，切丁待用。
2. 將鍋中水煮滾，放入牡蠣肉汆燙一下，撈起備用。
3. 再煮滾一鍋水，倒入豆腐丁、鹽、胡椒粉，將牡蠣肉、蔥末、薑片入鍋，煮至牡蠣肉熟即可。

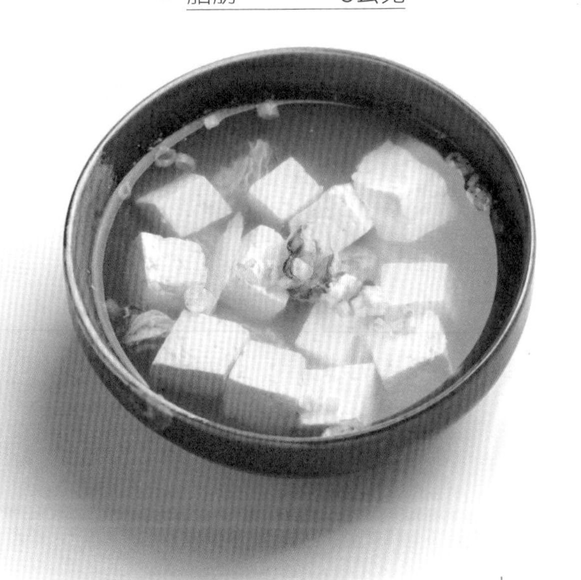

其他類

✱ 健康吃油，要控制烹調溫度

因為烹調用油以不飽和脂肪酸為主，耐熱度低，高溫加熱易產生有害物質，所以烹調溫度要盡量降低。做菜的適宜油溫很容易測定：先扔進去一小片蔥白，看看四周會不會冒泡，如果泡太少，代表溫度不夠；如果泡多而不變色，表示溫度適中；如果顏色很快從白變黃，代表溫度過高。

✱ 油鹽的用量要嚴加控制

油和鹽是高血壓的元凶，高血壓患者要嚴格控制每天油和鹽的攝取量。其中，每天烹調油用量25～30公克，以植物油為主。食鹽用量，高血壓患者應控制在5公克以下；病情較重、有併發症者需控制在3公克以下。這裡的量不僅是每天烹調中所使用的有形油、鹽，還包括各類點心、腸類、醬油、蠔油等中的隱形油、鹽，一旦飲食中有了這些隱形油、鹽，就要注意減少烹調中的油、鹽用量。

✱ 餐館用油好不好，熱水涮涮就知道

許多人都說外面的菜太油膩，想用熱水涮掉一部分。但是否能涮去菜表面上的油，要看炒菜用的是什麼油。不新鮮的油很難用水涮掉。新鮮的液態植物油是可以涮掉的，可用這個方法來粗略判斷炒菜用油的品質。

✱ 小心「看不見的油」

人們可能會覺得烹調用油是人一天攝取油的最主要或者說唯一來源，如果這樣想就錯了。生活中很多食物都含油，按照它們存在的方式可以簡單分為「看得見的油」和「看不見的油」。「看得見的油」是人們從感官上就能判斷的，如：植物油、動物油以及動物皮，如雞皮、鴨皮等。而人們常吃的花

生、瓜子、核桃、開心果等堅果裡含的油就是「看不見的油」。雖然說這些堅果裡面的油是「好」的，但是食用過多也會造成油攝取量超標。

✱ 充分利用蔥、薑、蒜、花椒的味道幫助控鹽

蔥、薑、蒜、花椒，人稱「調味四君子」，在高血壓患者的日常飲食中可適當加入，不僅能調味、殺菌，還有利於食鹽用量的控制。

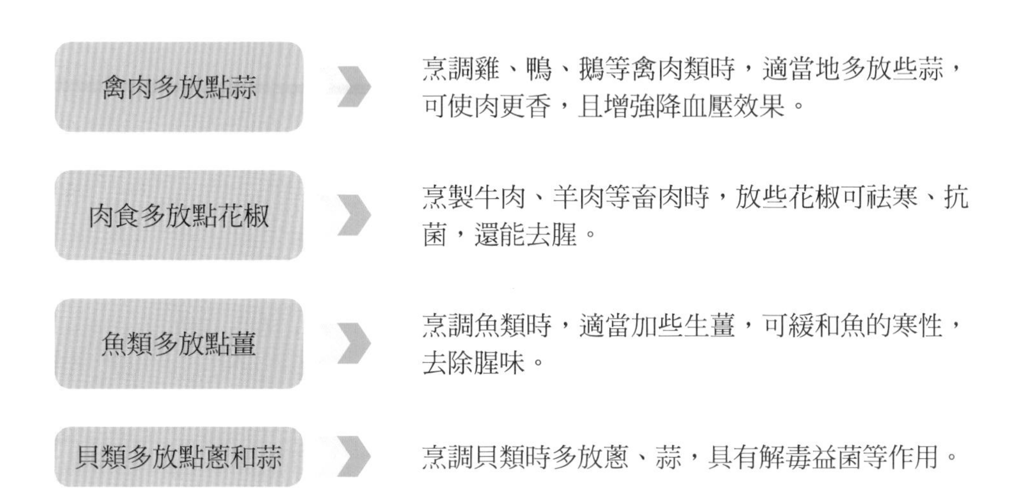

✱ 別在湯太熱時放鹽

湯的溫度過高時，人的舌頭對鹹味的敏感度就會降低，這個時候味道嘗起來合適，放至常溫時就會偏鹹。因此，煮湯放鹽調味時，不妨待湯降到常溫後再放。

✱ 高血壓患者可以喝茶嗎

茶葉中含有咖啡因等物質，能使心率增快、心臟輸出量增加而引起血壓升高。生活中有些人飲茶後有頭暈、頭痛的反應，可能就是血壓升高導致的。在各類茶葉中，綠茶咖啡因含量較低，茶多酚較多。高血壓患者可適當飲一些淡綠茶，但不要喝濃茶。

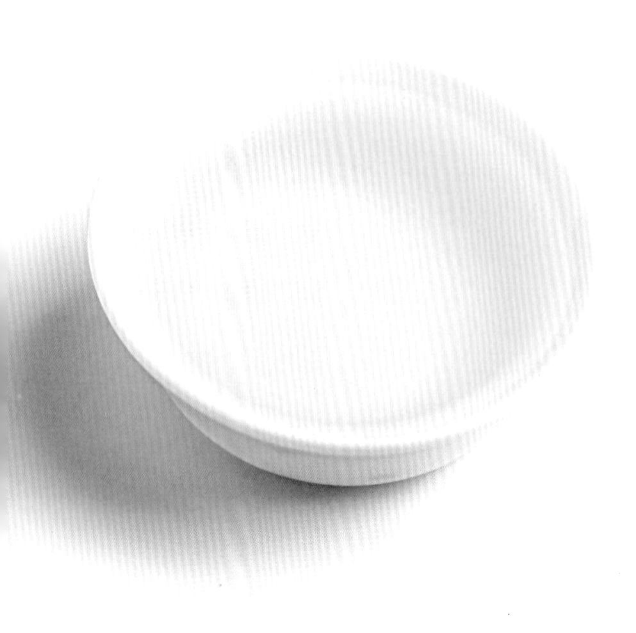

橄欖油

保護心腦血管

熱量：899大卡／100公克可食部分

降血壓營養成分：單元不飽和脂肪酸、多酚類物質

建議用量：10公克／天

降壓最佳吃法：涼拌

- 熱量 16大卡
- 醣類 3.7公克
- 蛋白質 1.1公克
- 脂肪 0.2公克

涼拌豇豆

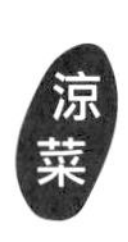

材料 豇豆150公克

調味料 蒜末、醋各10公克，鹽2公克，橄欖油5公克

作法

1. 豇豆去頭尾，洗淨，入滾水中燙熟，撈出放涼，切成段。
2. 將豇豆段倒入盤中，加入蒜末、醋、鹽、橄欖油，拌勻即可。

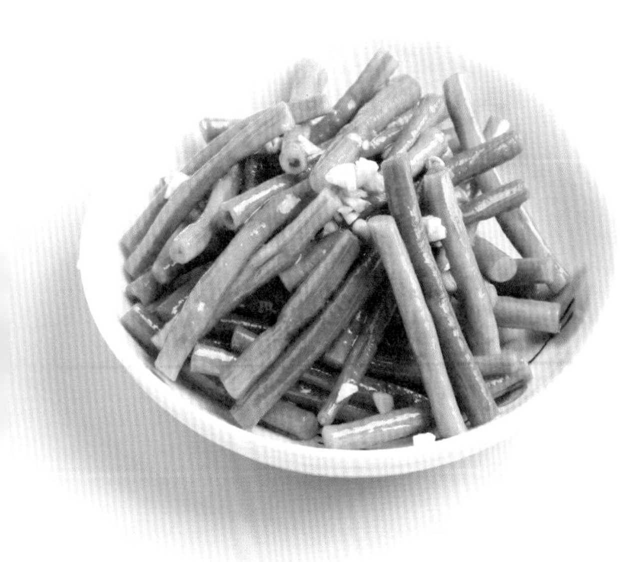

用橄欖油增加鮮味，減少用鹽量

高血壓患者做菜時，可以用少量橄欖油來增加鮮味，這樣可以減少鈉的攝入。

馬鈴薯沙拉 涼菜

材料 馬鈴薯150公克，櫻桃蘿蔔、黃瓜各100公克

調味料 橄欖油5公克，白醋、胡椒粉各適量，鹽1公克

作法

1. 馬鈴薯去皮洗淨，切小塊，用清水浸泡5分鐘，滾水煮熟；櫻桃蘿蔔和黃瓜洗淨，切塊。
2. 將馬鈴薯塊、櫻桃蘿蔔塊、黃瓜塊一起放入碗中，加橄欖油、白醋、鹽、胡椒粉攪拌均勻即可。

橄欖油不適合高溫烹調

橄欖油中的多酚類，在高溫環境下容易被破壞，會降低其營養價值；再加上其中不飽和脂肪酸不穩定，高溫下容易形成反式脂肪酸，因此不宜採用油炸、油煎等高溫烹調方式。

- 熱量 50大卡
- 醣類 10.9公克
- 蛋白質 1.9公克
- 脂肪 0.2公克

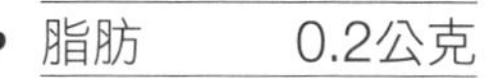

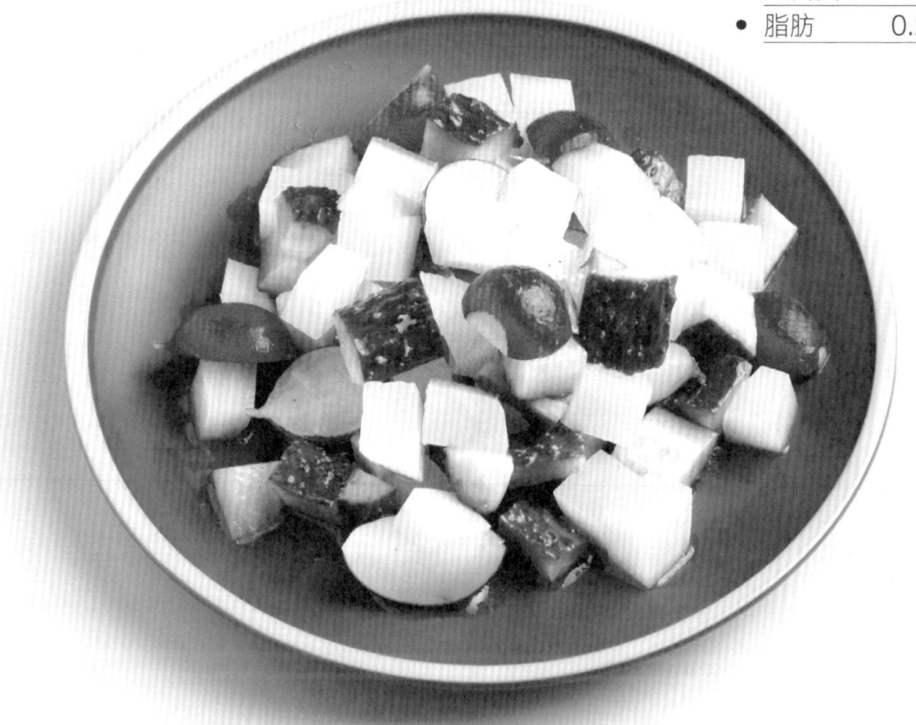

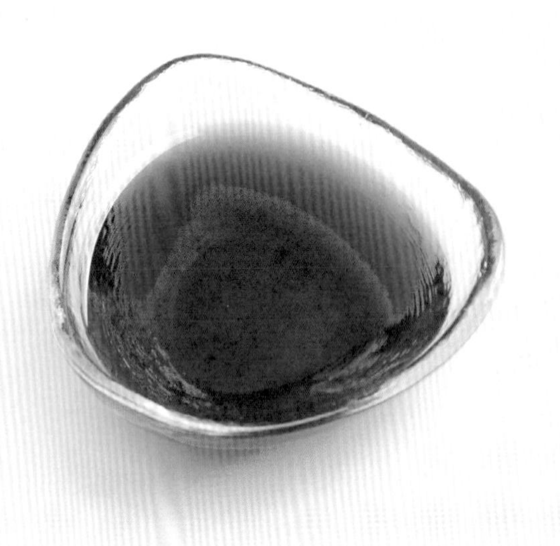

香油

潤腸通便

熱量：898大卡／100公克可食部分

降血壓營養成分：亞麻油酸

建議用量：10公克／天

降壓最佳吃法：涼拌

- 熱量 33大卡
- 醣類 4.1公克
- 蛋白質 3.4公克
- 脂肪 0.3公克

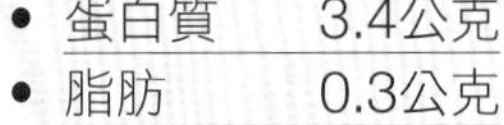

涼拌海蜇

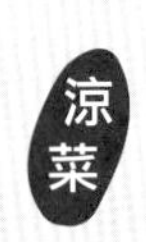

材料 海蜇皮250公克，黃瓜100公克

調味料 蔥花、蒜末、醬油、香油各5公克，醋10公克，辣椒油、白糖，香菜碎各少許

作法

1. 海蜇皮放入清水中浸泡去鹽分，洗淨，切絲；黃瓜洗淨，去蒂，再切成絲。
2. 取盤，放入海蜇絲和黃瓜絲，用蔥花、香菜碎、蒜末、醬油、醋、白糖、辣椒油、香油調味即可。

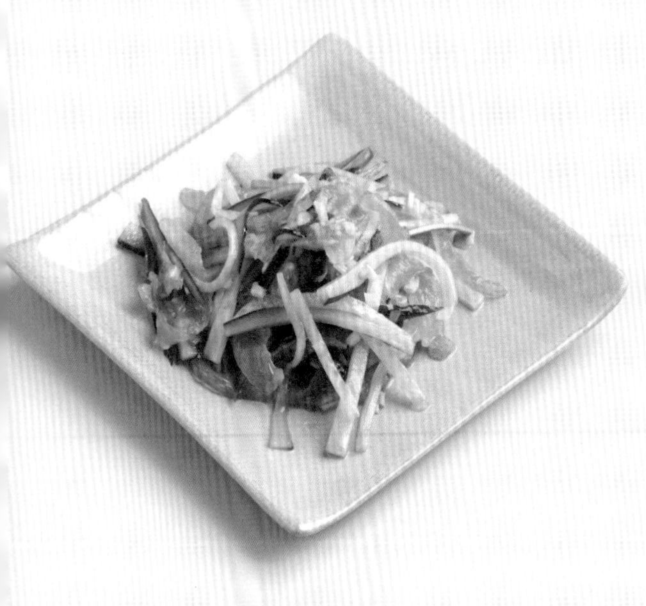

香油適合涼拌

香油高溫加熱會失去香氣，營養物質也會受損，因而適合做涼拌菜。如要炒來吃，最好在起鍋前再加入調味。

菠菜拌豆芽 涼菜

材料 菠菜200公克，綠豆芽100公克

調味料 醋3公克，鹽2公克，香油5公克

作法

1. 菠菜揀洗乾淨，放入滾水中燙1分鐘，撈出切段；綠豆芽掐頭、根，放入滾水中燙3分鐘。
2. 將菠菜、綠豆芽盛入碗中，加入鹽、醋、香油，拌勻即可。

- 熱量 24大卡
- 醣類 3.9公克
- 蛋白質 2.3公克
- 脂肪 0.2公克

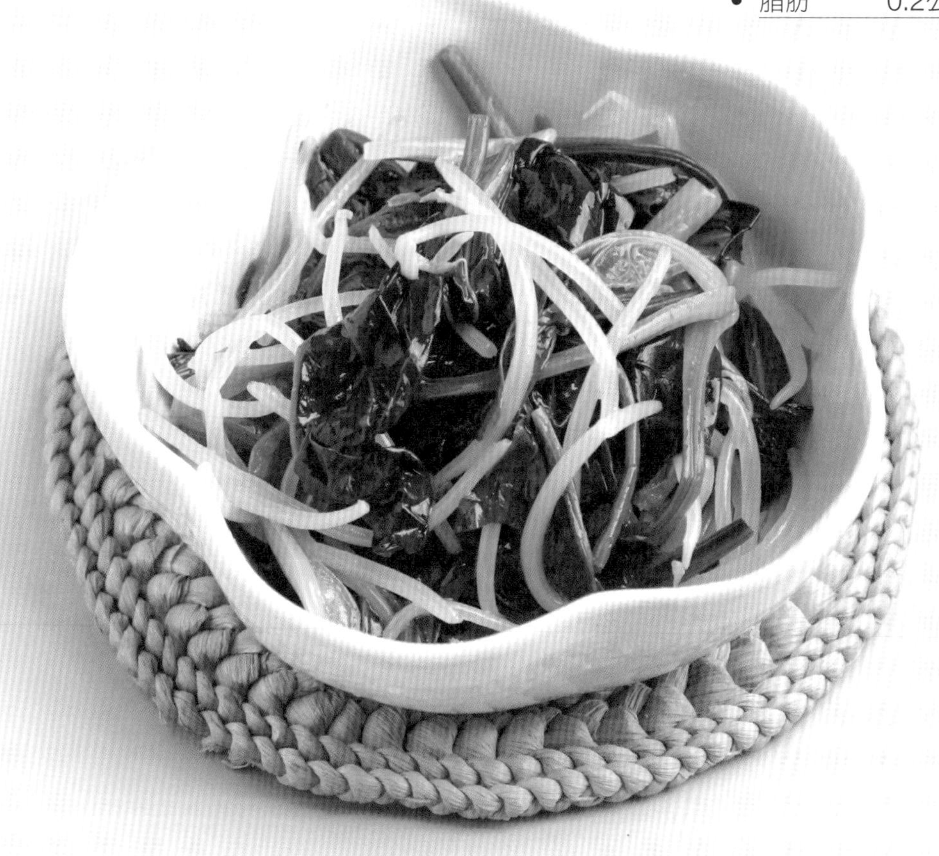

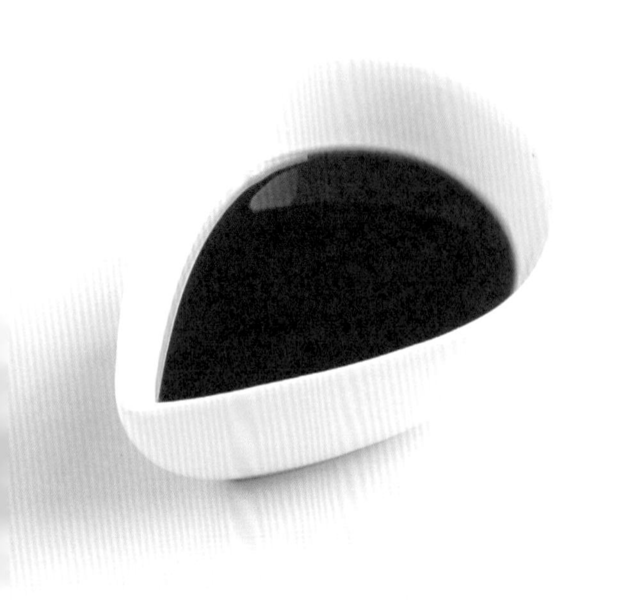

醋

增鮮提味控鹽

熱量：31大卡／100公克可食部分

降血壓營養成分：醋酸、鉀

建議用量：20～40公克／天

降壓最佳吃法：涼拌

- 熱量 38大卡
- 醣類 8.2公克
- 蛋白質 1.3公克
- 脂肪 0.3公克

糖醋紅心蘿蔔

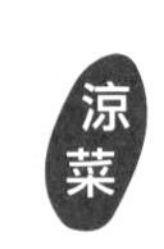

材料 紅心蘿蔔500公克。

調味料 醋10公克，白糖、香油各5公克。

作法

1. 紅心蘿蔔洗淨，去皮，切絲，放入盤內。
2. 取小碗，加入白糖、醋、香油拌勻，製成醬汁，淋上拌勻即可。

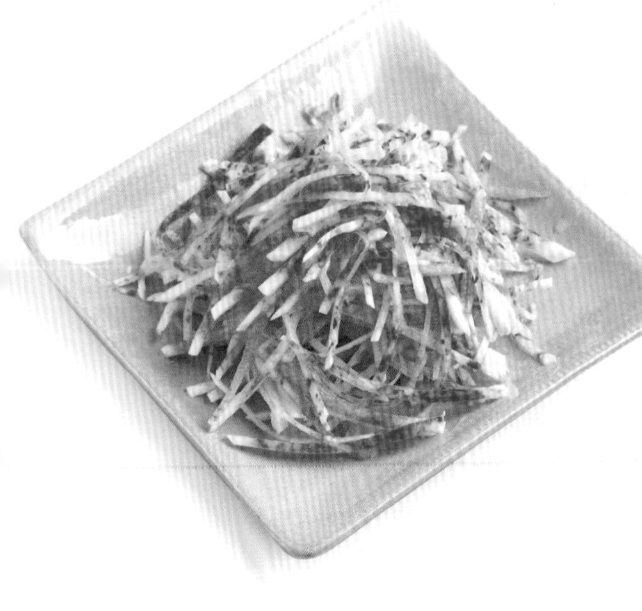

加點醋，增香提味

在烹調菜肴時加少許醋，能減少油膩感，且增加香味，還能促進鈣的吸收。

醋溜綠豆芽 熱菜

材料 綠豆芽300公克

調味料 醋、蔥絲、薑絲各5公克，鹽、白糖、花椒各2公克

作法

1. 綠豆芽洗淨後用滾水快速燙一下，撈出沖涼，瀝乾水分備用。
2. 鍋中油燒熱，放入花椒熗鍋，去掉花椒，再放入蔥絲、薑絲爆香。
3. 放入綠豆芽用大火快速翻炒，加鹽、白糖、醋調味即可。

烹調時油、鹽不宜太多

做這道菜，不要放太多的油和鹽，要盡量保持其清淡的口味和爽脆口感。

- 熱量 16大卡
- 醣類 2.6公克
- 蛋白質 1.7公克
- 脂肪 0.1公克

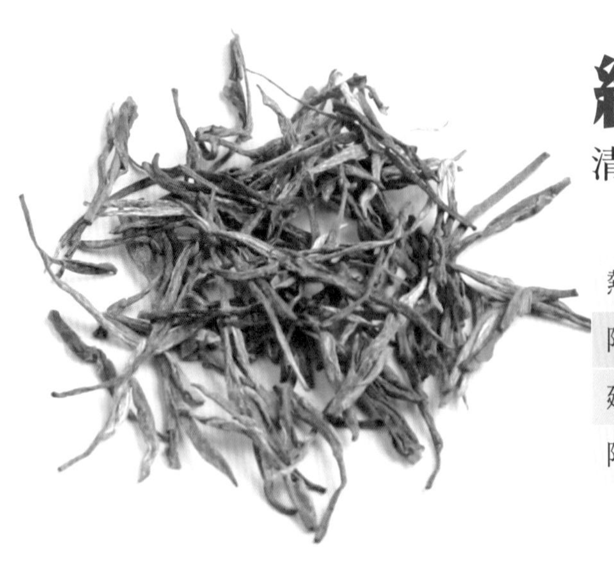

綠茶

清熱消腫

熱量：328大卡／100公克可食部分

降血壓營養成分：茶多酚

建議用量：5～10公克／天

降壓最佳吃法：泡飲

- 熱量 23大卡
- 醣類 3.7公克
- 蛋白質 1.5公克
- 脂肪 0.5公克

檸檬綠茶

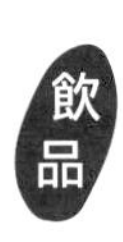

材料 綠茶10公克，檸檬半個

調味料 蜂蜜適量

作法

1. 綠茶用開水沖泡，待綠茶泡出味道和顏色後，將茶葉過濾掉；檸檬洗淨，去皮、去子，擠汁備用。
2. 等茶溫涼之後，加入檸檬汁和蜂蜜，攪拌均勻即可。

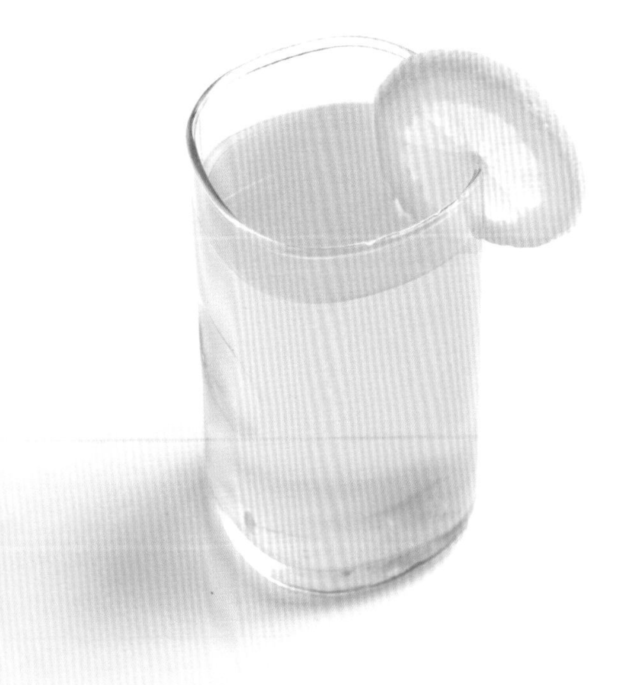

常喝綠茶，抗氧化

綠茶中的茶多酚具有較強的抗氧化作用，能有效抵抗衰老。

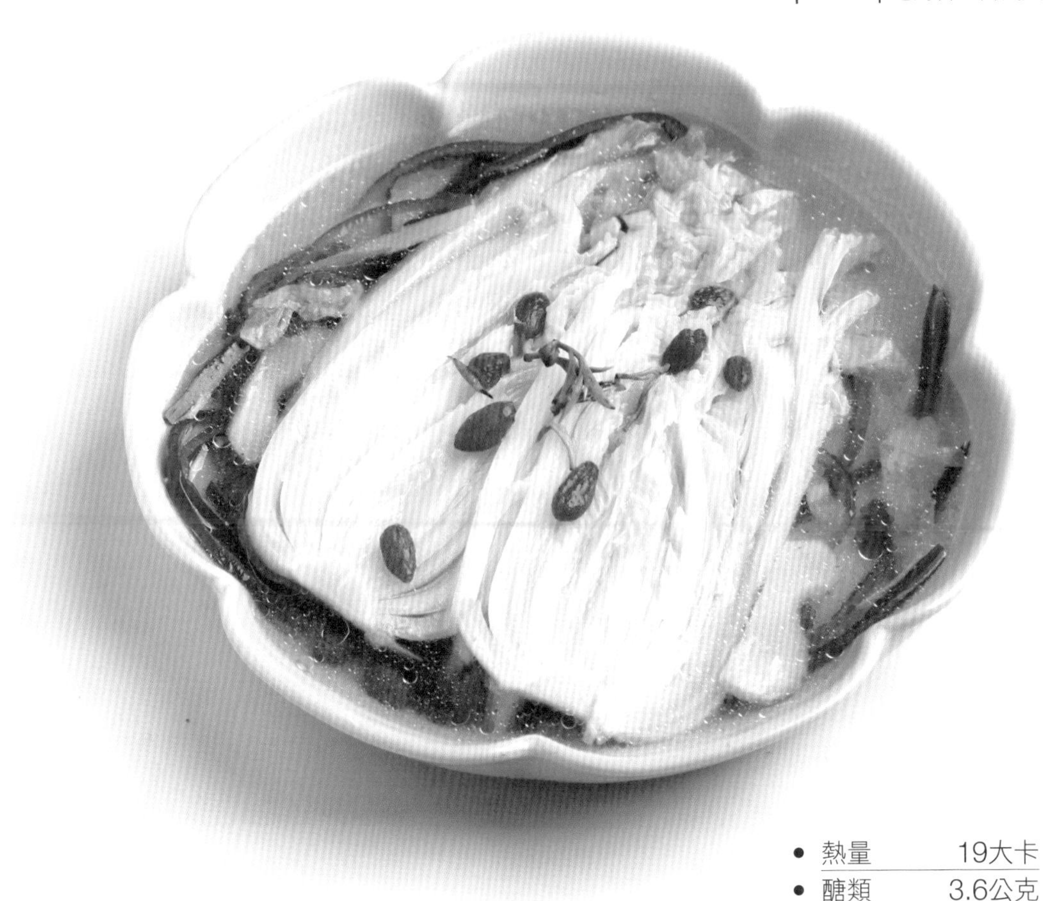

● 熱量	19大卡
● 醣類	3.6公克
● 蛋白質	2.1公克
● 脂肪	0.2公克

綠茶娃娃菜 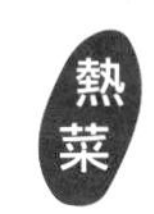

材料 娃娃菜200公克，綠茶、枸杞各5公克，熟海帶絲20公克

調味料 蔥段、薑片、胡椒粉各適量，鹽2公克

作法

1. 娃娃菜洗淨，汆燙後放涼；綠茶用開水泡好；枸杞泡發。
2. 鍋內倒油燒熱，用蔥段、薑片熗鍋，下娃娃菜、枸杞炒勻，加水，放鹽、胡椒粉調味。
3. 熟海帶絲放入盤底，上面擺好娃娃菜，濾出炒菜原湯，倒入綠茶水，澆在菜上即可。

綠茶+檸檬，清心、消脂

綠茶與檸檬一起沖泡後飲用，不僅口感好，還有清心、消脂的作用。

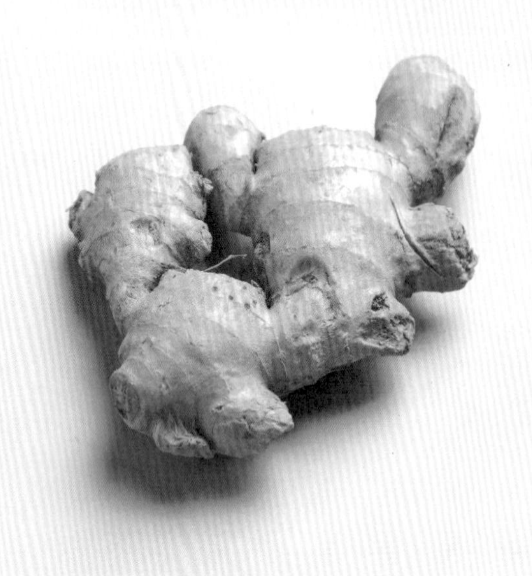

生薑

促進血液循環

熱量：30大卡／100公克可食部分

降血壓營養成分：薑酚、薑烯酚

建議用量：10公克／天

降壓最佳吃法：涼拌、煮

- 熱量 26大卡
- 醣類 4.2公克
- 蛋白質 2.3公克
- 脂肪 0.3公克

薑汁菠菜

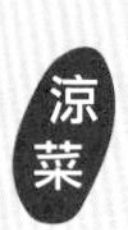

材料 生薑25公克，菠菜250公克

調味料 鹽3公克，香油2公克，醋適量

作法

1. 菠菜揀洗乾淨，放入滾水中燙30秒後撈出沖涼，瀝乾水分，切段；生薑用果汁機打成汁。
2. 將菠菜段放在盤中，加鹽，淋上薑汁、醋和香油拌匀即可。

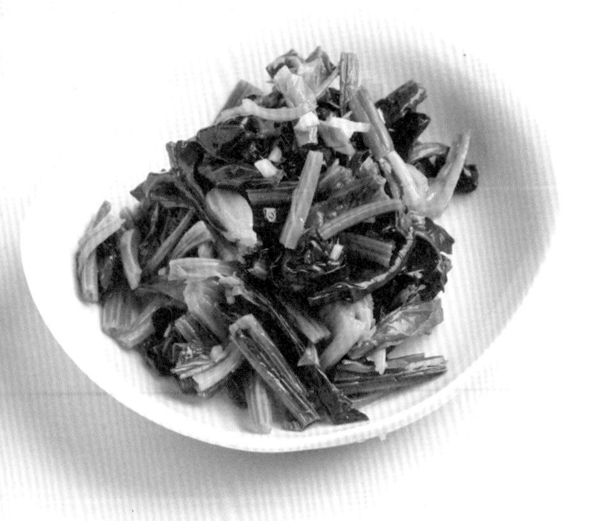

生薑可擴張血管

生薑中的辣味成分薑酚和薑烯酚可促進血液循環，還可以擴張血管，而有降血壓的作用。

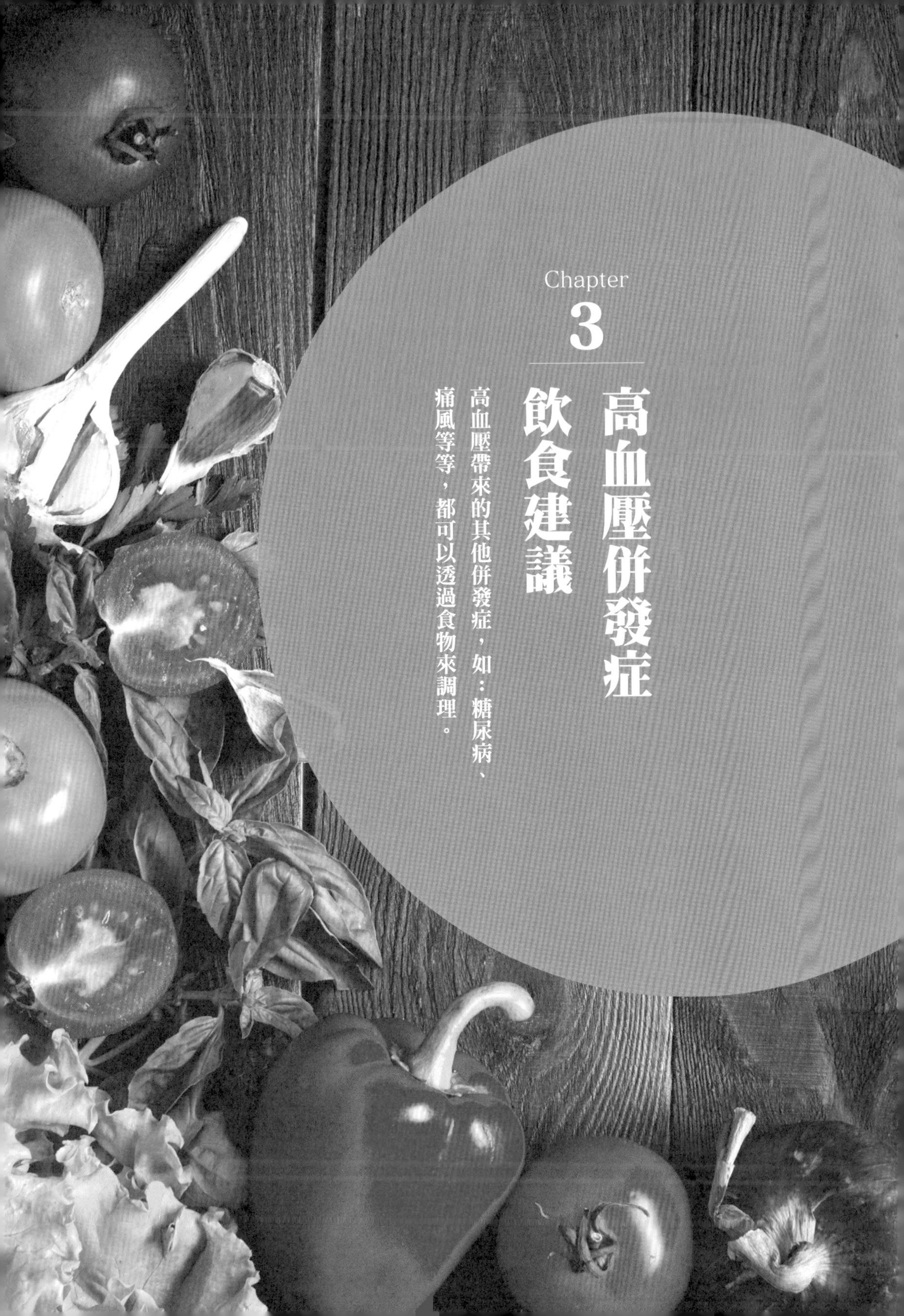

Chapter

3

高血壓併發症飲食建議

高血壓帶來的其他併發症，如：糖尿病、痛風等等，都可以透過食物來調理。

高血壓合併糖尿病

高血壓和糖尿病經常如影隨形，不但使心、腦血管的損害雪上加霜，而且容易傷害腎、眼等器官。高血壓合併糖尿病的患者除了堅持適當的藥物治療外，還應配合適當的、科學的飲食和生活護理。

增加富含膳食纖維的蔬菜，控制全天總熱量

罹患糖尿病以後，必須嚴格控制每日總熱量的攝取，以維持理想體重或標準體重。增加富含膳食纖維的蔬菜，如：芥藍、莧菜、芹菜、菠菜、白菜等。因為膳食纖維進入人體後吸水膨脹，能延緩食物中葡萄糖的吸收，避免餐後血糖升高過快，還能增強飽腹感，減少熱量攝取，有助於糖尿病患者控制體重和熱量。

主食要精中有粗，適量攝取薯類

白米、麵等屬於精製碳水化合物食物，進入人體後會迅速升高血糖，長期大量食用，對血糖調控不利，還會引發肥胖。因此，高血壓合併糖尿病患者應多以粗糧和豆類為主食，注意粗細搭配，如：在麵中加小米、黑米、高粱米、豆類等，同時適當增加薯類，如：紅薯、山藥、芋頭等。需要注意的是，薯類宜採取蒸、煮的方式，不宜煎炸，以免攝取過多油脂。

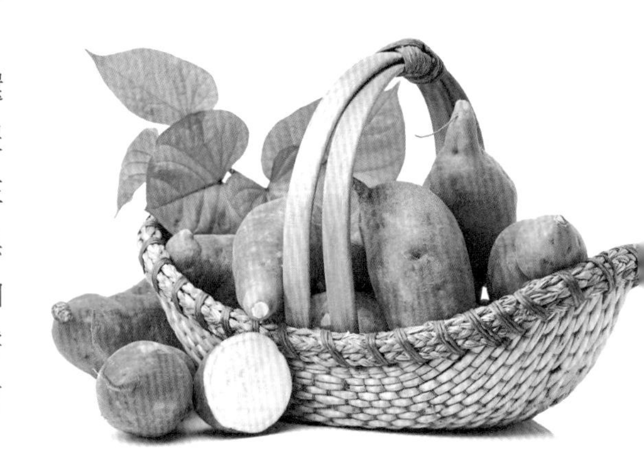

選擇升糖指數（GI）低的食物

升糖指數（GI）在55以下的食物是低升糖食物。這類食物在胃腸停留時間長，葡萄糖進入血液後增加值低，不易引起血糖波動。常見的低GI主食有蕎麥、薏米、黃豆、綠豆等，每餐選用一至兩種升糖指數較低的食物，對控制血糖非常有益。

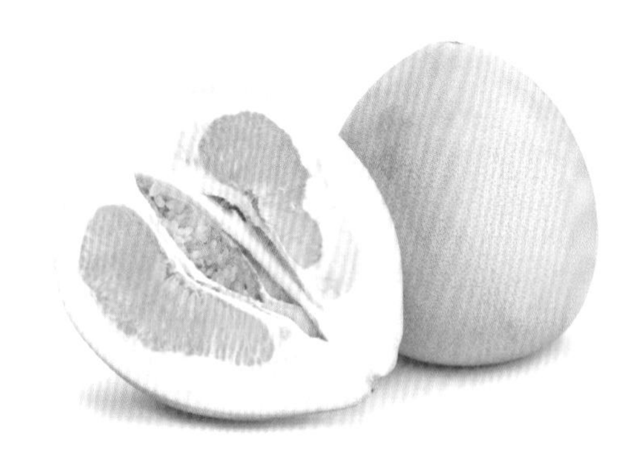

水果可以吃，每日不多於150公克

水果含有大量的維生素、膳食纖維和礦物質，這些對糖尿病患者是有利的，所以在血糖控制較好的前提下可適量吃水果。但要選糖分低的低GI水果，如：柳丁、柚子、梨等，而且要控制攝取量。血糖控制穩定的高血壓合併糖尿病患者，每天可以吃100～150公克水果，最好在兩餐間當點心吃。

甜食要限制，小心「無糖食品」

避免糖果、含糖飲料、蛋糕等甜食，因為這些食物中含有過多單糖，進入人體後會很快被吸收，導致血糖驟升。但是「無糖」只是說不含有日常所吃的白糖（蔗糖），並不保證沒有葡萄糖等其他糖。有些號稱「無糖」的食品是用玉米糖漿、麥芽糖漿之類作為甜味來源，而它們升高血糖的速度可能比蔗糖更快。如：「無糖月餅」雖然不含蔗糖，但其主要成分是澱粉和脂類，熱量非常高，進食後血糖明顯升高，千萬不可當成無糖食品，放心食用。

雜糧飯 主食

材料 白米、糙米、小米、紅豆、綠豆各30公克

做法

1. 白米、小米分別洗淨，白米用水浸泡30分鐘；糙米洗淨，用水浸泡2小時；紅豆、綠豆混合洗淨，用清水浸泡 5小時。
2. 將白米、小米、糙米、紅豆、綠豆倒入電鍋中，加適量水，按下「蒸飯」鍵，蒸至電鍋提示米飯蒸好即可。

洗米次數不宜過多

洗米次數不宜過多，更不宜用手搓洗，否則會造成營養成分大量流失。

- 熱量 171大卡
- 醣類 35.3公克
- 蛋白質 6.6公克
- 脂肪 0.8公克

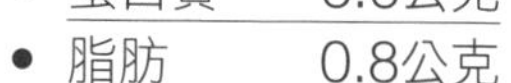

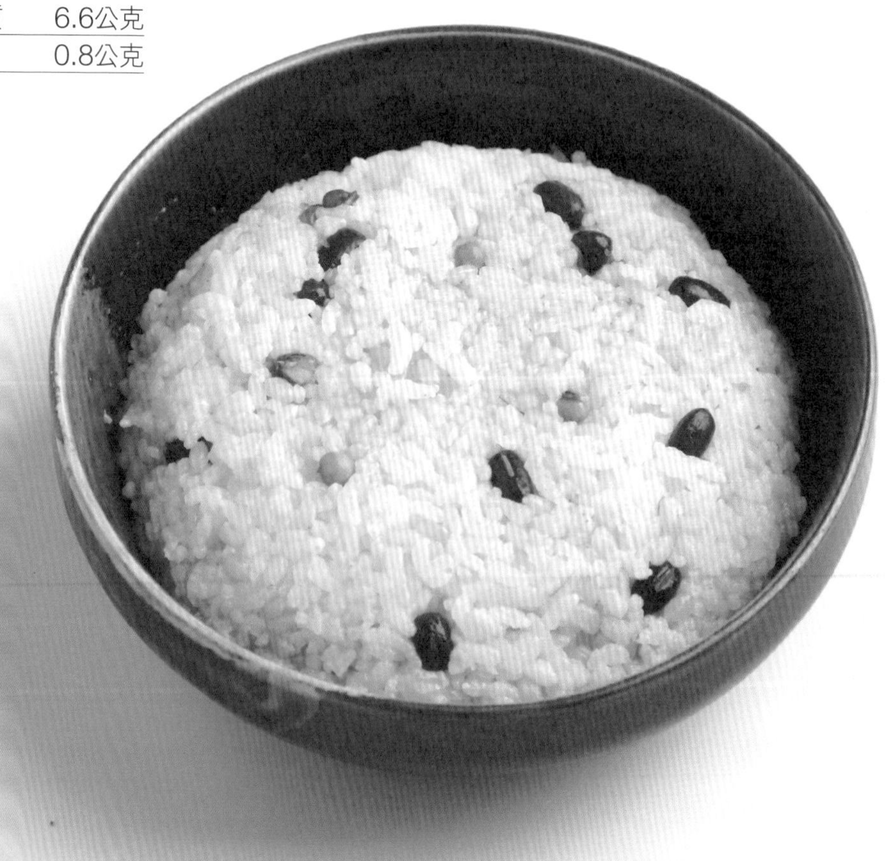

涼拌生菜 涼菜

- 熱量 16大卡
- 醣類 3.1公克
- 蛋白質 1公克
- 脂肪 0.1公克

材料 生菜200公克

調味料 蔥花、蒜蓉各5公克，鹽、香油各2公克

做法

1. 將生菜洗淨，瀝乾水分，撕成片。
2. 將洗好的生菜放入大碗中，加入鹽、蒜蓉、蔥花、香油拌勻即可。

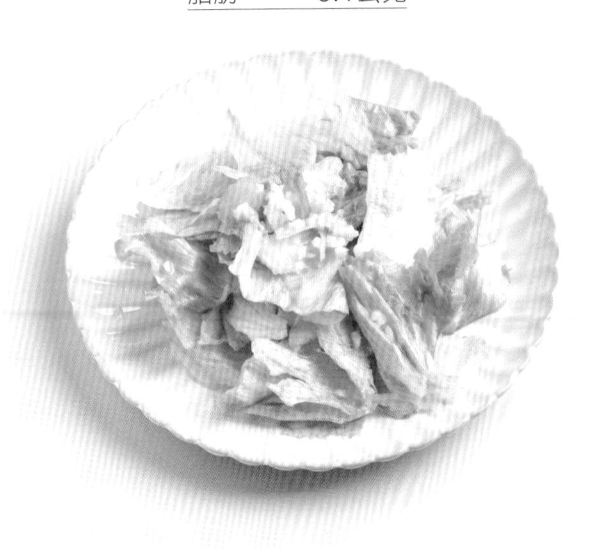

生菜建議用手撕

生菜用手撕成大片，吃起來會比刀切的口感更佳，營養保留也更完整。

- 熱量 107大卡
- 醣類 26.9公克
- 蛋白質 4.3公克
- 脂肪 0.6公克

雙耳熗苦瓜

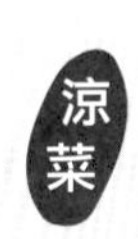

材料 苦瓜150公克，泡發木耳、泡發銀耳各100公克

調味料 蔥花3公克，鹽2公克

作法

1. 銀耳和木耳洗淨，撕成小朵，入滾水中燙透，撈出；苦瓜洗淨，去蒂除子，切片，用滾水汆燙後，再沖冷水。
2. 取盤，放入木耳、銀耳和苦瓜片，加鹽拌勻。
3. 炒鍋置爐火上，倒入適量植物油，待油溫燒至7分熱，放入蔥花炒香，關火，將油淋在木耳、銀耳和苦瓜片上，拌勻即可。

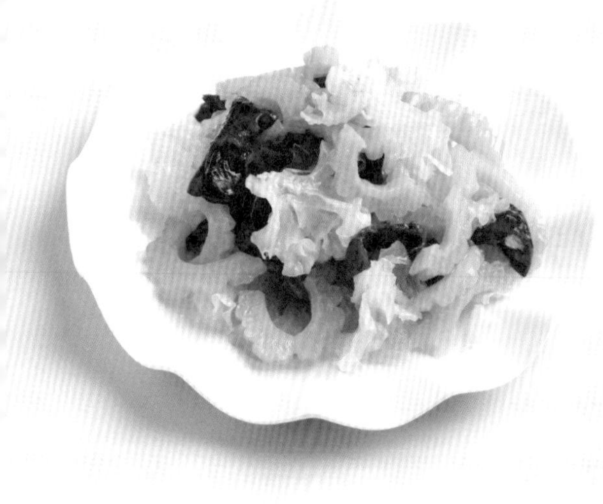

高血壓合併痛風

高尿酸血症會引發痛風，高血壓患者如果發現尿酸輕微升高，可以透過調整飲食來減少普林的攝取，使尿酸降低；尿酸中度升高者需要控制飲食和採取藥物治療的方式來穩定尿酸值。

選擇吃低普林，適量中普林，遠離高普林

按食物普林含量的高低，通常把食物分為高普林、中普林、低普林三類， 高血壓合併痛風患者的飲食總原則是，低普林食物可以放心食用，中普林食物適量食用，高普林食物避免食用。

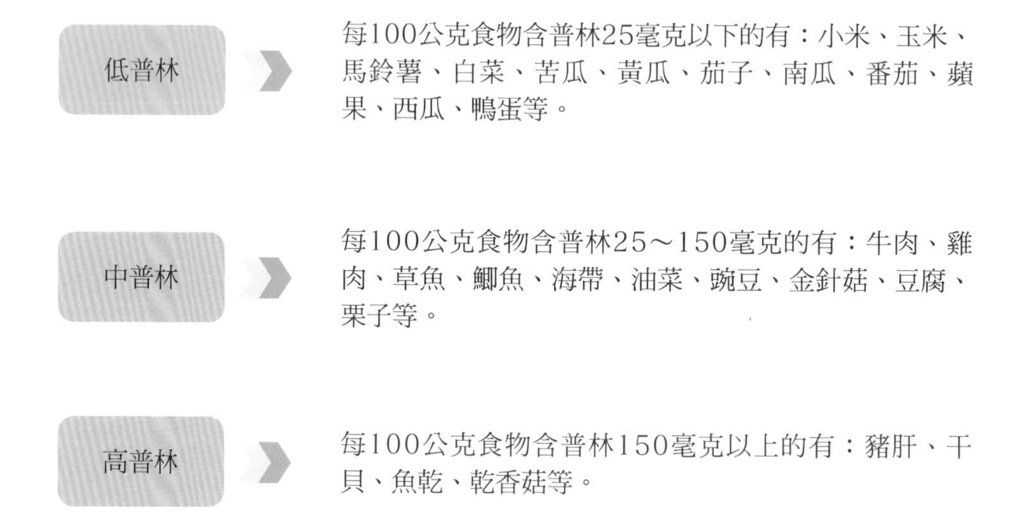

雖然高血壓合併痛風患者應以低普林食物為主，但要注意，長期過度低普林飲食會導致營養不良（通常素食普林含量較低），因此要適量吃些中普林食物。處於痛風緩解期的患者，可從中普林類食物中選用1份動物性食物和1份蔬菜，但每次動物性食物食用量不宜過多。

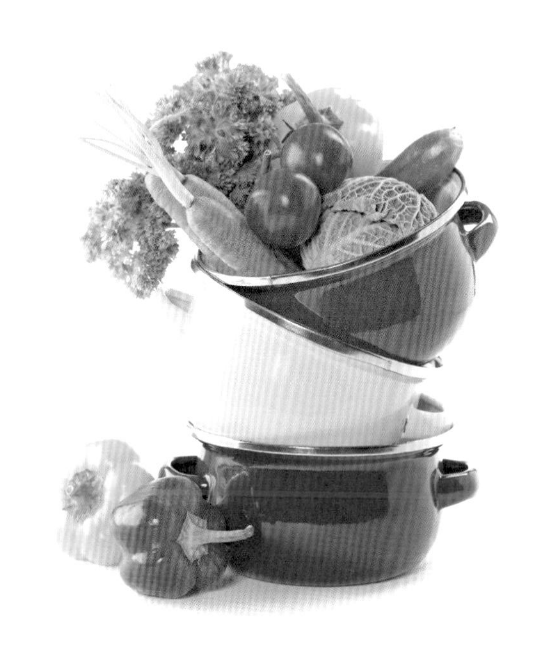

雖然從飲食中攝取的普林，只占體內總普林的20%，但高尿酸不僅會導致痛風，還會導致腎臟病，因此無論是痛風急性期還是緩解期，均應避免攝入高普林食物。

首選涼拌菜和蒸煮菜

為了少油、少鹽，增加維生素，減少普林攝取量，高血壓合併痛風患者的飲食，建議多採用涼拌、清蒸、水煮等烹飪方法。

蔬菜中含有豐富的膳食纖維和維生素C，有助於調節體內尿酸值。烹調方式應儘量使用涼拌，不要放太多油、鹽。魚以清蒸最好，因為烹調溫度較低，能保留魚肉中的營養成分。肉類水煮在於保持菜的原味（這裡的「水煮」和「水煮牛肉」中的「水煮」不同。這裡的「水煮」是用白水或淡鹽水直接煮），同時煮肉時，不加醬油，可以避免攝取過多鹽分。肉類水煮後，去湯再加調味料蘸食，或者夾在饅頭、燒餅中食用。

適當地選擇粗糧

因為粗糧（例如：穀、根莖、豆類）比細糧中含有更多的普林，所以過去認為血尿酸高或痛風患者應少吃粗糧。但近年來研究發現，植物性普林不會誘發痛風，而且粗糧中含有更多的膳食纖維、鉀、B族維生素等營養物質，這些對降血壓有益。所以高血壓合併痛風的患者對於粗糧的選擇不用嚴格限制，只要痛風急性期，避免攝取過多中普林粗糧食品即可。

涼拌苦瓜 涼菜

材料 苦瓜200公克

調味料 鹽3公克，香油5公克，花椒少許

作法

1. 苦瓜洗淨，切片，燙熟，瀝乾。
2. 鍋置爐火上，放油燒熱，放入花椒爆香，將燒好的花椒油淋在苦瓜上，加鹽、香油拌勻即可。

可加點花椒

在烹調此菜時加適量花椒，可以有效去除苦瓜的苦味。

- 熱量 15大卡
- 醣類 3.3公克
- 蛋白質 0.7公克
- 脂肪 0.1公克

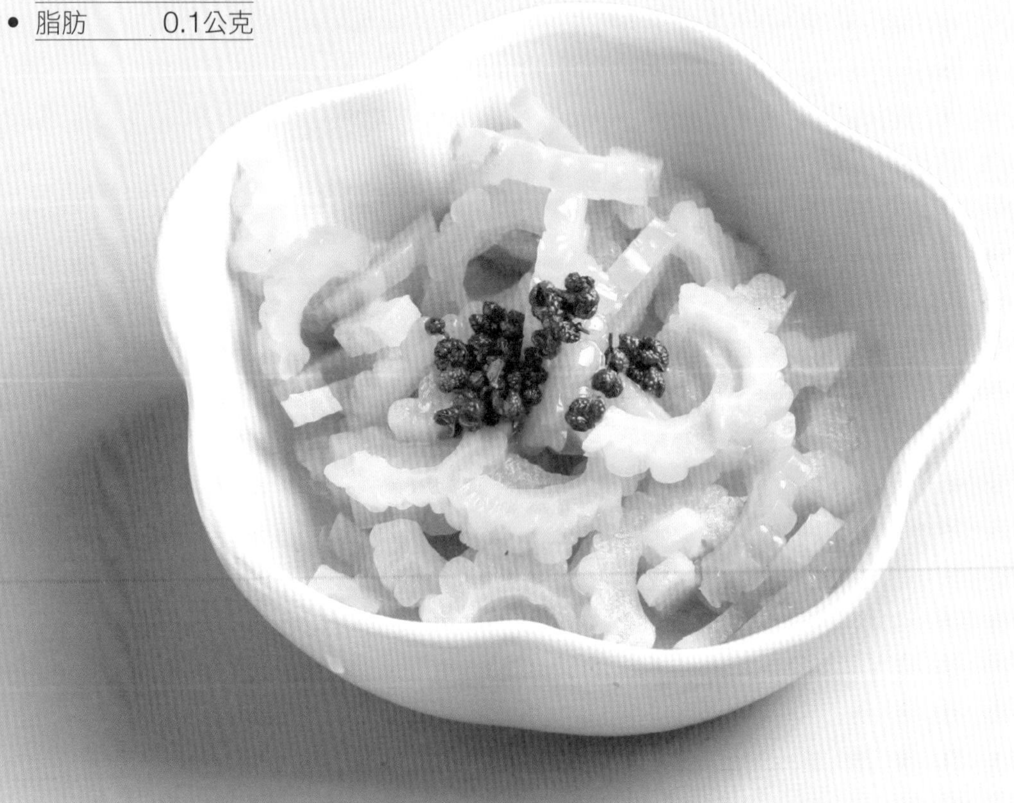

- 熱量 54大卡
- 醣類 11.2公克
- 蛋白質 2.4公克
- 脂肪 0.2公克

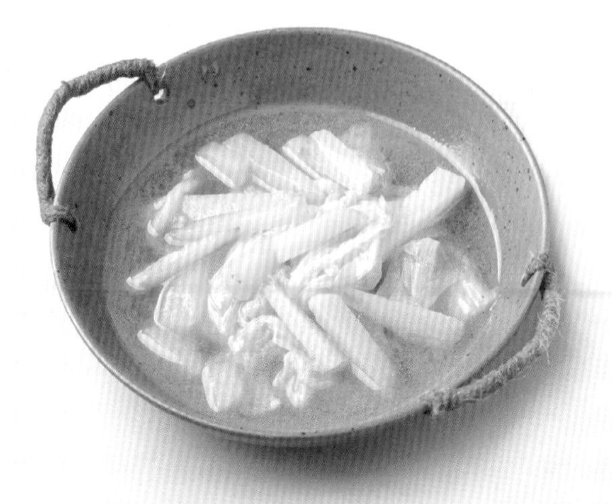

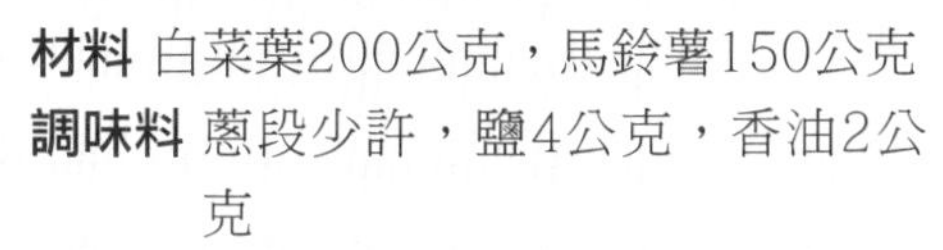

馬鈴薯白菜湯 湯羹

材料 白菜葉200公克，馬鈴薯150公克

調味料 蔥段少許，鹽4公克，香油2公克

作法

1. 將馬鈴薯削皮，切成條，洗淨瀝乾；白菜葉洗淨，撕成片。
2. 鍋中放油燒熱，放入蔥段煸炒片刻，放入馬鈴薯條煸炒，添加適量開水，大火燒開後加入白菜葉，煮至白菜軟爛，再加入鹽、香油調味即可。

白菜+馬鈴薯，加速尿酸排出

白菜和馬鈴薯的普林含量很低，而且都含有豐富的維生素C和鉀，二者搭配煮湯，有利尿作用，可加速尿酸代謝。

- 熱量 144大卡
- 醣類 3.2公克
- 蛋白質 13.6公克
- 脂肪 8.7公克

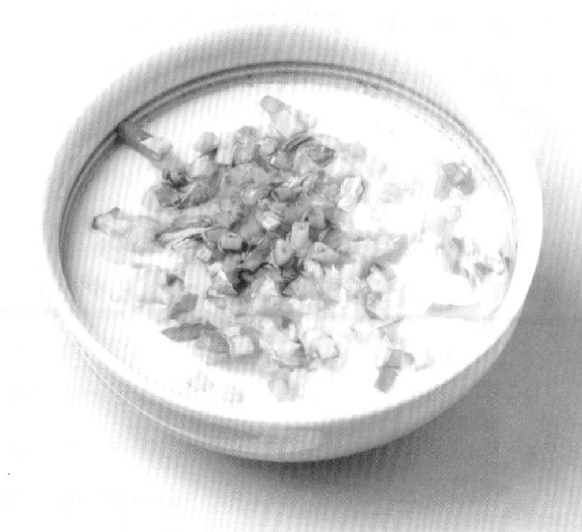

蔬菜蒸蛋 熱菜

材料 雞蛋3個（約180公克），白菜葉、小油菜各50公克

調味料 蔥末10公克，醬油3公克，鹽2公克，香油少許

作法

1. 白菜葉、小油菜揀洗乾淨，切碎；雞蛋洗淨，打蛋入碗中，攪散，加入適量冷開水，再加鹽和菜碎攪拌均勻。
2. 蒸鍋置爐火上，倒入適量清水，放入攪拌好的蛋汁隔水蒸，大火燒開後轉小火蒸8分鐘後取出，撒上蔥末，淋上醬油和香油即可。

蒸蛋妙招

加水量和雞蛋的比例為1:1，這樣蒸出來的蛋口感較嫩。

高血壓合併高血脂

高血壓與高血脂密切相關，血脂的增高往往會加重原有高血壓症狀，因此人們有趣地稱其為一對「難兄難弟」。高血壓合併血脂異常除了藥物治療外，飲食調理也非常重要。

減少動物性脂肪的攝取

飽和脂肪酸會加劇動脈粥狀硬化，所以高血壓合併高血脂患者應減少飽和脂肪酸的攝取，如：豬油、肥羊、肥牛、肥鴨等要少吃，將飽和脂肪攝取量控制在每天總熱量的10%以下較為合理。烹調用油宜選用植物油，用量控制在25公克以下，避免油炸、油煎、重油的食物。

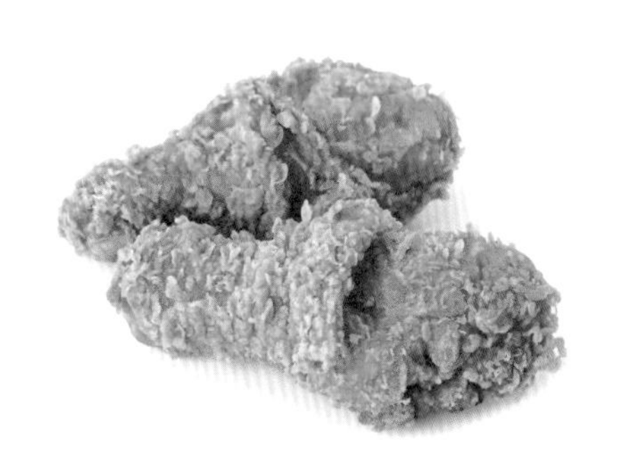

選擇富含不飽和脂肪酸的食物

不飽和脂肪酸能夠降低血液中壞膽固醇和三酸甘油脂的含量，幫助降低血液黏度，促進血液循環。而植物油中不飽和脂肪酸含量較高，非常適合高血壓合併高血脂患者食用。

晚餐要吃7分飽

晚餐要少吃，以7分飽為宜。吃過飽易引起消化不良，使橫膈膜上移，影響心肺的正常功能和活動。另外，消化食物需要大量的血液集中到消化道，心、腦供血相對減少，極易引發腦中風。

食物選擇堅持「三低一高」

高血壓合併高血脂症患者在日常飲食中應堅持「三低一高」，即低脂、低糖、低鹽、高膳食纖維。

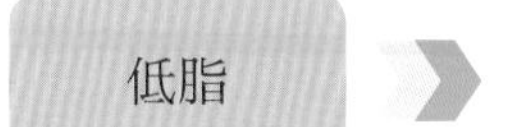

限制脂肪的攝取，首先飲食要清淡，儘量避免吃肥肉、動物內臟、奶油、油膩的湯、動物皮等。同時，多食洋蔥、大蒜、山楂、香菇、木耳、大豆製品等。適當吃魚類、去皮禽肉等低脂且富含優質蛋白質的食物。每日烹調用油宜控制在25公克以內，宜選用大豆油、玉米油、菜籽油等烹飪菜肴。

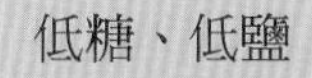

攝取過多糖分，會在體內轉化成脂肪，加重高血壓症狀，也會使體內膽固醇增加，促進動脈硬化形成。適當減少鹽攝取有助於降血壓。所以高血壓合併高血脂患者要遠離過甜、過鹹的食物，如：蛋糕、巧克力威化餅乾、鹹鴨蛋、泡菜、醬菜、臘肉等。輕度高血壓患者每天可攝取5公克的鹽，中、重度高血壓患者每日鹽攝取量，應控制在3公克內。

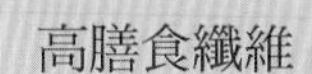

膳食纖維具有調節糖類和脂肪代謝的作用，能結合膽汁酸，避免其合成膽固醇沉積在血管壁上而升高血壓。同時膳食纖維還能促進鈉的排出，有助於降血壓。

高血壓合併血脂異常者可在日常飲食中增加高膳食纖維食物的攝取，提倡吃粗製穀薯類食物，如：糙米、紅薯、小米、燕麥、蕎麥等，增加蔬菜攝取量，可促進腸胃蠕動，有利於膽固醇和鹽的排出。

黑米饅頭 主食

材料 麵粉100公克，黑米粉50公克，酵母適量

作法

1. 酵母用溫水化開調勻；麵粉和黑米麵倒入盆中，慢慢地加酵母水和適量清水攪拌均勻，揉成光滑的麵團。
2. 將麵團平均分成若干小麵團，製成饅頭，醒發30分鐘，放入蒸鍋中蒸20～30分鐘即可。

溫水和麵更易發酵

水溫在28～30℃有助於發酵。家裡如果沒有食品用溫度計時，可用手來感覺，不燙手的溫度就行。

- 熱量 177大卡

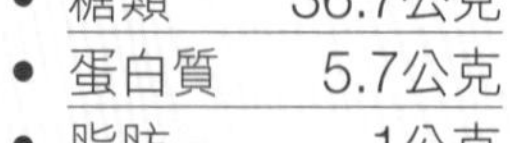

- 糖類 36.7公克
- 蛋白質 5.7公克
- 脂肪 1公克

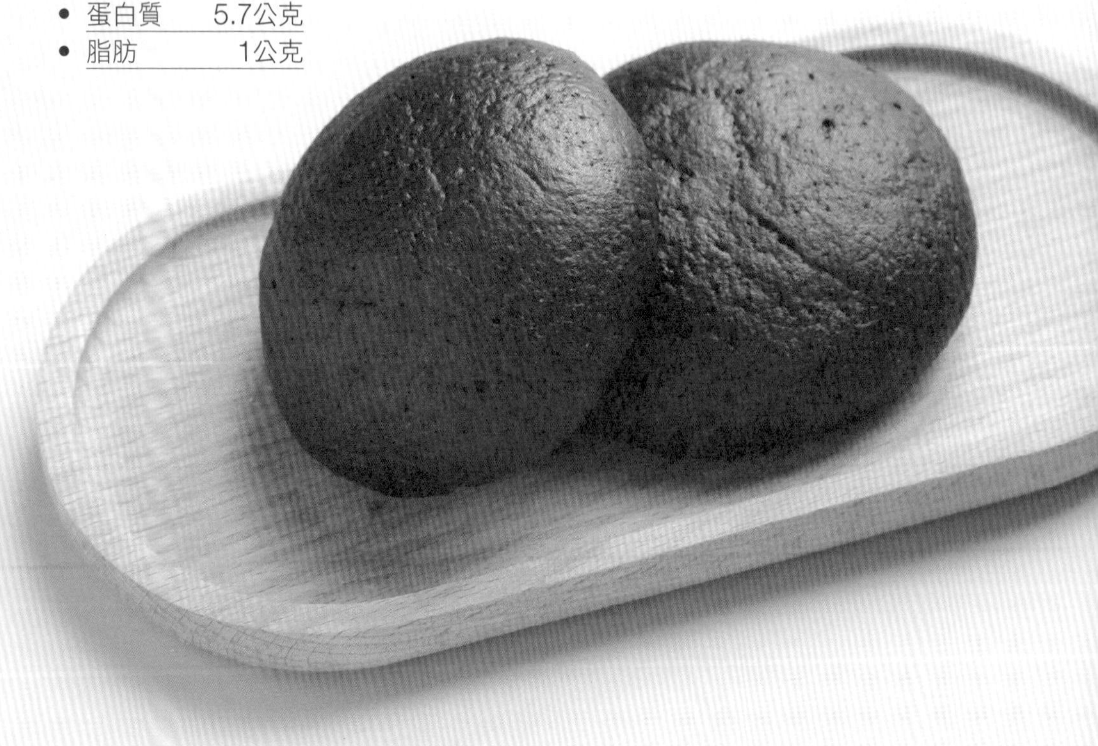

南瓜鮮蝦藜麥沙拉

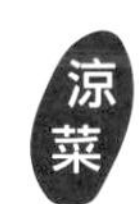

- 熱量 84大卡
- 醣類 3.1公克
- 蛋白質 15.6公克
- 脂肪 1.1公克

材料 藜麥5公克，蝦仁、南瓜、生菜各100公克

調味料 鹽、橄欖油、黑胡椒、醋各適量

作法

1. 藜麥洗淨，浸泡4小時，煮熟，撈出瀝乾；南瓜去皮、去瓤，洗淨，切成厚片；生菜洗淨；蝦仁去腸泥，洗淨，燙熟。
2. 將處理好的藜麥、蝦仁、南瓜片、生菜放入盤中，加鹽、橄欖油、黑胡椒、醋拌勻即可。

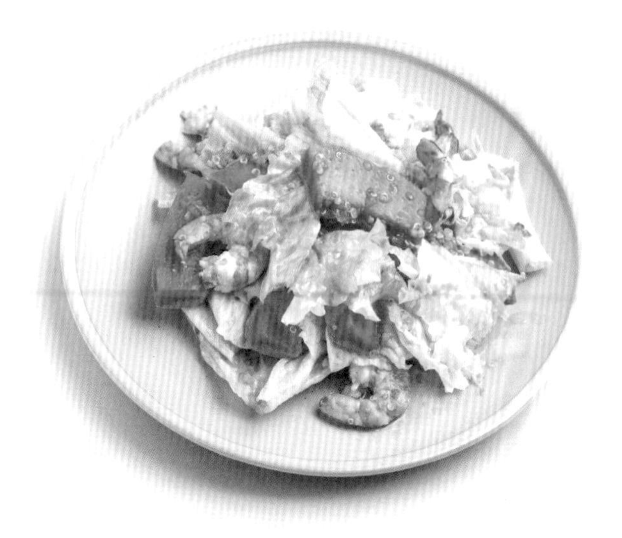

蒟蒻燒肉

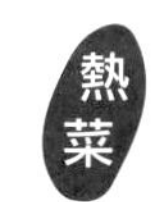

- 熱量 165大卡
- 醣類 40.2公克
- 蛋白質 12.5公克
- 脂肪 3.2公克

材料 蒟蒻、豬肉（瘦）各150公克

調味料 薑末、蒜末各5公克，醬油3公克，豆瓣醬 4公克。

作法

1. 豬肉洗淨，切絲；蒟蒻用滾水燙一下，撈出，放涼，切條。
2. 鍋置爐火上，倒油燒至6分熱，加薑末和豆瓣醬炒香，放入肉絲煸熟，放入蒟蒻條快速翻炒幾下，再加醬油和蒜末調味即可。

蒜末要在起鍋前放入

起鍋前放入蒜末，可讓菜肴的蒜香味會更濃郁。

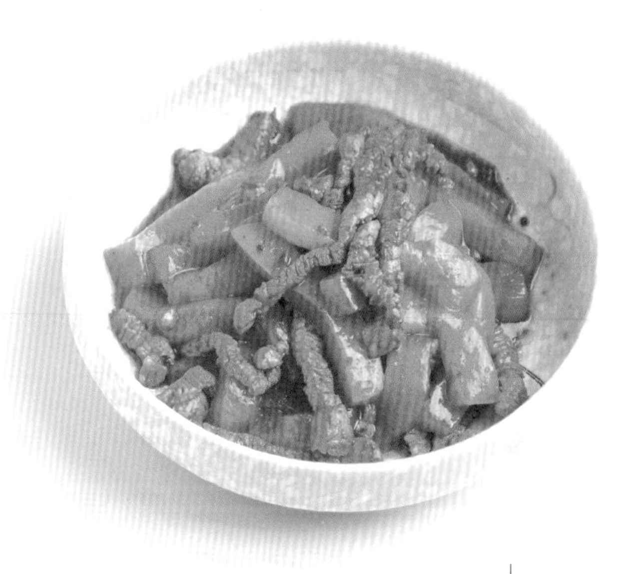

高血壓合併冠心病

血壓是誘發冠心病的危險因素，高血壓患者中有相當一部分人同時患有冠心病。高血壓和冠心病的發生、發展都與飲食、生活方式等密切相關，適當的飲食習慣在高血壓合併冠心病的防治中有重要意義，可避免心腦血管疾病的發生和發展。

每天攝取膽固醇＜200毫克

飲食中應控制膽固醇的量。每天膽固醇的攝取量應少於200毫克，動物內臟、肥肉、奶油等富含膽固醇的食物要少吃或不吃。應常吃些海帶、紫菜等海藻類食物，海藻中的植物固醇有助於降膽固醇。

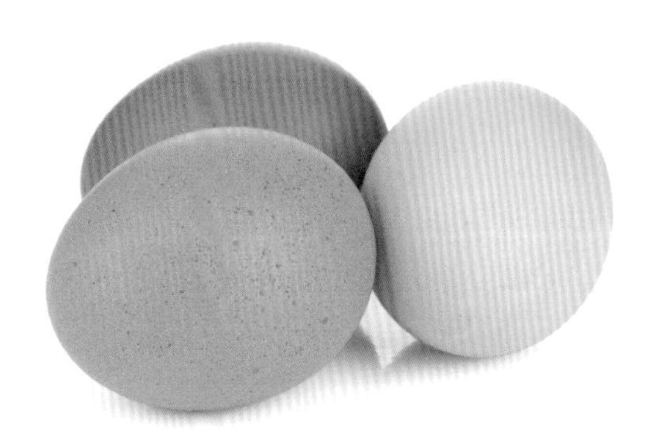

1個雞蛋中的膽固醇含量大約為300毫克，高血壓合併冠心病者應控制雞蛋的攝取量，每週3～4個即可。

飲食宜清淡，控制脂肪的攝入

每日鹽的攝取量應在5公克以下，少吃或不吃肥肉、黃油、豬油等含動物脂肪較多的食物。每日烹調用油（植物油）應不超過25公克。

選富含單元不飽和脂肪酸的食用油和富含多元不飽和脂肪酸的海魚

如果經濟條件允許，烹調用油可以選擇橄欖油、茶油等含單元不飽和脂肪酸高的油，有利於調節血脂。海水魚富含多元不飽和脂肪酸，能夠促進脂質代謝，降低血清膽固醇，還能防止冠狀動脈痙攣和動脈粥狀硬化。鮪魚、鱈魚、鮭魚等都是不錯的選擇，建議每週吃1～2次。

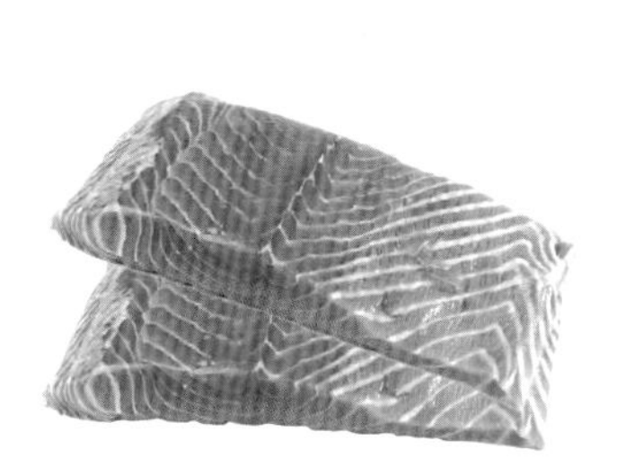
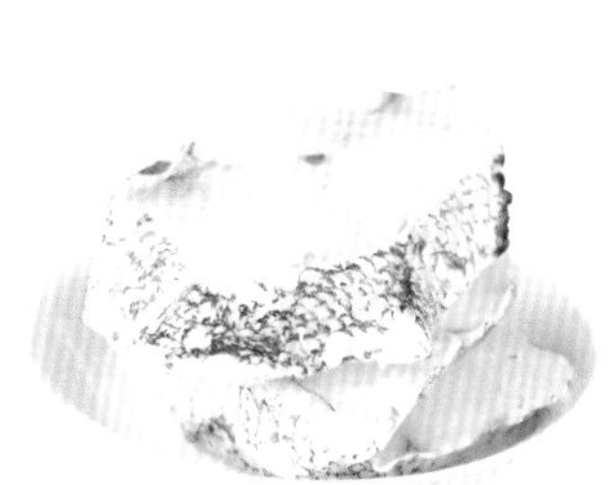
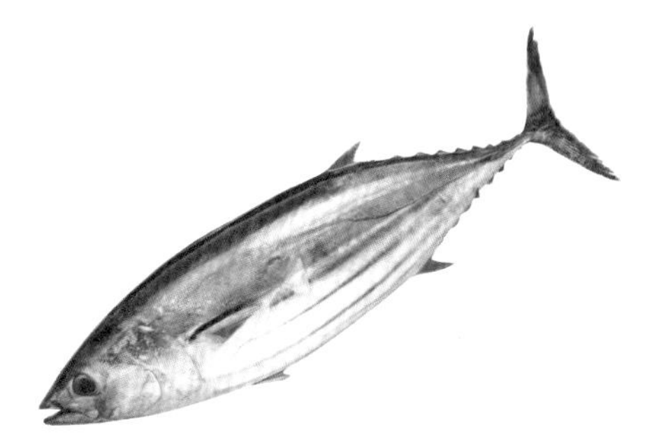

多吃富含鉀和維生素C的蔬果

鉀能排出體內多餘的鹽，防止血壓升高。維生素C能促進膽固醇生成膽汁酸，降低血膽固醇，保護血管壁。可選擇馬鈴薯、青花菜、香蕉、梨、番茄等富含鉀和維生素C的蔬果。

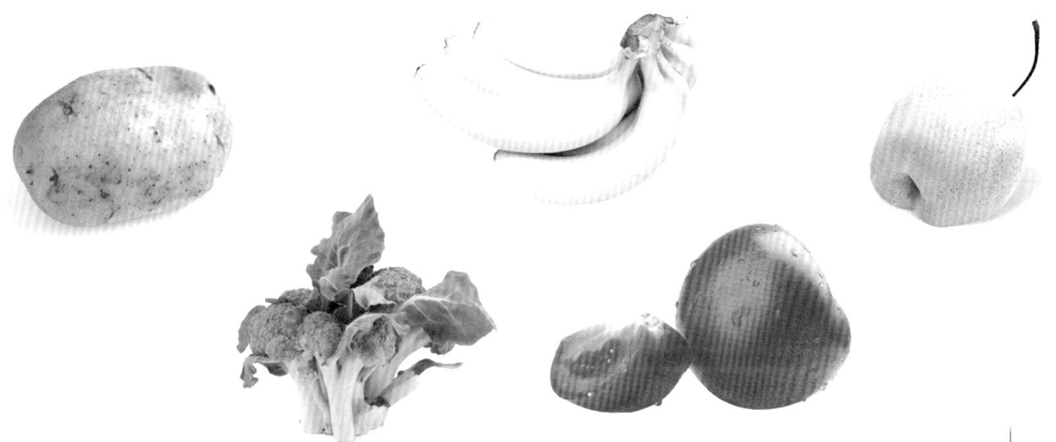

花生雪梨粥 粥膳

材料 白米、雪梨各100 公克，花生米30公克

做法

1. 白米淘洗乾淨，浸泡30分鐘；雪梨洗淨，去皮及核，切條；花生米去雜質，洗淨。
2. 將白米倒入鍋中，加入水、花生米煮滾，煮至米爛粥稠，再加雪梨條稍煮即可。

花生以燉煮食用最佳

花生燉煮後不但入口即化，容易消化；燉煮也能避免花生的營養成分在烹調過程中大量流失或受到破壞

• 熱量	199大卡
• 醣類	34.6公克
• 蛋白質	5.4公克
• 脂肪	4.8公克

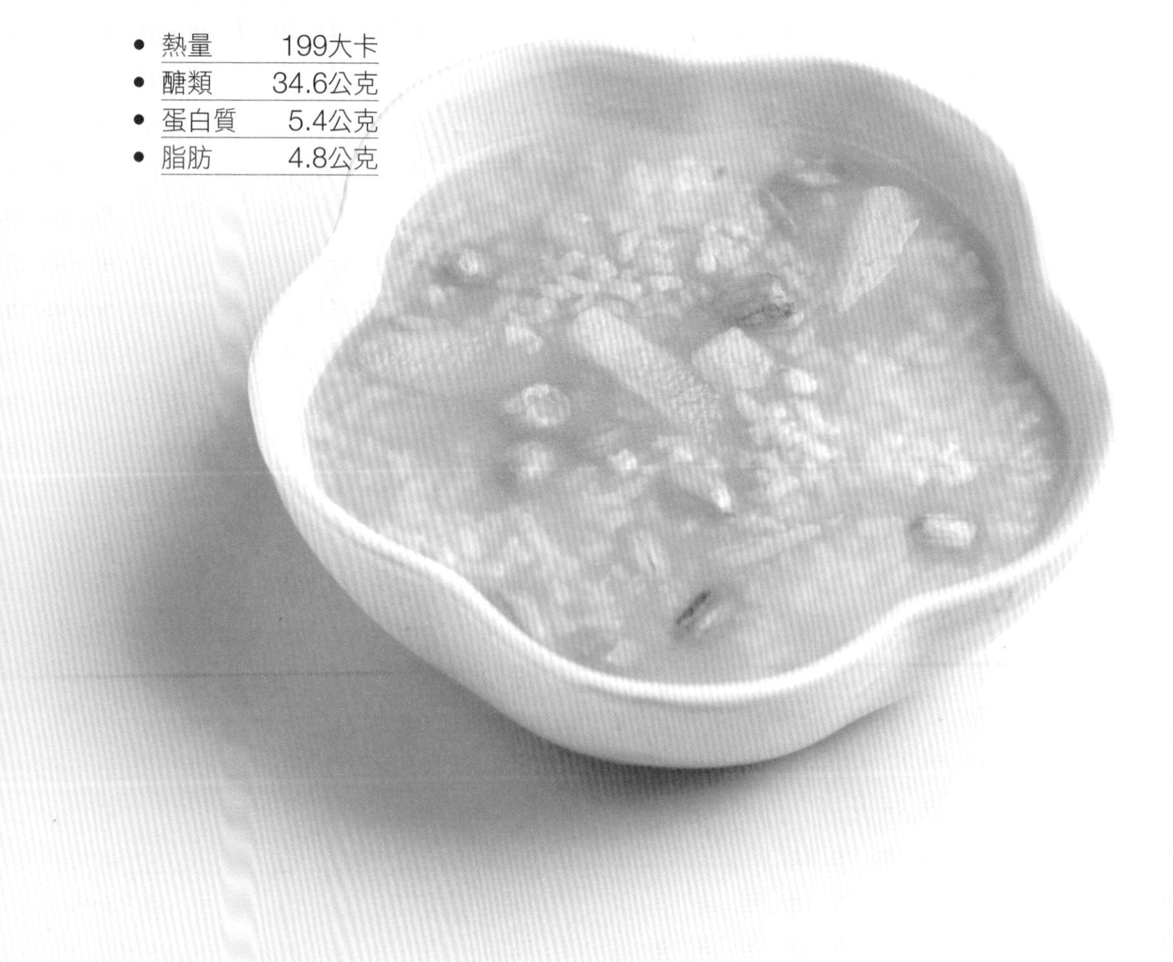

彩椒炒玉米 熱菜

材料 嫩玉米粒200公克，青椒、紅椒各40公克

調味料 蔥花、鹽各3公克

作法

1. 玉米粒洗淨；青椒、紅椒洗淨，去蒂、去子，切丁。
2. 鍋置爐火上，倒入植物油燒熱，待油燒至7分熱，放蔥花炒香，倒入嫩玉米粒翻炒均勻，淋入適量清水，煮至玉米粒熟透。
3. 放入青椒丁、紅椒丁翻炒均勻， 用鹽調味即可。

玉米+彩椒，促便、抗氧化

玉米和彩椒富含維生素C、胡蘿蔔素、鉀、膳食纖維，有促便、抗氧化和調脂作用。

- 熱量 27大卡
- 醣類 4.5公克
- 蛋白質 2.1公克
- 脂肪 0.3公克

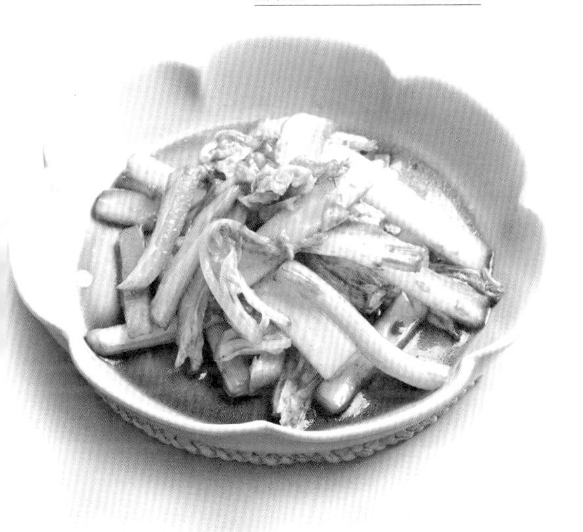

- 熱量 79大卡
- 醣類 1公克
- 蛋白質 2.9公克
- 脂肪 0.9公克

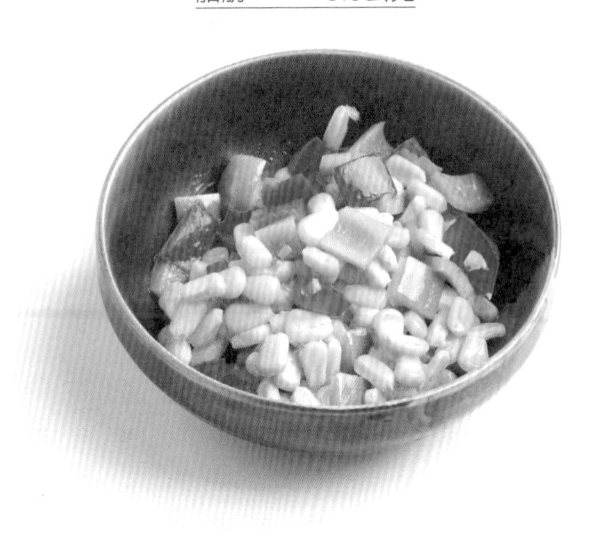

醋溜白菜

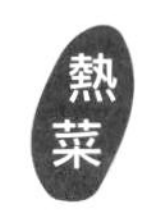

材料 白菜幫（白菜下半部）400公克

調味料 蔥絲、薑絲、蒜末各5公克，醋6公克，鹽2公克，乾辣椒2條

作法

1. 白菜幫洗淨，切條；乾辣椒切段。
2. 鍋內倒油燒熱，爆香蔥絲、薑絲、蒜末、乾辣椒段，倒入白菜幫翻炒軟。
3. 放鹽和醋翻炒均勻即可。

白菜可幫助身體排出多餘膽固醇

白菜富含維生素C和膳食纖維，能降低體內膽固醇，增加血管彈性，有益於預防高血壓併發冠心病。

高血壓合併腎功能不全

高血壓與腎臟的關係較為密切。腎臟疾病如果得不到有效控制，就會引起高血壓。反過來，如果血壓控制不好，又會引起腎臟損害。高血壓合併腎功能不全患者的飲食應以保護腎功能、預防腎功能繼續減退為主。

限制蛋白質的攝入量

高血壓合併腎功能不全者需限制蛋白質的攝取量，一般為每日30～50公克，以減輕腎臟負擔，且應攝取優質動物性蛋白質食物，如：魚肉、瘦肉、雞蛋白、乳製品等。

保證機體的熱量需求

欲使攝取的蛋白質發揮最大利用效果，不使其轉化為熱量消耗掉，在採取低蛋白飲食的同時，還必須補充熱量。每日每公斤體重至少需35大卡的熱量。可適當增加植物油、碳水化合物類主食的攝取。

鈣、鐵的攝入要充足

腎功能不全者由於腎小球基膜穿透性增加，除喪失白蛋白以外，還會喪失與蛋白結合的某些元素及激素。鈣流失會導致骨質疏鬆，發生低鈣血症，因此高血壓合併腎功能不全者應適當進食奶類及乳製品。鐵元素是造血的主要原料，補鐵相當於補血。鐵流失容易引起頭暈耳鳴、乏力疲倦、免疫力低下等，因此高血壓合併腎功能不全者，應該適當進食胡蘿蔔、木耳、動物血等食物。

忌攝入過多的鉀

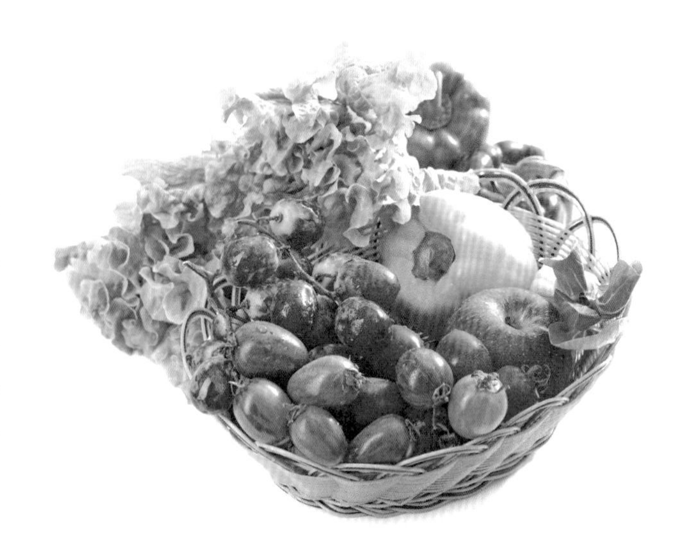

腎功能不全時，腎小管的再吸收功能減弱，腎臟清除率減低，多吃高鉀食物易造成血鉀蓄積，出現乏力、心律失常等。血鉀升高者要少吃鉀離子含量高的食物，如：紅豆、香蕉等。另外，無鹽醬油含鉀高，不宜食用。

忌吃鹹菜、鹹肉等高鹽食物

當腎功能不全時，無法將體內過多的鈉離子排出體外，造成高血壓、水腫、腹水、肺積水，增加心臟負擔，日久易導致心力衰竭。所以要忌吃鹹菜、鹹肉、榨菜、醬油、味精、番茄醬等高鹽食物，食鹽用量每天控制在3公克以內。雖然低鈉鹽可以減少鈉的攝入，但是因為低鈉鹽中往往含有較多的鉀，因此腎功能不全者不宜選用低鈉鹽，可以透過少放鹽、多用醋調味等方式來減少鈉的攝入。

避免一次喝大量的水

當腎功能不全且排尿減少時，水分會蓄積在體內，使心臟和血管的負荷增加，造成全身水腫、體重增加、咳嗽、呼吸急促等，也不利於高血壓的控制。因此，水分攝取宜適量，避免一次喝大量的水，以不渴為基本原則。

牛奶燕麥粥 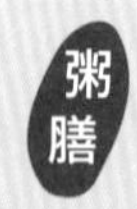

粥膳

營養成分	
• 熱量	85大卡
• 醣類	16.7公克
• 蛋白質	4.6公克
• 脂肪	0.3公克

材料 脫脂牛奶約250公克，原味燕麥片50公克

調味料 冰糖3公克

作法

1. 燕麥片放清水中浸泡30分鐘。
2. 鍋置爐火上，倒入適量清水，大火煮滾，加入燕麥片煮熟，關火，再加入牛奶拌勻，最後放入冰糖調味即可。

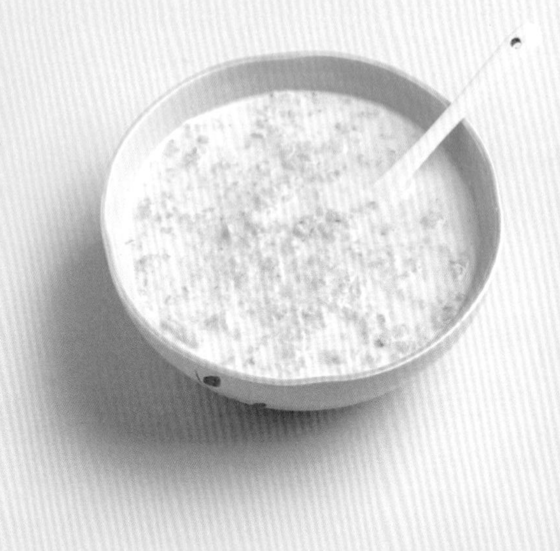

原味燕麥片更健康

燕麥最好選擇沒有加工過的原味燕麥，這樣能保留其營養成分。

微波茄汁冬瓜 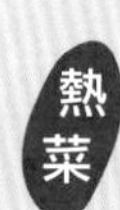

熱菜

營養成分	
• 熱量	13大卡
• 糖類	2.9 公克
• 蛋白質	0.5 公克
• 脂肪	0.2 公克

材料 冬瓜300公克，番茄1個（約200公克）

調味料 鹽少許，薑絲適量

作法

1. 冬瓜洗淨，去皮去子，切片；番茄洗淨，切片備用。
2. 將鹽加純淨水調成醬汁。
3. 冬瓜片放在微波器皿中，在冬瓜片縫隙間擺好番茄片，撒薑絲，加醬汁，覆蓋保鮮膜，戳幾個小孔，大火微波10～12分鐘即可。

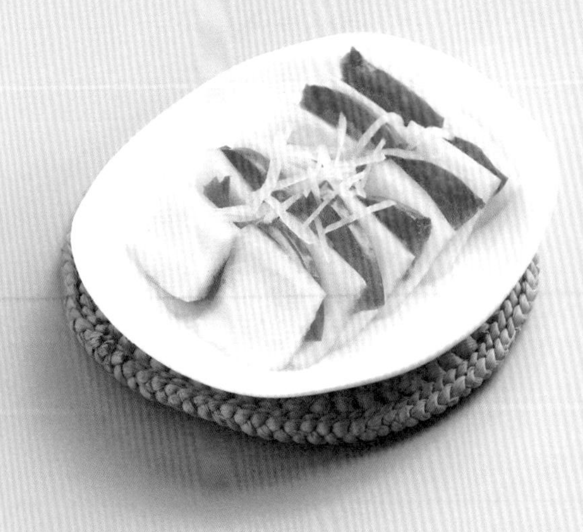

冬瓜+番茄，降血脂、預防肥胖

這道菜能促進新陳代謝，有助於阻止體內脂肪的堆積，適合肥胖的高血壓患者食用。

洋蔥炒馬鈴薯片 熱菜

- 熱量 60大卡
- 醣類 13.4公克
- 蛋白質 1.8公克
- 脂肪 0.2公克

材料 洋蔥250公克，馬鈴薯100公克

調味料 薑絲、鹽各2公克

作法

1. 洋蔥剝去皮，洗淨，切絲；馬鈴薯洗淨，去皮，切片。
2. 炒鍋置爐火上，倒適量植物油，待油燒至7分熱，放薑絲炒出香味。
3. 倒入馬鈴薯片翻炒均勻，加適量水燒熟，再放入洋蔥絲炒熟，最後用鹽調味即可。

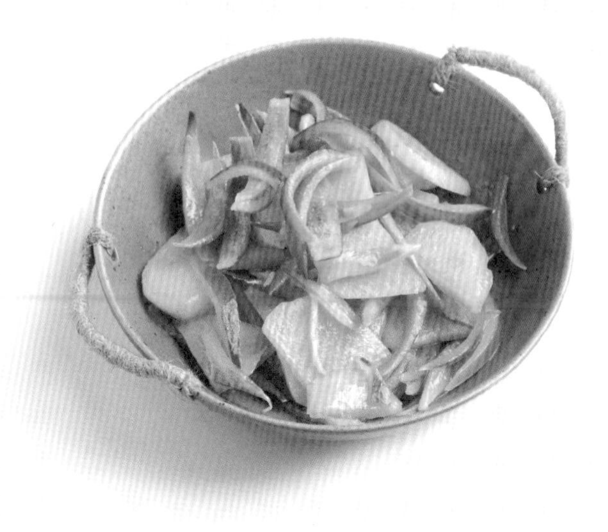

怎樣切洋蔥不會刺激眼睛

切洋蔥前先將其放水中浸泡一會兒，就不會刺激到眼睛了。

玉米粉饅頭

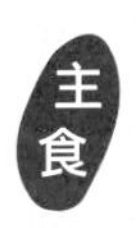

- 熱量 296大卡
- 醣類 63.2公克
- 蛋白質 9公克
- 脂肪 1.4公克

材料 麵粉150公克，玉米粉100公克，酵母粉6公克

作法

1. 酵母粉加入適量水化開，倒入裝有玉米粉、麵粉的盆中攪拌，然後倒入適量水攪勻，揉成光滑的麵團，蓋保鮮膜，放溫暖處發酵至原體積2倍大。
2. 發酵好的麵團放在平面上再次揉勻，完全排氣，搓成長粗條，分成小劑，揉圓成饅頭。
3. 放入鋪好濕布的蒸籠上醒發20分鐘，大火滾後轉中火蒸15分鐘，關火悶5分鐘即可。

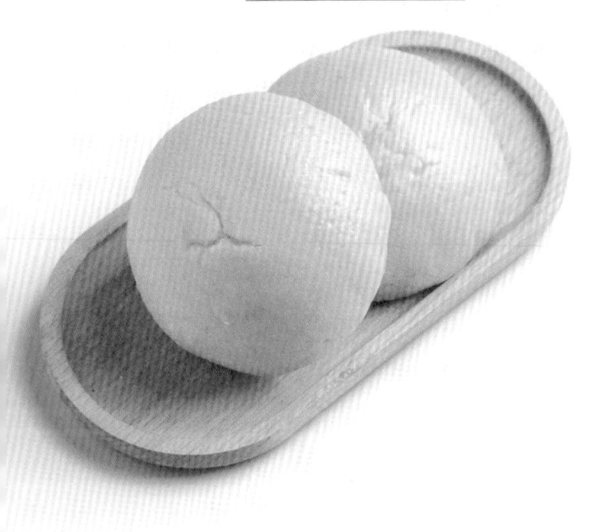

高血壓合併腦中風

腦中風是由高血壓和動脈硬化引起腦血管損害的一種疾病。高血壓是腦中風最重要的危險因素，血壓升高且長時間得不到控制，就會引起腦動脈硬化、管腔變窄或閉塞，導致腦中風。腦中風是高血壓患者致死、致殘的主要原因，嚴重威脅患者的生命安全。

限制脂肪和膽固醇的攝取

豬油、牛油、奶油等動物脂肪和蛋黃、魚卵、動物內臟、肥肉等膽固醇含量高的食物，高血壓患者要限量攝取，這些食物會加重動脈硬化，易誘發腦中風。

補充優質蛋白質

適量食用含優質蛋白質的食物，不僅對維持血管彈性有益，還能促進鹽的代謝，有利於預防腦中風的發生。富含優質蛋白質的食物有魚肉、去皮禽肉、乳製品、大豆及其製品等。

控制總熱量

控制總熱量的攝取，保持適當體重。碳水化合物是熱量的主要來源，每天碳水化合物的攝取量應占總熱量的50%～65%。儘量減少精細加工穀物，如：白米、麵粉等，應當選擇全穀物；可用馬鈴薯、玉米等代替部分主食。

補充膳食纖維，預防便秘

膳食纖維有助於促進腸蠕動、預防便秘，減輕高血壓合併腦中風患者因用力排便導致意外的機率。平時多攝取綠色蔬菜、全穀類食品、菌藻類，適當攝取黑芝麻、核桃等堅果，以及奇異果、黑棗等水果，將有助於控制血壓、促進排便。

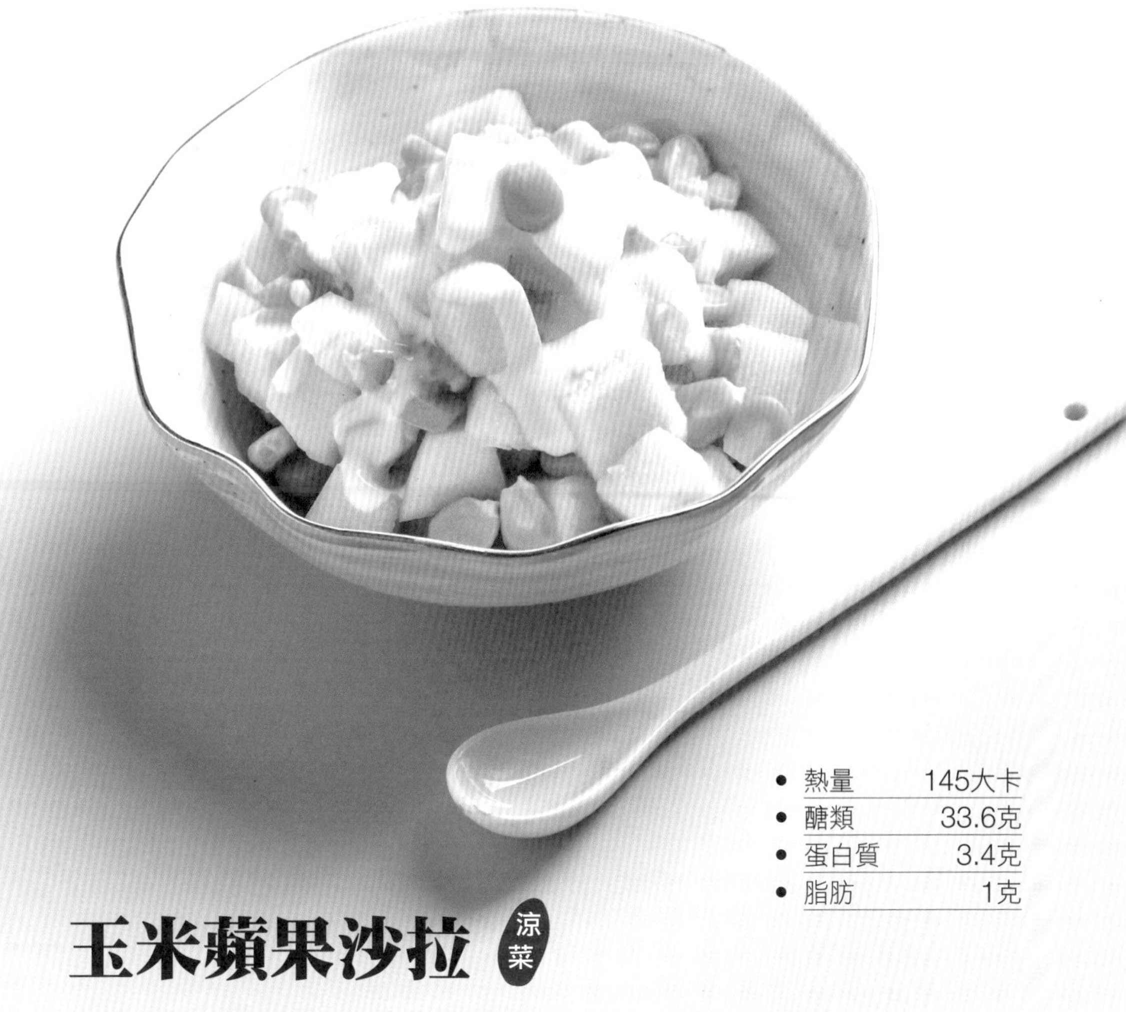

• 熱量	145大卡
• 醣類	33.6克
• 蛋白質	3.4克
• 脂肪	1克

玉米蘋果沙拉 涼菜

材料 蘋果、熟玉米粒各100公克，檸檬半個（約50公克），優酪乳50公克
調味料 鹽、白胡椒粉、黑胡椒碎各5公克
作法

1. 檸檬擠汁；蘋果洗淨，去皮、核，切丁，放入加鹽和檸檬汁的冰水中浸泡3～5分鐘，瀝乾備用。
2. 將優酪乳放入容器中，加蘋果丁、熟玉米粒一起攪拌均勻，加調料調味即可。

玉米+蘋果，促進排便、降血壓

玉米含有豐富的膳食纖維，蘋果含有豐富的鉀，兩者搭配做成沙拉，可穩定高血壓。

鯉魚燉冬瓜

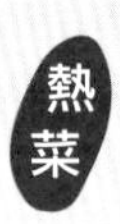

- 熱量　170大卡
- 醣類　2.4克
- 蛋白質　26.6克
- 脂肪　6.3克

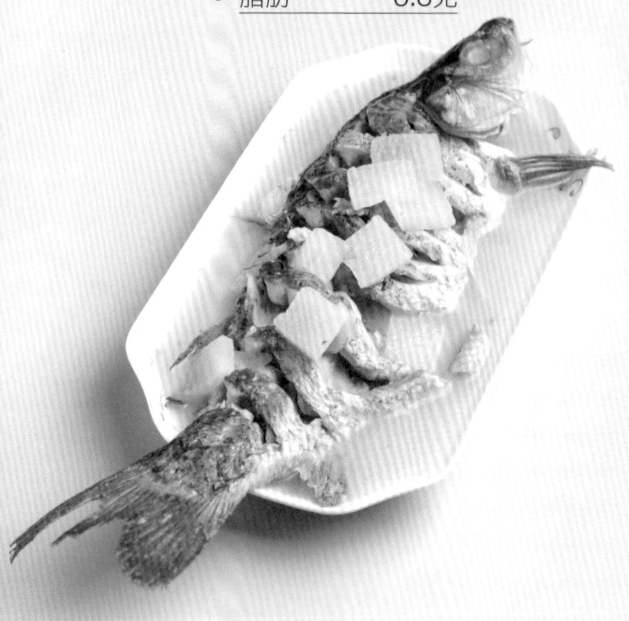

材料 鯉魚1條（約450公克），冬瓜200克

調味料 薑片、蔥段、鹽、醋各適量。

作法

1. 鯉魚洗淨，切花刀；冬瓜去皮、瓤，洗淨，切片。
2. 鍋內加油燒熱，放入鯉魚略煎，再放蔥段、薑片、冬瓜片，加水淹過食材，大火煮滾後放醋繼續燉煮。
3. 起鍋前放入少許鹽，轉小火燉至入味即可。

薏仁山藥粥

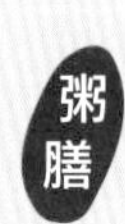

- 熱量　192大卡
- 醣類　41.4克
- 蛋白質　5.3克
- 脂肪　0.9克

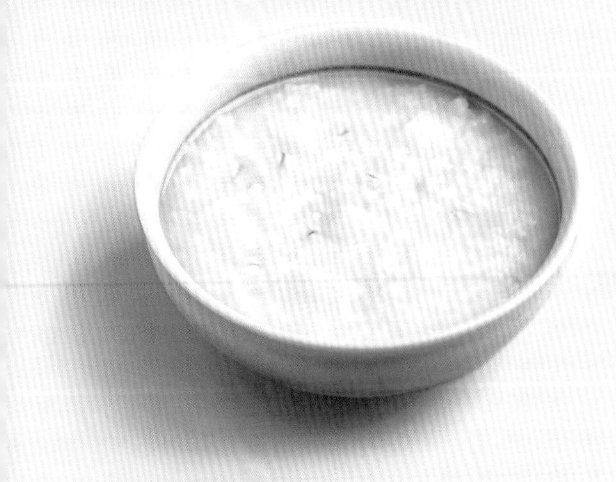

材料 薏仁、白米各80公克，山藥30公克

作法

1. 薏仁、白米分別洗淨，薏米用水浸泡4小時，白米用水浸泡30分鐘；山藥洗淨，去皮，切丁。
2. 鍋置爐火上，倒入適量清水煮滾，放入薏仁大火煮滾，加入山藥丁、白米，再轉小火熬煮至山藥及米粒熟爛即可。

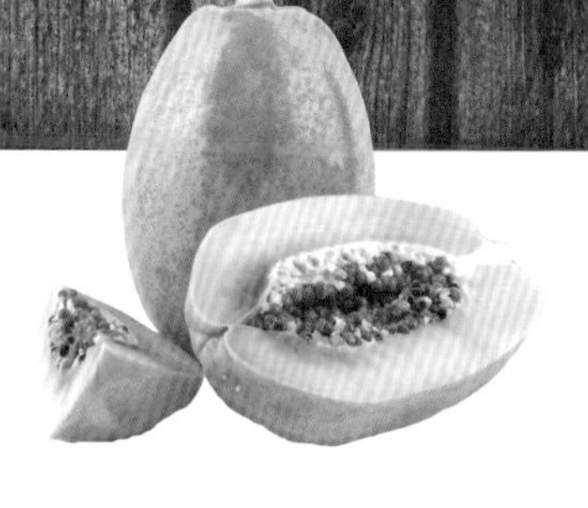

高血壓家常菜索引

依照烹調方式分類，更好安排每一餐。

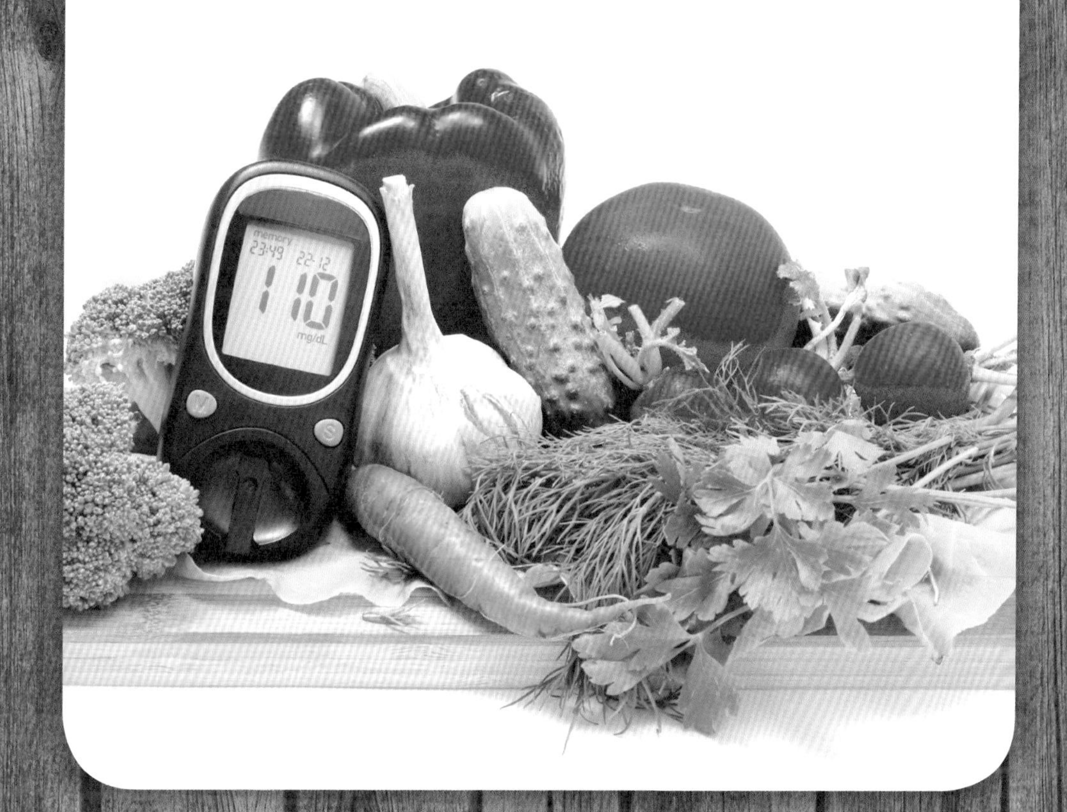

*排列順序依菜名首字筆畫排列

涼菜

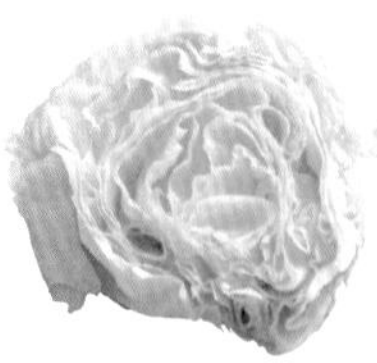

粥膳

熱菜

主食

湯羹

飲品

高血壓飲食指南

吃出穩定的血壓，吃出健康與幸福。

作　　者　李寧
編　　輯　徐詩淵
校　　對　徐詩淵
美術設計　劉錦堂

發 行 人　程顯灝
總 編 輯　呂增娣
編　　輯　吳雅芳、簡語謙
美術主編　劉錦堂
美術編輯　吳靖玟、劉庭安
行銷總監　呂增慧
資深行銷　吳孟蓉
行銷企劃　羅詠馨

發 行 部　侯莉莉
財 務 部　許麗娟、陳美齡
印　　務　許丁財
出 版 者　四塊玉文創有限公司

總 代 理　三友圖書有限公司
地　　址　106台北市安和路2段213號4樓
電　　話　(02) 2377-4155
傳　　真　(02) 2377-4355
E － mail　service@sanyau.com.tw
郵政劃撥　05844889 三友圖書有限公司

總 經 銷　大和書報圖書股份有限公司
地　　址　新北市新莊區五工五路2號
電　　話　(02) 8990-2588
傳　　真　(02) 2299-7900

製版印刷　卡樂彩色製版印刷股份有限公司

初　　版　2020年06月
定　　價　新台幣350元
ＩＳＢＮ　978-986-5510-25-1（平裝）

國家圖書館出版品預行編目(CIP)資料

高血壓飲食指南：吃出穩定的血壓,吃出健康與幸福 / 李寧編著. -- 初版. -- 臺北市：四塊玉文創, 2020.06

面；　公分
ISBN 978-986-5510-25-1(平裝)

1.高血壓 2.食療 3.食譜
415.382　109007239

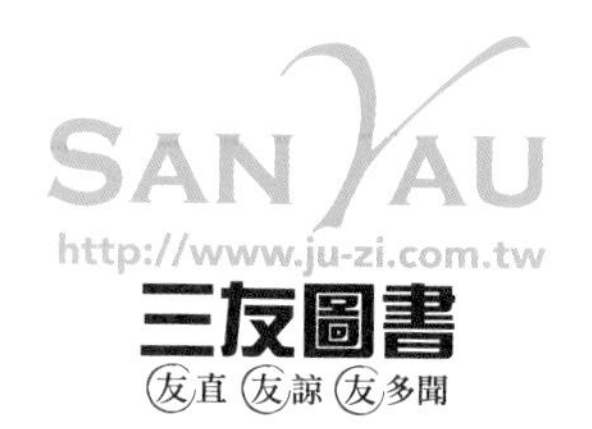

推薦　每一天都健康

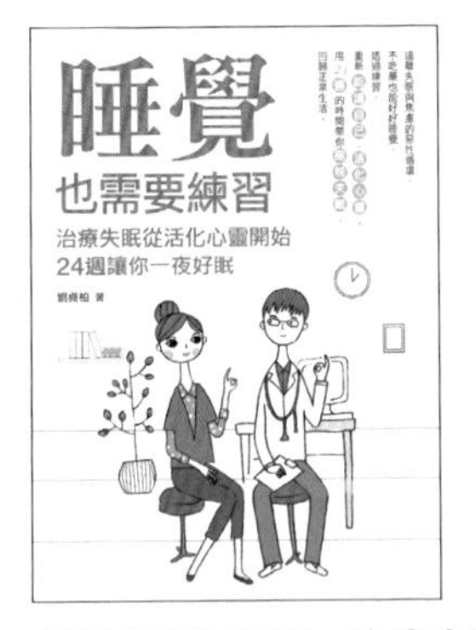

睡覺也需要練習：治療失眠從活化心靈開始，24週讓你一夜好眠

作者： 劉貞柏（阿柏醫師）　**定價：** 320元

遠離失眠與焦慮的惡性循環！不吃藥也能好好睡。透過練習，重新認識自己，活化心靈，用24週的時間帶你擺脱失眠，回歸正常生活。

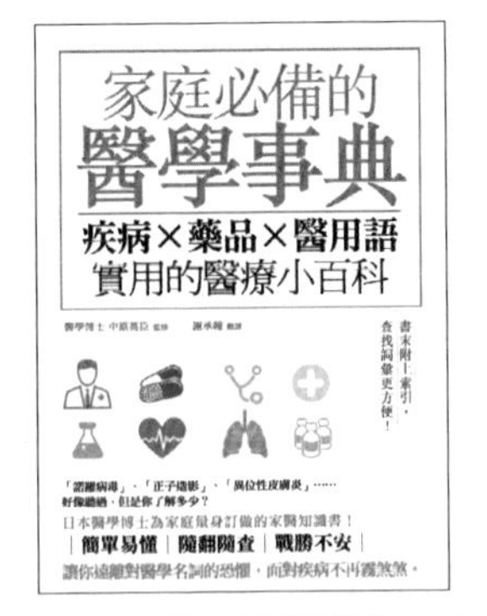

家庭必備的醫學事典：疾病X藥品X醫用語，實用的醫療小百科

作者： 中原英臣　**譯者：** 謝承翰　**定價：** 320元

本書以「至少該知道的知識」做為重點，收錄了一般家庭面對醫療時常有的疑問，書末還附上索引，輕鬆好查，是家庭裡的醫學祕笈。

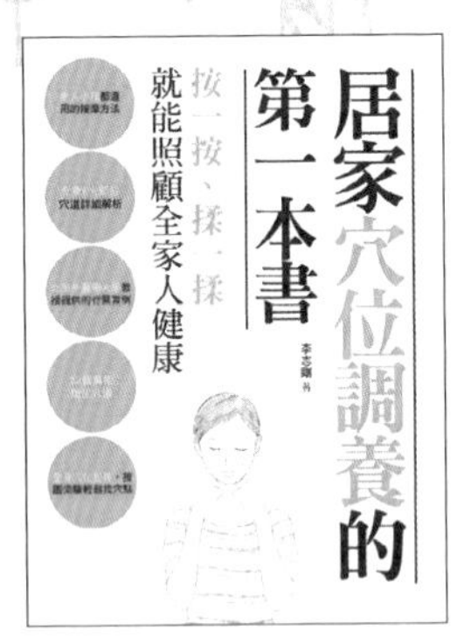

居家穴位調養的第一本書：按一按、揉一揉，就能照顧全家人健康

作者： 李志剛　**定價：** 320元

男女老幼皆適用的養生要穴，都在這本書裡。全身6大部位穴道詳細解析，加上老人小孩都適用的按摩方法，全身穴位拉頁，按圖索驥輕鬆找穴點。

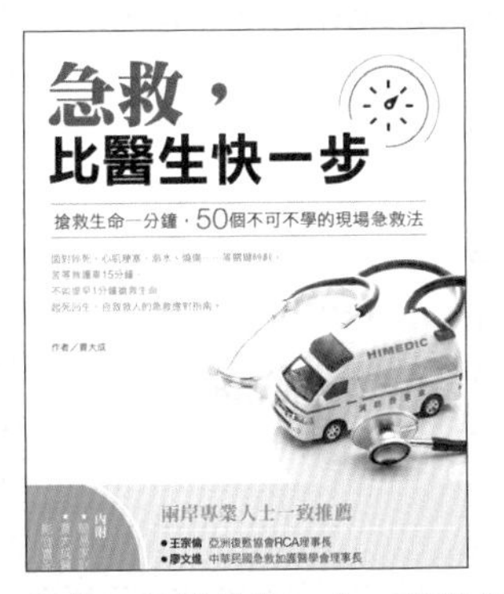

急救，比醫生快一步：搶救生命一分鐘，50個不可不學的現場急救法

作者： 賈大成　**定價：** 320元

賈醫生結合自己近50年的現場和臨床急救經驗，目的在幫助大眾掌握急救，而不是束手無策或只能苦等救護車。

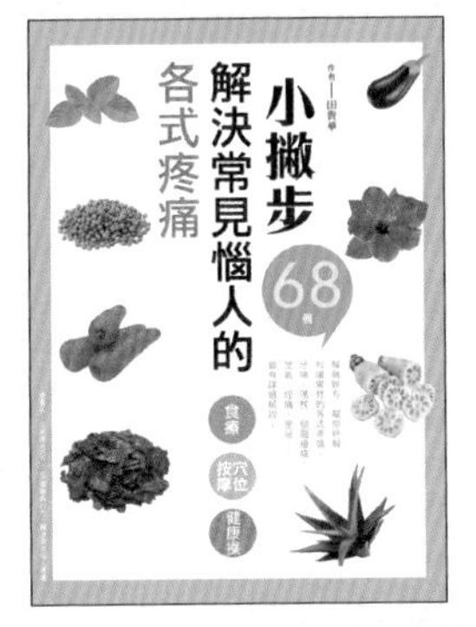

小撇步，解決常見惱人的各式疼痛

作者： 田貴華　**定價：** 250元

68個解痛妙方，幫你紓解、和緩常見的各式疼痛。牙痛、落枕、頸肩痠痛、岔氣、經痛、便祕……都有詳細解説！

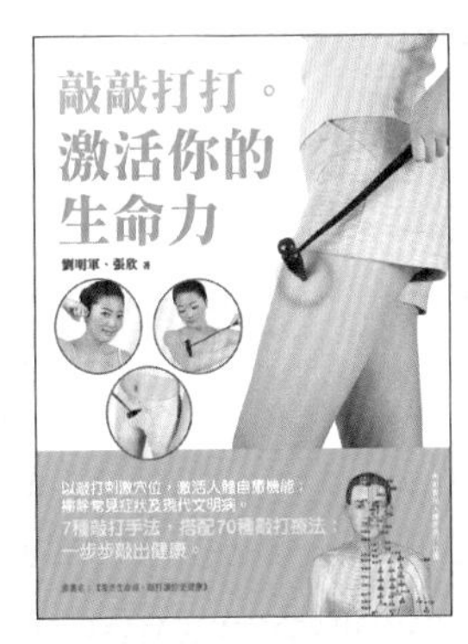

敲敲打打。激活你的生命力

作者： 劉明軍、張欣　**定價：** 300元

敲打刺激穴位，激活人體自癒機能，不但能強健身體，還可掃除常見症狀及現代文明病。7種敲打手法，搭配70種敲打療法，一步步敲出健康。

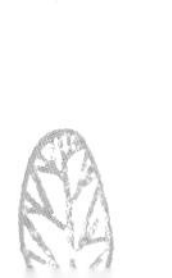
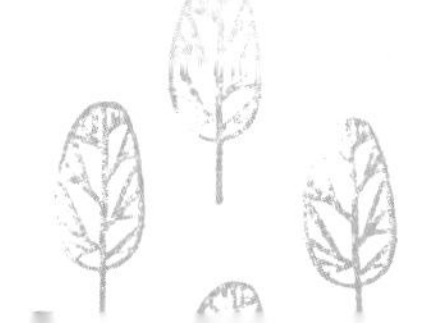

地址：　　　縣/市　　　鄉/鎮/市/區　　　路/街

段　　巷　　弄　　號　　樓

廣　告　回　函
台北郵局登記證
台北廣字第2780 號

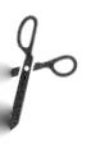

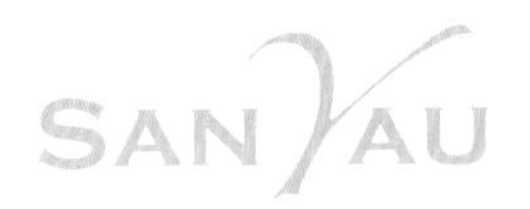

三友圖書有限公司 收

SANYAU PUBLISHING CO., LTD.

106 台北市安和路2段213號4樓

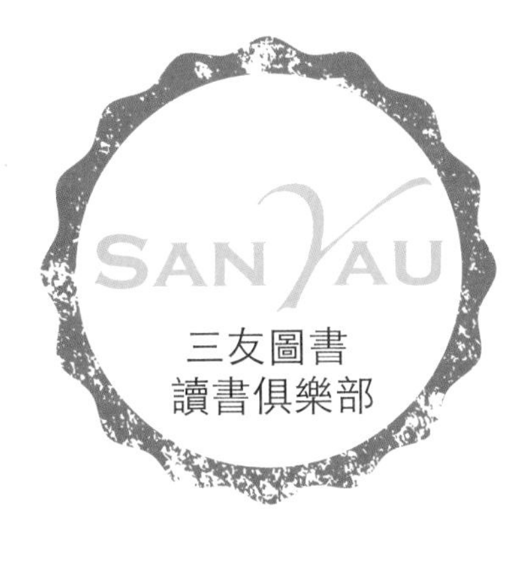

「填妥本回函，寄回本社」，
即可免費獲得好好刊。

\ 粉絲招募歡迎加入 /

臉書／痞客邦搜尋

「四塊玉文創／橘子文化／食為天文創
三友圖書——微胖男女編輯社」

加入將優先得到出版社提供的相關優惠、新書活動等好康訊息。

四塊玉文創×橘子文化×食為天文創×旗林文化

http://www.ju-zi.com.tw

https://www.facebook.com/comehomelife

【黏貼處】對折後寄回，謝謝。

親愛的讀者：

感謝您購買《高血壓飲食指南：吃出穩定的血壓，吃出健康與幸福。》一書，為感謝您對本書的支持與愛護，只要填妥本回函，並寄回本社，即可成為三友圖書會員，將定期提供新書資訊及各種優惠給您。

姓名＿＿＿＿＿＿＿＿＿＿ 出生年月日＿＿＿＿＿＿＿＿＿＿

電話＿＿＿＿＿＿＿＿＿＿ E-mail＿＿＿＿＿＿＿＿＿＿

通訊地址＿＿＿＿＿＿＿＿＿＿

臉書帳號＿＿＿＿＿＿＿＿＿＿

部落格名稱＿＿＿＿＿＿＿＿＿＿

1 年齡

□18歲以下 □19歲～25歲 □26歲～35歲 □36歲～45歲 □46歲～55歲
□56歲～65歲 □66歲～75歲 □76歲～85歲 □86歲以上

2 職業

□軍公教 □工 □商 □自由業 □服務業 □農林漁牧業 □家管 □學生
□其他＿＿＿＿＿＿＿＿＿＿

3 您從何處購得本書？

□博客來 □金石堂網書 □讀冊 □誠品網書 □其他＿＿＿＿＿＿＿＿
□實體書店＿＿＿＿＿＿＿＿＿＿

4 您從何處得知本書？

□博客來 □金石堂網書 □讀冊 □誠品網書 □其他
□實體書店＿＿＿＿＿＿ □FB（三友圖書-微胖男女編輯社）＿＿＿＿＿＿
□好好刊（雙月刊） □朋友推薦 □廣播媒體

5 您購買本書的因素有哪些？（可複選）

□作者 □內容 □圖片 □版面編排 □其他＿＿＿＿＿＿＿＿

6 您覺得本書的封面設計如何？

□非常滿意 □滿意 □普通 □很差 □其他＿＿＿＿＿＿＿＿

7 非常感謝您購買此書，您還對哪些主題有興趣？（可複選）

□中西食譜 □點心烘焙 □飲品類 □旅遊 □養生保健 □瘦身美妝 □手作 □寵物
□商業理財 □心靈療癒 □小說 □其他＿＿＿＿＿＿＿＿

8 您每個月的購書預算為多少金額？

□1,000元以下 □1,001～2,000元 □2,001～3,000元 □3,001～4,000元
□4,001～5,000元 □5,001元以上

9 若出版的書籍搭配贈品活動，您比較喜歡哪一類型的贈品？（可選2種）

□食品調味類 □鍋具類 □家電用品類 □書籍類 □生活用品類 □DIY手作類
□交通票券類 □展演活動票券類 □其他＿＿＿＿＿＿＿＿

10 您認為本書尚需改進之處？以及對我們的意見？

＿＿＿＿＿＿＿＿＿＿＿＿＿＿＿＿＿＿＿＿

感謝您的填寫，

您寶貴的建議是我們進步的動力！

【黏貼處】對折後寄回，謝謝。